한권으로 보는
중풍 동의보감

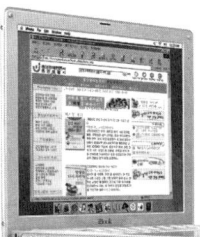

중앙생활사
중앙경제평론사

Joongang Life Publishing Co./Joongang Economy Publishing Co.

중앙생활사는 건강한 생활, 행복한 삶을 일군다는 신념 아래 설립된 건강·실용서 전문 출판사로서 치열한 생존경쟁에 심신이 지친 현대인에게 건강과 생활의 지혜를 주는 책을 발간하고 있습니다.

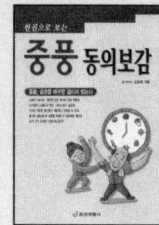

한권으로 보는 중풍 동의보감

초판 1쇄 발행 | 2000년 9월 15일
초판 5쇄 발행 | 2009년 8월 13일

지은이 | 김달래(Dalrae Kim)
펴낸이 | 최점옥(Jeomog Choi)
펴낸곳 | 중앙생활사(Joongang Life Publishing Co.)

대　표 | 김용주
편　집 | 한옥수·최진호
디자인 | 신경선·김선영
마케팅 | 김치성
관　리 | 이세희
인터넷 | 김희승

출력 | 국제피알　종이 | 서울지류유통　인쇄·제본 | 삼덕정판사

잘못된 책은 바꾸어 드립니다.
가격은 표지 뒷면에 있습니다.
ISBN 89-951382-4-6(03510)

등록 | 1999년 1월 16일 제2-2730호
주소 | ㉾100-789 서울시 중구 왕십리길 160(신당5동 171) 도로교통공단 신관 4층
전화 | (02)2253-4463(代)　팩스 | (02)2253-7988
홈페이지 | www.japub.co.kr　이메일 | japub@naver.com | japub21@empal.com
♣ 중앙생활사는 중앙경제평론사·중앙에듀북스와 자매회사입니다.

Copyright ⓒ 2000 by 김달래
이 책은 중앙생활사가 저작권자와의 계약에 따라 발행한 것이므로 본사의 서면 허락 없이는 어떠한 형태나 수단으로도 이 책의 내용을 이용하지 못합니다.

▶ 홈페이지에서 구입하시면 많은 혜택이 있습니다.

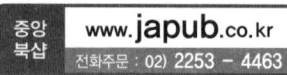

한권으로 보는

중풍 동의보감

한의학박사 김달래 지음

중앙생활사

책머리에

　푸르던 잎이 붉고 노랗게 물들어 가는 10월 말이 되면 병원 응급실로 실려 오는 환자 중 상당수가 중풍 환자다. 11월이 되면 그 수는 더 증가한다. 아침저녁으로 온도 차가 심한 환절기에 중풍이 가장 많이 발생하기 때문이다.
　최근 평균 수명이 늘어나면서 노년 인구가 증가함에 따라 중풍에 노출된 사람들이 많아지고, 심한 스트레스와 잘못된 식습관, 운동 부족 등으로 인해 30대 젊은 층에서도 중풍 발생이 점점 증가하고 있다.
　중풍은 다른 병과 달리 좀처럼 완치가 어렵다. 한번 걸리면 목숨을 잃거나 정상적인 생활을 하지 못하는 경우가 대부분이다. 따라서 예방이 최우선이다.
　모든 병이 그렇듯 중풍 역시 걱정한다고 해서 걸리지 않는 것이 아니다. 중풍이라는 병에 대해 제대로 이해하고 적극적으로 예방했을 때에만 중풍을 막을 수 있다.
　사후 약방문이 아니라, 예방하는 것이 최우선인만큼 평소 중풍에 걸리지 않도록 음식을 섭취하고 적당한 운동을 하는 것이 가장 바람직하다. 특히 중풍 전조증이 있을 때 제대로 치료하고 예방한다면 중풍에 걸리지 않을 수 있다. 그러나 습관을 바꾸지 않으면 그대로 중풍에 걸릴 확률이 높아진다.

중풍 등 대부분의 성인병은 대를 잇는다. 유전되는 것은 아니지만, 질병은 부모로부터 물려받은 소질, 생활 습관, 식생활과 깊게 관련되어 있기 때문이다.

따라서 어느 집안에 병이 끊어지질 않고 그 병이 대를 이어 나타날 때는 생활 습관, 식생활 등을 바꾸어야 한다. 대대적인 생활 개혁이 이루어지지 않은 채 나쁜 습관을 그대로 갖고 있다면 그 질병은 대대로 그 집안의 고질병이 되는 것이다.

습관 중에서 가장 먼저 바꿔야 할 것이 식습관이다. 중풍 등 성인병은 음식 섭취와 매우 관련이 깊다. 야채만 먹는다고 해서 중풍에 걸리지 않는 것도 아니고, 고기를 먹는다고 해서 반드시 중풍에 걸리는 것도 아니다.

필자는 그 동안 많은 중풍 환자를 치료하면서 약만으로는 되지 않는다는 것을 절감했다. 그리고 중풍 환자들의 생활 습관과 음식 습관에 상당히 많은 문제점이 있다는 것을 발견했다.

매년 15만 명의 중풍 환자가 발생하고, 이 중 2만 5천 명이 목숨을

―――――――――――――――――――――

　잃는다. 살아 있는 사람도 수족을 움직이지 못해 누군가의 도움을 받으며 살아야 하는 경우가 대부분이다.

　이 책은 중풍을 바르게 이해하고 평소 나쁜 습관을 바꿈으로써 중풍에 걸리지 않고 건강하게 살 수 있기를 바라는 마음에서 쓰여졌다. 이 책에 소개된 음식 요법과 운동 요법 등은 그 동안의 임상 실험 결과로써, 많은 중풍 환자들을 치료하는 데 상당한 도움이 되었다.

　아무쪼록 이 책을 통해 많은 사람들이 중풍을 예방하고, 중풍을 다스리는 데 도움이 되기를 바란다.

우산동 연구실에서
김달래

차 례

책머리에 · 5

제1장 중풍이란 무엇인가

인체는 핏줄로 이어져 있다 · 15
매년 15만여 명의 중풍 환자가 발생하고, 2만 5천여 명이 사망한다 · 18
중풍의 종류 · 21
    1. 뇌경색 · 22
    2. 뇌출혈 · 25
    3. 일과성뇌허혈발작 · 27
    4. 고혈압성뇌증 · 28
    5. 뇌동정맥기형 · 28
    6. 지주막하출혈 · 29
중풍이 올 때 미리 나타나는 증상 · 30
중풍의 원인 · 34
    1. 동맥경화증 · 34
    2. 고혈압 · 37
    3. 당뇨병 · 40
    4. 심장병 · 41
    5. 저혈압 · 42
    6. 비만증 · 45
    7. 증상이 없는 목동맥협착증과 중풍 병력이 있는 경우 · 45
중풍을 일으키는 유인들 · 47
    1. 성별 및 나이, 종족 · 47
    2. 날씨 · 49

3. 담배 · 49
   4. 술 · 50
   5. 변비 · 51
   6. 스트레스 · 52
   7. 무리한 성생활 · 53
   8. 일상 생활과 여성용 경구 피임제 · 53
중풍의 증상 · 55
   1. 반신불수 · 55
   2. 감각 이상 · 56
   3. 의식 및 정신 장애 · 56
   4. 대소변 장애 · 57
   5. 구안와사 · 58
   6. 두통, 어지럼증, 구토 · 58
   7. 언어 장애 · 60
   8. 연하 장애 · 61
중풍을 진단하는 방법 · 62
   1. 병력 청취 · 62
   2. 이학적 검사 · 63
   3. 검사실 소견 · 64
   4. 뇌척수액 검사 · 64
   5. 뇌파 검사(EEG) · 65
   6. 심장 검사 · 65
   7. 뇌 영상 진단 · 65
   8. 핏줄 검사 · 67
   9. 뇌 혈류 및 대사 측정 · 68
중풍의 응급 처치와 치료법 · 70
   1. 응급 처치 · 70
   2. 중풍 환자의 처치 · 73

3. 중풍의 예후 · 75
   4. 중풍의 재활 치료 · 76
중풍과 비슷한 병 · 83
   1. 치매 · 83
   2. 알츠하이머병 · 85
   3. 파킨슨병 · 87
   4. 모야모야병 · 89
   5. 중증근육무력증 · 89
   6. 와사풍(안면신경마비) · 90
   7. 뇌종양 · 91
   8. 다발성경화증 · 92
   9. 산후풍 · 93
중풍을 예방하는 생활 습관 · 97
   1. 대소변을 참지 말아야 한다 · 99
   2. 목욕을 자주 한다 · 100
   3. 술은 체질에 맞는 태음인만 적당히 마신다 · 103
   4. 담배는 무조건 끊는다 · 106
   5. 성생활은 적당히 한다 · 108
   6. 잠을 자는 시간을 일정하게 유지한다 · 110

제2장 중풍을 예방하는 음식

중풍을 예방하는 식습관 · 115
   1. 소금은 적게 먹는다 · 116
   2. 육류는 적당히 섭취한다 · 118
   3. 야채만 먹어도 중풍에 걸린다 · 120
   4. 탄수화물, 지방, 단백질 등 3대 영양소를 골고루 섭취한다 · 121
   5. 체질따라 약이 되는 음식 · 125

중풍을 예방하는 요리 46가지 · 129

연근국화전 · 129/톳나물새우 무침 · 132/머위 겉절이 · 133/쑥된장 무침 · 135/ 쑥굴리 · 136/두부김밥 · 138/표고버섯탕 · 140/범벅떡 · 142/원추리 무침 · 146/ 돌나물 물김치 · 147/두릅적 · 150/미나리전 · 151/능이버섯탕 · 153/훗잎나물 무침 · 155/방아 된장찌개 · 157/가죽나물 튀김 · 159/산초 장아찌 · 161/ 망초나물 무침 · 163/고수 겉절이 · 165/야채쇠고기 만두 · 167/토란 튀김 · 168/가지 양념구이 · 170/수박 껍질 겉절이 · 172/호박잎 쌈밥 · 173/비름나물 무침 · 175/고구마순나물 무침 · 176/보리밥과 열무김치 · 178/도토리 수제비 · 179/차조기전 · 182/버섯 잡채 · 184/건강 송편 · 186/고춧잎 무침 · 189/ 메밀잎 무침 · 191/늙은 오이 무침 · 192/근대 된장국 · 194/박나물 무침 · 196/싸리버섯 무침 · 198/참마 조림 · 199/풋콩 새알심 · 201/더덕 구이 · 203/ 미나리숙주나물 무침 · 205/표고버섯흰자찜 · 207/죽순 조림 · 209/고등어자반찜 · 210/오이쇠고기 볶음 · 211/가지쇠고기찜 · 213

중풍을 예방하는 차 10가지 · 216

생강차 · 218/녹차 · 219/칡차 · 220/감즙차 · 221/뽕나무가지차 · 222/국화차 · 224/형개차 · 225/도꼬마리차 · 226/구기자차 · 227/결명자차 · 229

중풍을 예방하는 약죽 14가지 · 231

천마죽 · 231/돼지콩팥죽 · 232/연밥죽 · 233/구기자죽 · 234/인삼죽 · 234/ 솔잎죽 · 235/둥글레죽 · 236/마죽 · 237/콩죽 · 238/녹두죽 · 239/우엉죽 · 239/무죽 · 240/국화죽 · 241/죽순죽 · 242

중풍을 예방하는 민간 요법 17가지 · 244

두림주 · 244/초콩 · 246/단국화술 · 247/석창포술 · 248/흰삼주술 · 248/따두릅(독활)주 · 248/방풍주 · 249/솔잎주 · 249/천마차 · 249/희렴(진득찰) · 250/오가피주 · 250/죽력(참대기름) · 251/배 · 251/오골계(검은닭) · 251/ 기러기기름 · 252/웅지(곰기름) · 252/국화술 · 252

제3장 중풍을 예방하는 운동

걸으면 중풍에 걸리지 않는다 · 257
중풍을 예방하는 운동 · 261

1. 몸을 바르게 하는 운동 · 261
　　2. 근육의 긴장과 경직을 풀어 주는 운동 · 264
중풍을 예방하는 기공 · 271
　　1. 중풍을 치료하고 예방하는 기공 · 272
　　2. 뇌를 건강하게 단련하는 기공 · 273
　　3. 백회 안마 기공 · 275
　　4. 뇌를 각성시키는 기공 · 276
　　5. 자유로운 기공 · 284
　　6. 동물 기공 · 286
중풍을 예방하는 단전 호흡 · 289
　　1. 초보자를 위한 단전 호흡 · 290
　　2. 중급자를 위한 단전 호흡 · 291
　　3. 상급자를 위한 단전 호흡 · 293

제4장 중풍을 예방하는 한방

중풍을 예방하는 뜸 · 297
　　1. 뜸을 뜰 때 이런 점은 주의하세요 · 298
　　2. 뜸은 이곳에 뜨세요 · 298
귀를 만져 중풍을 예방한다 · 302
중풍을 치료하는 한방 약재 요법 10가지 · 303
　　공진단(拱辰丹) · 304 / 오약순기산(烏藥順氣散) · 305 / 만금탕(萬金湯) · 305/
　　소풍탕(疎風湯) · 306 / 양격산화탕(凉膈散火湯) · 306 / 거풍탕(袪風湯) · 306 /
　　조위속명탕(調胃續命湯) · 307 / 천궁계지탕(川芎桂枝湯) · 307 / 성향정기산(星
　　香正氣散) · 308 / 우황청심원(牛黃淸心元) · 308

부록　**잘못 알고 있는 중풍 상식 9가지** · 311
부록　**전국 한의과대학 부속 한방병원** · 320

제1장

중풍이란 무엇인가

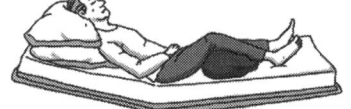

인체는 핏줄로 이어져 있다

　우리 몸은 핏줄로 이어져 있다. 모든 도시가 길을 통해 서로 연결되듯, 우리 몸은 핏줄을 통해 연결되는데 핏줄은 마치 도시의 수도관과 같은 역할을 한다.
　인체의 혈관은 산소, 이산화탄소, 그리고 영양분 등을 운반하는 역할을 하는데 그 길이가 무려 10만km나 된다. 수도관을 수십 년 동안 사용하다 보면 낡고, 녹이 슬고, 속이 좁아지고, 약해지는 것과 마찬가지로, 인체의 혈관도 관과 관 사이에 찌꺼기가 앉기도 하고, 막히기도 하며, 관의 안쪽 벽에 이물질이 들러붙어 속이 좁아지기도 한다.
　중풍은 바로 뇌의 핏줄 계통에 이와 같은 이상이 나타난 경우이다. 뇌 핏줄에 이상이 생기면 혈액이 뇌 조직에 들어가지 못한다. 안정된 상태에서 뇌로 가는 혈액량은 심장에서 나가는 혈액량의 20%나 돼, 1분 동안 뇌 조직으로 공급되는 혈액량은 7백50ml에 이른다. 뇌 무게가 몸 전체 무게의 2%에 지나지 않는다는 것을 감안하면 뇌 혈류량이 얼마나 많은지 짐작할 수 있다.
　뇌는 안정시에 전체 에너지 소비량의 8~10%를 소비한다. 에너

〈뇌와 대뇌 피질의 기능 영역〉

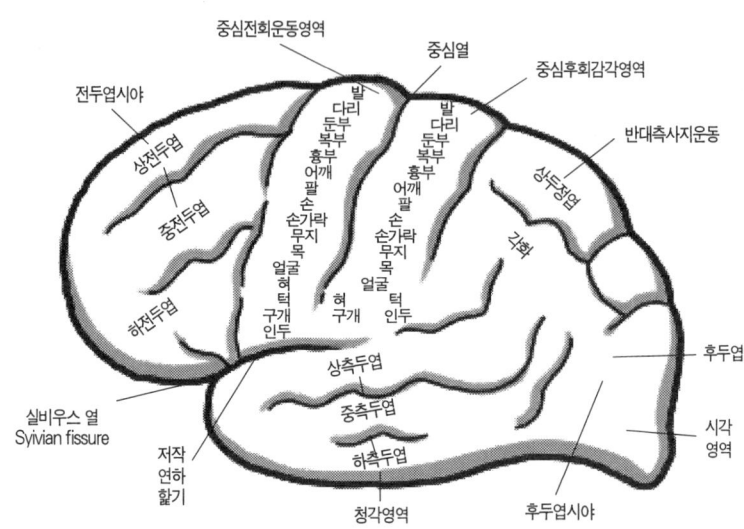

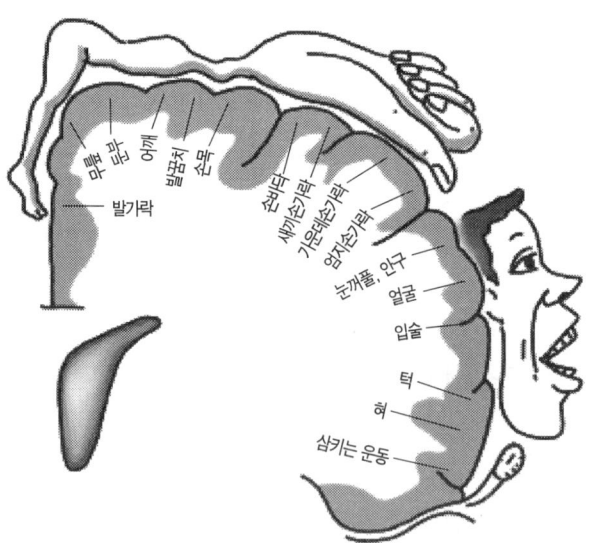

지원으로서는 탄수화물만 이용하는데, 뇌 조직에서는 탄수화물을 저장하지 못하기 때문에 혈당량이 줄어들면 금방 뇌 기능이 떨어진다. 그래서 단 5분간만 산소 공급이 되지 않아도 뇌 세포는 손상된다.

뇌는 우리가 팔다리를 움직이는 데 필요한 중앙 통제소와 같다. 약 1천3백g 정도의 뇌 조직에는 1천억 개에 이르는 신경 세포가 모여 있어, 심장 박동부터 손가락 끝을 움직이는 것까지 모든 신체 활동을 조절한다. 따라서 뇌 조직에 이상이 생기는 것은 제아무리 작은 것이라고 해도 인체에 치명적인 영향을 미친다. 그래서 뇌를 다치면 정상적인 움직임이 불가능한 것이다.

중풍 환자가 팔다리를 쓰지 못하는 것은 팔다리 자체에 문제가 있는 것이 아니라 그 원인은 뇌에 있으며, 뇌 이상이 팔다리 마비, 언어 장애, 신경 장애 등을 유발시키는 것이다.

대뇌의 일부와 신체 기능 사이에는 1:1의 대응이 이루어지는 경우가 있다. 이러한 것은 이미 동물 실험을 통해 밝혀졌는데, 동물 대뇌 가운데 운동 영역의 어느 지점을 자극하면 팔다리가 구부러지거나 펴지는 것을 확인할 수 있다.

앞의 그림은 사람의 뇌와 대뇌 피질 기능 영역을 표시한 것이다.

매년 15만여 명의 중풍 환자가 발생하고, 2만 5천여 명이 사망한다

"어느 날 갑자기 중풍으로 쓰러졌다."

흔히 중풍이 들었을 때 하는 말이다. 그러나 '갑자기' 쓰러지긴 했지만, 중풍은 결코 '갑자기' 생기는 병은 아니다. 실제로는 오랫동안 핏줄이 손상되어 온 마지막 결과인 셈이다. 그래서 일부 환자들 중에는 중풍 전조 증상으로 10~20분 정도 팔다리가 가볍게 마비되었다가 1~2일 지난 다음 완전히 마비되는 경우도 있다.

중풍은 발생 부위에 따라 증상과 병세가 다르게 나타나며, 일부 환자에게는 치명적이 될 수도 있다.

중풍은 밤낮의 기온 차가 극심한 가을에서 겨울로 넘어가는 환절기에 가장 많이 발생한다. 복지부 발표에 따르면 우리 나라에서는 매년 15만여 명의 중풍 환자가 발생하고 있으며, 이중 2만 5천여 명이 숨진다고 한다. 특히 여성인 경우에는 암으로 사망하는 경우보다 중풍으로 사망하는 경우가 더 많은 것으로 나타났다. 실제 지난 1994년의 통계를 보면, 한 해 동안 3만 6천7백18명이 중풍으로 사망한 것으로 되어 있다.

한 번의 실수는 병법을 쓰는 전략가에게도 있을 수 있는 일이라고

제1장 중풍이란 무엇인가

한다. 한 번으로 끝나는 싸움이 아닌 이상 승패란 다음에 잘하면 지난번의 실수를 만회할 수 있기 때문이다. 그러나, 단 하나밖에 없는 우리 육체와 생명은 실수가 있을 수 없다.

맹자는 "군자라면 돌담 밑에 서 있지 않는다."고 했다. 미리 어떤 일이 일어날지 생각했다면 마땅히 주의해야 한다. 그러나 대부분의 사람이 자신의 몸 관리에 있어서 '설마' 하다가 미처 준비를 하지 못한다.

얼마 전, 초등학교 교사 한 사람이 중풍 후유증 치료를 받는 가운데, "중풍도 유전되는 병입니까?" 하고 물은 적이 있다. 자신의 여동생이 중풍에 걸렸는데, 여동생 치료를 하는 사람이 자신 때문에 병이 유전되어 여동생이 중풍에 걸렸다고 말하더라는 것이다. 성인병과 유전병에 대한 설명을 들은 그는 사랑하는 누이가 병에 걸린 것도 측은하고 괴로운데, 이치에 맞지 않는 말로 힐책을 당한 것이 견딜 수 없을 만큼 울화가 치민다고 분개해 했다.

모든 생명체는 부모로부터 성질, 모양, 체질 등의 형질이 대대손손 전해진다. 이것을 유전이라 하며 그렇게 함으로써 자신의 종족을 번식시키는 것이다. 유전병은 부모로부터 자손에게 전해 내려가는 선천적인 질환이다. 가장 대표적인 것이 키가 자라지 않는 난쟁이병이다.

이렇듯 유전병은 자신의 잘못 때문에 병에 걸리는 것이 아닌, 부모의 염색체에 이미 발병인자가 숨어 있다가 병으로 나타나는 것을 말한다.

물론 어떤 병이든 부모나 가족의 영향을 받게 마련이다. 흔히 병이란 것이 식생활, 생활 습관 등에서 비롯되기 때문에 이러한 습관이 비슷한 가족인 경우에는, 남보다 서로 같은 병에 걸릴 확률이 높게 마련이다. 그래서 가족의 병력을 들어 보는 것도 중요한 진찰 방법 중 하나가 되는 것이다.

중풍은 고혈압, 동맥경화, 비만, 당뇨병 등과 같이 성인병의 하나이다. 성인병이란 어른이 되어가면서 나타나는 병이라는 의미로서, 북한에서는 '어른병' 이라고도 부른다. 이러한 병은 유전보다는 자기 자신의 생활 방식에 문제가 있어서 발생하는 것이다. 물론 부모 가운데 한 사람이 중풍에 걸렸을 때 자녀들도 비슷한 생활 방식을 갖고 있다면 자녀들이 중풍에 걸릴 확률은 그만큼 높다.

비단 병만 그런 것이 아니다. 이 세상 모든 것이 다 그렇다. 끼리끼리 모인다든가, 친구를 보면 그 사람의 됨됨이를 알 수 있다는 것도 마찬가지 이치다. "향 싼 종이에선 향내 나고, 생선 묶은 새끼줄에서는 생선 냄새가 난다."는 것과 같은 것이다.

만일, 가족 가운데 성인병이 있다면 그 원인이 무엇인지 알아보고, 근본적인 문제점이 발견되면 평소 중풍에 걸리지 않도록 각별히 조심해야 한다. 한편, 바른 식생활과 정신적 안정을 취한다면 충분히 예방할 수 있다. 물론 이렇게 하는 것이 생각만큼 쉽지 않다는 것에 유의해야 한다.

중풍의 종류

　중풍은 '바람에 맞았다'는 뜻을 가진 한의학 용어로서, 바람처럼 갑자기 졸도하거나, 반신불수가 되고, 언어 장애, 기억력 장애 등의 증상이 나타난다고 해서 붙여진 이름이다. 흔히 갑자기 발생하여 사망하거나 심한 후유증이 남는데, 치료 기간이 다른 질환에 비해 비교적 길고 그 예후도 좋지 않은 경우가 대부분이다.
　중풍을 일으키는 주된 연령층은 40~50대로서 한창 왕성한 활동을 해야 할 시기에 병이 발생, 가정뿐만 아니라 국가적으로도 막대한 손실을 입힌다. 또한 최근에는 30대 젊은 층에서도 성인병의 증가와 함께 중풍 발생 확률이 높아져 더욱 심각하다.
　중풍은 그 발생 경로에 따라 크게 4가지로 구분된다.
　첫째, 뇌출혈로서 혈압이 높을 때 극도로 흥분하거나 갑자기 충격을 받아 뇌 핏줄이 터지는 것을 말한다.
　둘째, 뇌경색으로서 동맥경화나 고혈압이 원인이 되어 혈액을 공급하는 뇌 핏줄이 막히는 것을 말한다.
　셋째, 뇌동맥경화로서 뇌 핏줄이 굳어진 것이다.
　넷째, 뇌혈전으로서 뇌 핏줄에 지방질이나 노폐물이 쌓여 핏줄이 좁아지는 것이다.

　중풍에 대한 통계를 보면 각 나라마다 약간씩 차이가 있다.

　우리 나라 경우에는 보고자에 따라 조금씩 다르지만, 뇌출혈이 뇌경색보다 다소 많다는 보고가 대부분이다. 그 동안 일반적으로 뇌경색 35%, 뇌출혈 40%, 지주막하출혈 15%였는데, 최근 보고에 의하면 뇌경색 43.9%, 뇌출혈 34.4%, 지주막하출혈 13.2%로서 일본 통계보다 뇌출혈 빈도가 약간 높은 것으로 나타났다.

　우리 나라와 식생활이 비슷한 일본에서는 뇌경색이 약 55%, 뇌출혈이 30%, 지주막하출혈이 14% 등이고, 미국에서는 뇌경색이 약 72%, 뇌출혈 4%, 지주막하출혈 10%로 보고된다. 이 두 가지 사실을 비교해 보면, 일본 사람들이 미국 사람들에 비해 뇌출혈 빈도가 월등히 높은 것으로 나타난다.

　여기에서 한 가지 주목할 것은, 미국 통계 보고서에 의하면 뇌경색으로 오는 중풍이 전체의 약 80%를 차지하고 있고, 일본의 부검 결과를 토대로 한 보고에도 뇌경색으로 오는 중풍이 더 많은 것으로 나타난다. 따라서 식생활 등 사회 경제적 양식이 점차 서구화되고, 컴퓨터 단층 촬영(CT)이나 핵자기 공명 촬영(MRI) 등 뇌경색으로 오는 중풍 진단에 더욱 세밀한 진단 장비들이 뇌 핏줄 질환을 진단하기 위한 도구로 동원되고 있으므로, 앞으로 뇌경색으로 인한 중풍의 비율이 좀더 증가할 가능성이 있다고 보여진다.

1. 뇌경색

　뇌경색은 뇌 핏줄이 막히거나 가늘어져서 피가 통하지 않게 되는 병이다. 뇌 조직에 피가 통하지 않으면 곧 뇌가 망가진다. 이 뇌경색은 뇌 핏줄이 딱딱하게 굳어져 속이 좁아짐으로써 막히는 경우와, 심장에서 생긴 피떡이 좁아진 혈관을 막아서 일어나는 경우 등 두 가지로 구분된다.

먼저, 뇌경색 가운데 뇌 핏줄이 좁아져서 나타나는 경우는 대부분 나이가 많은 사람에게서 발생하는데, 중풍 원인 1순위이다. 증상은 수분에서 수시간, 때로는 수일에 걸쳐서 서서히 진행되며, 진행 과정 중 일시적인 증상의 호전과 악화를 거치며 단계적으로 서서히 나빠진다.

뇌 핏줄은 여러 곳으로 통하기 때문에 어느 한 곳이 막히더라도 그 주위로 통하는 다른 핏줄을 통해 피가 공급되도록 되어 있다. 따라서 핏줄이 막히더라도 증상이 곧바로 나타나지 않고 1~2일 지난 다음에 증상이 나타난다.

뇌경색 환자 중 50~75%는 일과성뇌허혈발작을 경험한다. 동맥경화증으로 혈관이 좁아진 뇌경색증 환자에게서는 다른 경우보다 일과성뇌허혈발작과 같은 전조 증상이 더 많은데, 대개 나이가 많아 고혈압, 당뇨병의 합병증인 동맥경화증을 동반한다.

또 뇌출혈일 때와는 달리 대개 잠을 자거나 휴식 중에 발생되며, 그 증상도 가벼운 편에 속한다. 그래서 뇌 조직 가운데 호흡, 심장 기능을 담당하는 위치가 손상되지 않으면 당장 죽지는 않는다.

이 경우 완치되는 치료법은 없으며, 어느 정도의 후유증이 남는다. 따라서 동맥경화를 막는 것이 최선의 방법이다.

다음으로, 심장에서 생긴 피떡이 좁아진 혈관을 막아서 일어나는 뇌경색인 경우, 피떡이 뇌 핏줄 가운데 비교적 굵은 부위를 막는다. 그래서 신경학적 증상이 급작스럽게 나타나 수초에서 수분 내에 증상이 최고에 이르는데, 처음에는 의식이 또렷하다가 점점 의식 장애가 진행되며, 마지막에는 혼수 상태에 빠져 사망에 이른다. 간혹, 빠른 회복을 보이는 경우도 있다.

정상적인 심장에서는 피 찌꺼기가 생기지 않는다. 그러나 동맥경화 때문에 심방과 심실이 제멋대로 움직이면 심장 박동이 불규칙적으로 되고, 또 심장 속에서 피 흐름이 정상적이지 않을 때 피가 어느 한쪽에 몰리면 찌꺼기가 생긴다. 대부분 심장 안의 혈전에서 떨어져 나온 피떡이 원인인 경우가 많지만, 핏줄의 동맥경화 병변에서 원인이 되어 나타나는 경우도 있고, 콩팥이나 폐, 팔다리의 깊숙한 핏줄에 이미 피떡이 막힌 상태를 동반하는 경우도 많다.

이렇게 나타나는 뇌경색은 갑자기 굵은 혈관이 막히기 때문에 주위의 다른 핏줄에서 혈액 공급을 받을 수 없다. 또, 피떡이 막혔던 부분에 갑자기 피가 몰려 핏줄이 터지기도 하는데, 이처럼 2차적으로 핏줄이 터지면 치명적이다.

또 막힌 혈관 부위가 작아져 1.5cm 이하의 작은 구멍이 생기는 뇌경색이 있는데, 이것은 만성 고혈압과 당뇨병을 앓을 때 뇌의 작은

〈뇌경색으로 오는 중풍〉

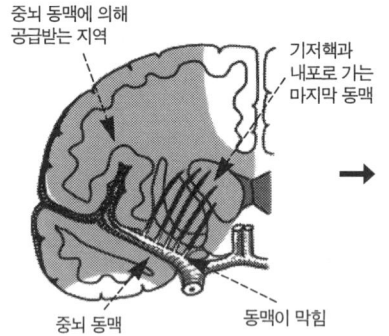

(48시간 경과 후 컴퓨터 단층 촬영)

혈관이 오랫동안 압력을 견디다 못해 혈관 벽에 변성이 와 막히는 것이다. 비록 생명에는 지장이 없지만, 반신불수나 운동실조증 등의 후유증을 남긴다.

뇌경색은 젊은 나이에도 발생할 수 있으므로, 평소 각별히 주의해야 한다.

2. 뇌출혈

출혈성 중풍은 고혈압이나 뇌 핏줄이 구조적으로 변형되어 나타난 뇌속출혈과, 뇌를 둘러싸고 있는 지주막 밑에 출혈이 일어나는 뇌지주막하출혈로 각각 구분된다.

혈관이 막혀서 일어나는 중풍과 핏줄이 터져서 나타나는 중풍은 국내에서는 아직 반반씩의 비율이지만, 차츰 핏줄이 막혀서 일어나는 중풍이 늘고 있어 전체 중풍의 70%를 차지하는 서구형을 따르고 있다.

뇌출혈은 뇌 핏줄이 찢어져서 증상이 급격하게 악화되는 것으로, 팔다리 마비, 언어 장애, 의식 장애 등을 일으키는데, 주로 고혈압 환자에게서 나타난다.

젊은 사람의 핏줄은 고무줄처럼 탄력성이 뛰어나다. 그래서 1,250 mmHg까지 혈압이 올라가도 중풍이 오지 않는다. 그래서 10대 후반이나 20대 초반에는 실연을 당하거나 큰 충격을 받아도 중풍에 걸리지 않는 것이다.

그러나 40대 후반 이후에는 상황이 달라진다. 나이가 들고 혈압이 높아서 동맥경화가 일어나면 탄력성이 좋던 핏줄은 마치 오랫동안 사용한 고무줄처럼 약해지고 늘어나, 핏줄이 갈라진 곳에는 좁쌀처럼 작은 혹이 생기고, 작은 충격에도 혈압이 올라가면서 잘 찢어진다.

뇌 핏줄이 잘 찢어지는 곳은 굵기가 0.2~0.3ml 정도로 매우 가늘다. 이런 핏줄은 마치 가는 실과도 같은데, 심장에서 힘차게 뿜어져 나오는 피의 압력을 받기 때문에 조금만 찢어져도 많은 양의 피를 흘리게 된다. 대개, 가볍게 찢어진 핏줄은 몇 분 만에 다시 붙는 경우가 대부분이지만, 심하게 찢어지면 몇 시간 동안 계속해서 피가 나올 수 있다.

뇌출혈은 전조 증상이나 일과성뇌허혈발작이 없이도 일어나는데 심한 두통과 어지럼증, 속 울렁거림, 구토 등의 증상이 발병하자마자 나타나고, 발병 초기부터 지속적으로 의식 장애를 보일 수 있다.

처음에는 단순히 머리가 아프다거나 어지럽다가, 얼마 지나지 않아 한쪽 다리가 마비되고 차츰 정신이 흐려진다. 짧게는 몇 분에서 길게는 1시간 동안 의식을 잃기도 하는데, 1시간 이내에 깨어나지 않으면 위험하며, 심한 경우에는 혼수 상태에서 곧바로 사망에 이르기도 한다.

뇌출혈은 흔히 일상 생활 중에 일어나는데 일을 할 때나 언쟁 중, 목욕 중, 배변 중에 자주 발생한다.

대개의 뇌출혈은 핏줄이 찢어진 후 2시간 이내에 멈추지만, 그 이후에도 상태가 계속 나빠지는 것은 뇌 조직이 붓기 때문이다. 따라서 모든 증상은 피가 나온 양과 손상된 부위에 따라 다르다.

뇌출혈로 쓰러졌다가 의식을 회복한 환자 중 80% 이상이 중풍이 오기 전에 현기증 같은 전조 증상을 느꼈다고 한다. 중풍은 한 번 발생하면 완전히 정상으로 회복되기 어렵다. 따라서 이런 전조 증상이 있을 때 적극적인 치료를 받아야 한다.

3. 일과성뇌허혈발작

일과성뇌허혈발작은 일시적으로 뇌 일부분에 혈액 공급이 감소되면서 나타나는 것으로, 혈액이 부족한 부분이 일시적으로 정상 기능을 하지 못하게 됨으로써 중풍 전조증에 해당되는 증상을 나타낸다.

환자 스스로 느끼는 증상은 병이 발생한 부위에 따라 각각 다르며, 그 증상도 매우 다양하게 나타난다. 주로 반신 마비, 발음 곤란, 시야 결손(눈앞 한쪽 방향이 잘 보이지 않거나 눈앞에 커튼이 내려오는 듯하다가 다시 올라가는 것 같은 현상), 어지럼증, 연하 장애(침이나 음식을 삼키기 어려운 상태), 언어 장애(말이 갑자기 나오지 않는 상태) 등이 나타난다.

이런 증상은 막힌 혈관 부위가 작아서 1.5cm 이하의 작은 구멍이 생기는 뇌경색의 전조 증상인 경우가 많다. 자각 증상은 1~24시간 정도 지나면 없어지고, 아무런 후유증도 없다. 그러나 이런 증상을 느꼈다면 바로 병원에 찾아가 말초 신경 이상이나 심리적 불안 등 다른 원인에서 온 것인지 아닌지를 진단받아야 한다.

중풍 환자의 약 10%, 뇌경색증 환자의 40~50%가 일과성뇌허혈발작을 경험하는데, 발작 후 처음 수시간 또는 수일 동안 재발 위험이 있다. 통계적으로 35%의 환자가 5년 이내에 완전한 중풍을 경험하는 것으로 나타났다. 이처럼 일과성뇌허혈발작은 경우에 따라서는 한두 번 혹은 수십 번 반복될 수 있다. 따라서 한 번 발작 증상이 나타난 후에는 중풍 예방을 위한 적극적인 치료를 하지 않으면 안 된다.

일과성뇌허혈발작은 마치 지진이 오기 전에 미세한 진동이 있는 것과 같다. 지진이 일어나는 곳을 보면, 쥐나 뱀, 새 등 동물들은 이미 피한 후라고 한다. 이러한 동물들은 잘 발달된 감각 기관으로 지진이 오기 전에 나타나는 미세한 진동을 감지하고 미리 피하기 때문이다. 이와 같이 사람도 화를 면하려면 몸의 진동을 느낀 후에는 스스로 자기 관리를 하는 것만이 최선책이다. '설마' 하고 있는 동안 중풍은 일어나기 때문이다.

4. 고혈압성뇌증

고혈압성뇌증은 고혈압 때문에 뇌 핏줄이 부푼 상태로 비록 뇌 핏줄이 터지지는 않았지만 혈압이 극도로 올라가 있는 상태이다. 따라서 뇌출혈 가능성이 있으므로, 혈압 관리에 만전을 기해야 한다. 특히 심리적인 안정이 무엇보다 필요하며, 갑작스런 감정 변화가 없어야 하므로 화를 내지 말아야 한다.

고혈압성뇌증의 증상은 두통, 속 울렁거림, 구토, 발작, 혼돈, 의식 장애 등이다. 팔다리나 감각 장애 등 신경학적 증상이 나타났을 때는 이미 고혈압이 위중한 상태이다.

약으로 혈압을 떨어뜨리는 것은 하루나 이틀 정도는 증상을 역전시킬 수 있지만, 고혈압이 조절되지 않는다면 그 결과는 아주 치명적일 수 있다.

5. 뇌동정맥기형

뇌동정맥기형이란 뇌 핏줄의 선천적 기형을 말한다. 뇌 핏줄의 발생 과정에서 원시 핏줄망이 동맥, 모세 혈관, 정맥으로 분화되는 태생 초기의 착오 형성이라고 추측하지만, 형성 이상의 시기는 아직 정확하지 않다.

  뇌동정맥기형은 뇌동맥류의 10%, 지주막하출혈의 5~10%를 차지하고 있다. 30대에서 가장 많이 발생하며, 약 20년 정도 지나면 뇌동맥류가 된다. 여성보다 남성에게 2배 정도 많이 나타난다.

  가장 많이 나타나는 증상은 두개내출혈(60~70%)과 경련(30%)이다. 두개내출혈에 의한 사망률은 뇌동맥류보다 낮아 10% 이하이며, 전체 뇌동정맥기형에 의한 사망률은 약 10%이다.

6. 지주막하출혈

  사람의 머리는 딱딱한 머리뼈 속에 두부처럼 물렁물렁한 뇌로 구성되어 있다. 그리고 머리뼈와 뇌 사이에는 아무 색깔이 없는 맑은 액체가 가득 들어 있다. 이것이 바로 뇌척수액인데, 하루에 약 400cc 정도 분비되고, 머릿속에는 약 120cc 정도 들어 있다.

  지주막은 뇌를 외부의 충격으로부터 보호해 주는 얇은 막인데 고유의 혈관이 없다. 그러나 뇌출혈이 일어나 지주막 속으로 피가 들어가면 척수액이 붉은 색으로 변한다.

  지주막하출혈이 일어나면 토하면서 머리의 통증이 매우 심해 견딜 수 없을 지경이다. 그러나 마비 증상은 그리 심하지 않다.

  지주막하출혈은 중풍 가운데 사망률이 가장 높아 최초 출혈에서 약 20%의 환자가 사망한다. 또, 지주막하출혈은 최초 출혈에 이어 두 번째 출혈이 일어나는 확률이 높아 반드시 입원 치료를 해야 한다.

중풍이 올 때 미리 나타나는 증상

 세상이 평화롭고 모든 사람이 제 할일을 다 할 수 있는 태평성대를 누릴 때 기린과 봉황이 나타난다는 말이 있듯, 몸과 마음이 건강하고 편안하면 얼굴과 피부에 화색이 돌고 윤기가 흐른다. 또한 급작스레 일어나는 것 같은 사고도 자세히 들여다보면 여기에는 결코 우연이 아닌, 필연적인 원인과 징조가 있다는 것을 알 수 있다. 처음에는 무심코 지나쳐 버리지만, 계속 방치해 두면 어느 날 대형 사고가 터지고 마는 것이다.
 거듭 강조하지만, 중풍도 마찬가지다. 어느 날 나타난 이상 증세를 무심코 지나치면 나중에는 그것이 화근이 되어 큰 병이 되는 것이다.
 중풍이 올 때 미리 나타나는 증상, 곧 중풍 전조증은 고혈압, 동맥경화증, 당뇨병, 심장 질환 등의 증상이 있거나, 이미 중풍이 와서 반신불수가 된 사람에게 또다시 중풍이 일어나기 전에 일시적으로 나타난다.
 《동의보감》에서는 검지나 엄지손가락이 저리면 3년 안에 중풍이 온다고 했다. 또《의림개착》에서는 중풍의 전조 증상 29가지를 구체적으로 말하고 있는데, 다음과 같다.
1) 이유 없이 머리가 어지럽다.
2) 이유 없이 머리가 무겁다.
3) 귀에 별이상이 없는데도 귓속에서 바람 부는 소리가 난다.
4) 귀에 별이상이 없는데도 귓속에서 매미 소리가 난다.
5) 아래 눈썹이 자주 떨린다.
6) 한쪽 눈이 자꾸 작아진다.
7) 자신의 의지와는 무관하게 눈동자가 한쪽만 응시하게 된다.
8) 눈앞에 회오리바람 같은 것이 항상 보인다.
9) 콧속이 시린 듯한 느낌이 자주 든다.
10) 윗입술이 떨리거나, 입술이 수시로 당긴다.
11) 잠잘 때 입에서 침을 흘린다.
12) 총명했던 사람이 갑자기 기억력이 감퇴되어 잘 기억을 하지 못한다.
13) 두서 없이 밑도끝도없는 말을 한다.
14) 숨이 차다.
15) 한쪽 손이 항상 차다.
16) 두 손이 항상 차다. 특히 네 번째 손가락이 매일 특정 시간만 되면 구부러져 잘 펴지지 않는다.
17) 엄지손가락이 까닭 없이 저절로 흔들린다.
18) 겨드랑이와 어깨가 마비된다.
19) 넓적다리가 마비되거나, 근육이 떨린다.
20) 손톱 가장자리가 시린 느낌이 든다.
21) 발톱 가장자리가 시린 느낌이 든다.
22) 양쪽 무릎이 시린 느낌이 든다.

23) 허벅지와 종아리가 약해져 바깥쪽에 쥐가 난다.
24) 걸을 때 두 다리가 꼬인다.
25) 갑자기 명치가 막힌 듯 아프다.
26) 갑자기 명치 부위에 공기가 통하지 않는 느낌이 든다.
27) 갑자기 명치 부위가 두근거린다.
28) 뒷머리가 뻐근하다.
29) 잠을 잘 때 몸이 가라앉는 느낌이 든다.

이것은 한의학 문헌 중에서 중풍 전조 증상에 대한 가장 전면적이며 상세한 기록이다.

중풍의 전조 증상은 모두 원기가 쇠약해지기 때문에 나타나는 것이다. 이런 사람은 아프지도 않고 가렵지도 않으며, 몸이 차거나 뜨거운 경우도 없다. 그래서 음식 조절이나 섭취에 거리낌이 없으며 자신의 몸 관리에 소홀해지기 쉽다.

그러나 이러한 전조 증상이 나타나면 중풍에 걸릴 것에 대비해 즉시 적극적인 치료에 들어가야 한다. 증상이 나타났는데도 차일피일 미루다 보면 처음에는 당황했던 마음이 사라져 예전의 잘못된 습관을 그대로 유지하게 된다. 그러다 보면 얼마 지나지 않아 본격적인 중풍에 걸리고 마는 것이다.

아래 10가지 항목은 중풍 전조 증상의 가장 일반적인 경우이다. 그러므로 다시 한 번 아래의 증상 중 몇 가지 증상이 나타났다면 미루지 말고 반드시 치료를 받도록 한다.

1) 손·발끝이 저리고 힘이 없어서 밥을 먹다가 숟가락이나 젓가락을 잘 떨어뜨린다.
2) 손·발톱, 발바닥이 갈라지고 두꺼워진다.

3) 자주 어지럽고, 귀나 머리에서 소리가 난다.
4) 얼굴이나 팔다리 한쪽 살갗이 당기고 감각이 이상하다.
5) 뒷목이 자주 뻣뻣해지고, 머리가 아파 견딜 수 없다.
6) 양쪽 팔의 혈압 차이가 심해서 한쪽은 고혈압이고 다른 한쪽은 정상 혈압이다.
7) 갑자기 말을 더듬거나 상대방의 이야기를 잘 이해할 수 없다.
8) 일찍 잠들어서 새벽에 깨고 화를 잘 낸다.
9) 한쪽 눈이 갑자기 보이지 않거나 물체가 두 개로 보인다.
10) 정신이 멍하고 깜빡 의식을 잃기도 한다.

중풍의 원인

중풍은 뇌 혈관에 생긴 병이다. 따라서 뇌 혈관에 이상을 불러일으키는 모든 병들은 중풍의 원인이 된다. 그 가운데 대표적인 것이 동맥경화증, 고혈압, 당뇨병, 심장병, 비만, 고지혈증 등이다.
이러한 성인병의 원인을 구체적으로 알아보자.

1. 동맥경화증

살아 있는 모든 것들은 영양 공급을 필요로 한다. 혈관 조직을 갖고 있는 모든 동물은 혈관을 통해 영양분을 교류하는데, 그것은 마치 길을 따라 사람과 물자가 움직이는 것과 같다. 사람의 몸은 혈관 조직을 통해 생명이 유지되고, 가느다란 혈관은 심장에서 나온 피를 신체 마지막 기능 단위인 조직까지 이송시킨다.
피가 움직이는 것은 혈압 때문이며, 혈압은 심장의 박동에 의해 생긴다. 따라서 혈관은 혈압을 견디기 위한 탄력성을 가진 질긴 조직을 필요로 한다. 그래서 혈관은 동맥이든 정맥이든 간에 내막, 중막, 외막 등 3개의 겹으로 이루어져 있다.

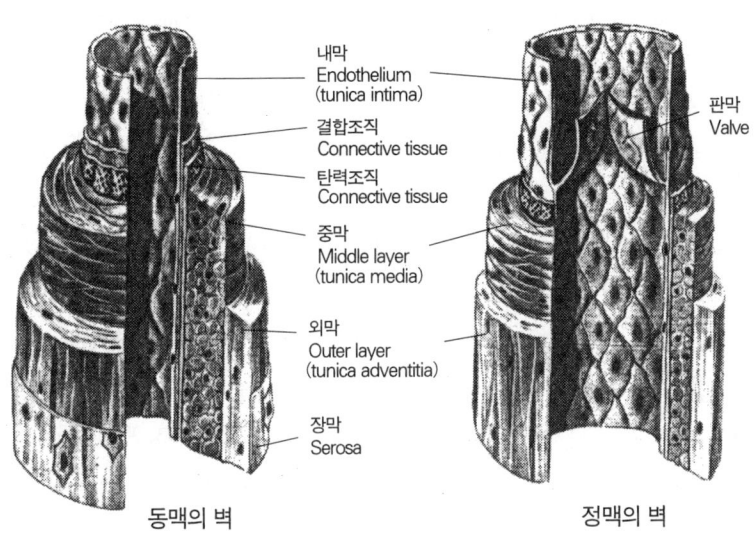

〈동맥과 정맥의 구조〉

이 혈관이 비좁아지고 딱딱하게 굳은 상태가 곧 동맥경화증이다. 이것은 주로 콜레스테롤이나 중성 지방 등이 혈관 안쪽 벽에 들러붙어 오랜 세월 동안 혈관을 손상시켰기 때문이다. 그래서 동맥경화가 심한 곳은 혈관 안쪽 벽이 헐고 혈소판이 들러붙어 구멍이 막히고, 탄력성을 잃는다.

동맥경화는 고지혈증, 고혈압, 당뇨병, 고인슐린혈증 등 4가지 질환으로 발생되는 경우가 대부분이다.

이 질환들은 비만과 동맥경화를 이어 주는 중간 연결로와 같은데, 실제 비만자의 혈액을 채취, 검사해 보면 콜레스테롤과 중성 지방 농도가 높은 고지혈증인 경우가 대부분이다. 반면, 좋은 콜레스테롤로 알려진 고밀도 지방단백(HDL)의 농도는 대체로 정상치보다 떨어져 있는 경우가 많은 것으로 나타난다. 이것은 비만인들이 콜레스테롤과 중성 지방이 많이 들어 있는 동물성 지방과 열량이 높은 식품을 즐기기 때문이다. 또, 당뇨병이 있는 사람은 정상인보다 10년 빨리 동맥경화가 올 수 있다.

 동맥경화증은 중막경화증, 죽상동맥경화증, 세동맥경화증 등으로 나뉜다.

 중막경화증은 머리 부위 및 팔다리 근형 동맥 중간막에서 둥글게 나타나는 석회화를 말하며, 죽상동맥경화증은 동맥의 안쪽 막 손상, 지질 침착, 섬유성 비후, 죽처럼 피떡이 뭉치는 죽종, 석회 침착, 궤양, 혈전 등이 나타나는 것을 말한다. 세동맥경화증은 가는 동맥의 안쪽 막이 두꺼워지고 경화되어 구멍이 좁아지고 그 주위 구역이 빈혈 상태가 되는 것을 말한다. 특히, 고혈압증이 계속되는 경우에 발생하는 수가 많다.

 동맥경화증은 신체의 모든 부분에서 일어날 수 있는데, 특히 대동맥, 뇌 혈관(뇌혈전, 뇌동맥경화증, 뇌출혈), 심장(협심증, 관상동맥경화증, 심근경색), 신장(신경화증, 고혈압증) 등의 혈관에 나타났을 경우 문제가 된다.

 동맥경화증을 진단하는 방법은 혈압 측정, 소변 검사, 심전도, 눈의 동공을 통한 안저 검사, 혈청 지질 측정, 콜레스테롤 측정, 중성 지방 측정 등을 종합하여 실시한다. 이처럼 진단 방법이 매우 제한되어 있는 형편이므로 동맥경화증은 무엇보다 스스로 예방하는 것이 필요하다.

 동맥경화증은 일종의 노화 현상으로 정도의 차이는 있으나 50대 이상의 모든 사람이 갖고 있다. 그러므로 젊은 시절부터 과로와 자극을 피하고, 규칙적인 생활을 하며, 동물성 지방이 함유된 식품 섭

제1장 중풍이란 무엇인가   37

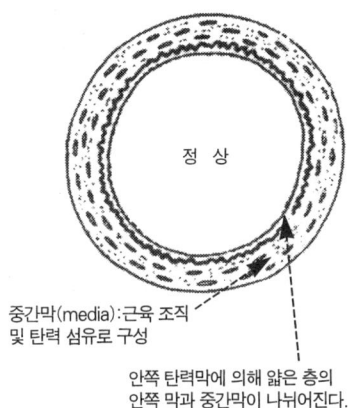
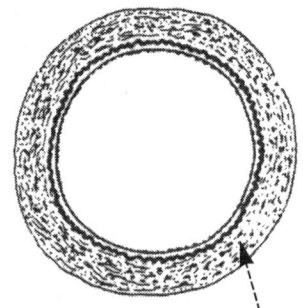

〈동맥경화증 조직〉

중간막(media):근육 조직 및 탄력 섬유로 구성

안쪽 탄력막에 의해 얇은 층의 안쪽 막과 중간막이 나뉘어진다.

근본적인 병변은 중간막의 근육 조직과 탄력성이 있는 섬유가 완전히 변화하는 것인데 이 조직은 탄력성이 없는 섬유가 된다. 동맥경화는 본질적으로 중간막에 이상이 생긴 것이다.

취를 제한하는 대신 비타민, 단백질 등을 충분히 섭취하여 과식을 피하는 것이 바람직하다.

2. 고혈압

중풍을 일으키는 가장 위험한 요소는 고혈압이다. 실제 중풍 환자의 60%가 고혈압 환자로 고혈압인 사람은 정상인보다 중풍에 걸릴 확률이 5배나 높다. 최근에는 혈관이 막히는 뇌경색에서 오는 중풍이 많아지고 있는 추세인데 뇌경색은 좋은 영양에 비해 운동 부족으로 인하여 혈액 속에 콜레스테롤이나 고지질 성분이 점점 늘어나기 때문이다.

고혈압은 동맥 속을 흐를 때 혈관 벽에 미치는 저항이 지속적으로 정도가 지나치게 높은 것을 말한다. 혈압은 심장에서 동맥을 타고 나오는 혈액량, 작은 동맥이나 모세 혈관의 저항, 혈관 벽의 탄력성에 의해 좌우된다. 따라서 이 세 가지 요소 가운데 어느 하나라도 정상을 벗어나면 고혈압이 되고 이것이 동맥경화로 이어져 중풍을 일으키게 된다.

얼마 이상을 고혈압으로 보느냐에 대해서는 사람에 따라 제각각 차이가 있어 명확하지 않은 면이 있지만, 일반적으로 휴식을 취한 상태에서 측정해 최고 혈압(수축기 혈압)이 150~160mmHg 이상, 최저 혈압(이완기 혈압)이 90~95mmHg 이상인 경우를 고혈압으로 본다.

세계보건기구(WHO)에서는 최고 혈압이 160mmHg 이상이거나 최저 혈압이 95mmHg 이상인 경우를 고혈압이라고 한다. 이 기준에 의하면 현재 우리 나라에서는 30세 이상의 성인 1백 명 가운데 10~15명은 고혈압인 것으로 추정하고 있다.

그러나 혈압은 같은 사람이라고 해도 정신적, 육체적 상황이나 계절(일반적으로 추울 때 혈압이 상승된다)에 따라 달라지기 때문에 고혈압 판정을 정확히 하려면 몇 차례 측정해 종합적으로 판단해야 한다.

이완기 혈압을 기준으로 보면 70mmHg에서 110mmHg 사이인 경우에는 혈압이 5mmHg 만큼씩 증가할 때마다 뇌 핏줄 질환의 위험은 약 50%씩 증가한다. 특히 확실한 고혈압인 160/95mmHg 정도의 혈압을 가진 사람은 정상인에 비해 약 4배 정도, 경계성 고혈압을 가진 사람에 비해 약 2배 정도의 위험을 갖는다.

만일 고혈압을 치료, 이완기 혈압을 6mmHg 정도 낮춰 2~3년만 지난다면 중풍 위험은 1/4로 떨어진다. 따라서 혈압이 높은 사람인 경우에는 지속적으로 혈압을 낮추는 것이 무엇보다 중요하다.

고혈압은 '혈압이 높은 것'이기 때문에 겉으로 나타나는 증상은 없다. 다만 중풍, 심부전, 관상 동맥 질환 등 치명적인 합병증을 유발할 수 있기 때문에 적극적인 관리와 치료를 요구한다.

고혈압은 유전적 요인인 본태성 고혈압과, 질병 때문에 나타나는 속발성 고혈압으로 나뉘어진다. 본태성 고혈압은 혈압 상승을 동반하는 질환 없이 나타나는 고혈압으로 우리 나라 고혈압 환자의 90%를 차지한다. 이때 부모가 고혈압인 경우에는 자녀의 60% 가량이 고혈압이 되고, 부모 중 한쪽이 고혈압인 경우에는 30% 정도의 자녀가 고혈압이 된다.

이러한 유전적인 원인 외에 흡연, 음주, 스트레스, 과다한 소금 섭취 등 잘못된 생활 습관으로 인해 고혈압이 되는 경우도 있다. 육식 위주의 식생활을 하면서도 고혈압이 없는 에스키모인의 생활 습관을 연구한 결과, 그들은 소금을 1일 4g 이하로 섭취하고 있었다. 이에 반해 우리 나라 사람들의 1일 소금 섭취량은 평균 20g 이상이다. 사람이 1일 섭취할 소금량으로 적당한 것은 10g 이하이다. 그래서 세계보건기구에서도 10g 이하로 섭취할 것을 적극 권장하고 있다.

고혈압의 원인 중에는 비만도 큰 요인이다. 그래서 몸무게가 정상보다 20%를 초과한 경우에는 고혈압에 걸릴 확률이 정상인보다 8배나 높아진다.

속발성 고혈압은 각종 신장 질환, 신혈행 장애, 항이뇨 호르몬인 알도스테론의 과다 분비, 쿠싱 증후군, 놀에피네프린 분비를 증가시키는 부신종 등의 병 때문에 생기는데, 이 경우에는 반드시 정밀 검사를 통해 확진을 받은 후 치료를 받아야 한다.

고혈압 진단을 받고 난 후에는 혈압 강하제를 복용함으로써 혈압을 낮추는 것이 무엇보다 중요하다. 그러나 50세 이상이면서 이완기 혈압이 90~94mmHg인 경우에는 약물 복용을 하기 전 6개월 정도 음식 섭취를 통해 치료를 해 보는 것이 좋다.

고혈압 환자는 무엇보다 음식 섭취를 제한해야 한다. 설령 고혈압 진단을 받지 않았다고 해도 고혈압 및 성인병을 예방하기 위해서는 다음과 같은 생활 습관을 가져야 한다.

1) 소금 섭취를 1일 10g 이하로 제한한다.
2) 동물성 지방이나 당분 섭취를 제한한다.
3) 콜레스테롤 섭취를 제한한다.
4) 신선한 채소와 단백질을 충분히 섭취한다.
5) 정상 체중을 유지하도록 섭취 열량을 조절한다.
6) 과음, 과식, 커피를 제한한다.
7) 항상 정신적 안정을 취하고 스트레스를 피한다.
8) 음주, 흡연을 하지 않는다.
9) 갑자기 뜨거운 물로 목욕이나 사우나를 하지 않는다.
10) 날씨가 추운 한밤중에는 되도록 외출을 삼간다.
11) 변비는 혈압을 올리는 요인이 되므로 변비가 없도록 한다.

3. 당뇨병

당뇨병이 있는 사람은 동맥경화를 촉진시켜 고혈압이 없는 환자라도 중풍 발생률이 3배나 높다. 당뇨병 환자가 중풍을 일으킬 확률은 정상인에 비해 남자가 2.5배, 여자가 3.7배 높으며, 실제 중풍 환자 중 14% 정도가 당뇨병을 갖고 있다. 그러나 혈당치를 정상으로 조절한다고 해서 중풍 발생률을 줄일 수 있는 것은 아니다.

당뇨병이란 인슐린의 상대적, 혹은 절대적 결핍으로 인한 탄수화물, 지방 및 단백질의 대사 장애를 일으키는 만성 질환으로서, 과혈당과 당뇨가 일어나는 동시에 복잡한 대사 이상을 수반하는 질환이다.
　당뇨병은 갈증이 심해 물을 자주 마시고 밥을 많이 먹는데도 얼굴은 수척해지는가 하면, 전신에 피로감이 심하다. 이런 증상이 나타나면 당뇨병을 불치병으로 생각하는 사람이 적잖은데, 그러나 적당한 치료를 하면 자각 증상이 없어지고, 피 속의 혈당 수치가 정상 범위까지 떨어지므로 그리 걱정할 일이 아니다.
　그러나 당뇨병의 가장 큰 문제점은 그 특유의 합병증이다. 당뇨병성 망막증, 당뇨병성 신증후군, 당뇨병성 신경 장애가 가장 많이 나타나는 합병증이며, 이외 감염증, 동맥경화증, 알코올에 의한 장애, 임신, 불면에 의한 각종 장애, 발육 장애 등 다양하다.
　이러한 만성 합병증을 예방하기 위해서는 가장 먼저 위험 인자를 최대한 제거해야 한다. 가장 확실한 제거 방법은 식사 요법과 운동 요법, 여기에 한방 요법을 적절히 병행하면 큰 무리가 없다. 만일, 합병증이 심해져 치료를 다시 시작한다면 그때는 이미 병이 악화되는 것을 막을 수 없다. 따라서 조금 나았다고 치료를 지연하거나 중단하는 것은 이후 치명적인 사태를 초래할 수 있음에 유의해야 한다.

4. 심장병

　성인의 심장 무게는 약 250~350g이며, 길이 14cm, 폭 10cm, 두께 8cm로 보통 자신의 주먹보다 약간 크다. 심장 박동 수는 일정하지 않은데, 일반적으로 건강한 성인의 경우에는 안정하고 있을 때

1분 동안 약 70회 정도 뛴다. 따라서 70년을 산다고 가정했을 때 약 20억 회 이상 박동하는 셈이다.

심장은 몸 밖에 꺼내 놓아도 박동을 계속하는데, 이것은 전기적 현상 때문이다.

정상적인 심장에서는 혈액이 어느 한쪽에 뭉쳐서 피떡을 만들지 않는다. 그러나 류머티스성 심장 판막 질환, 심방 세동(심장 박동이 제멋대로 빠르고 리듬이 불규칙한 증세를 나타낸다) 등의 질환이 있으면, 혈액 흐름에 이상이 나타나 마침내 혈소판과 섬유소가 뭉쳐서 작은 피떡을 만들고 이것이 떨어져 나가 뇌 혈관을 막아 중풍을 일으킨다.

따라서 심전도에 이상이 있거나, 과거에 심장병을 앓은 경험이 있는 경우, 현재 심장병을 앓고 있는 경우에는 정상적인 사람에 비해 중풍에 걸릴 확률이 그만큼 높은 것이다. 실제 통계적으로도 심방 세동을 지니고 있으면서 뇌경색이 오는 중풍 환자는 약 15%인데 이중 50%는 심장 판막 질환을 갖고 있는 것으로 나타났다.

특히 류머티스성 심장 판막 질환과 심방 세동 질환이 같이 있는 경우는 중풍 위험이 정상인보다 17배 정도 높다. 또, 만성 또는 발작성 심방 세동은 그 위험 정도가 5배 가량 높다.

5. 저혈압

일반적으로 중풍은 혈압이 높은 사람에게만 나타나는 것으로 알고 있다. 그래서 혈압이 낮은 사람은 중풍 위험에서 벗어나 있다고 생각한다. 그러나 반드시 그런 것만은 아니다. 고혈압인 사람이 저혈압인 사람에 비해 중풍에 걸릴 확률이 더 높을 뿐, 저혈압인 경우에도 중풍이 생긴다.

　혈압이 높다고 하면 대부분 사람들은 왠지 모르게 몸 전체에 흐르는 혈액 순환이 왕성하고 활기찬 모습을 상상한다. 심지어 혈압이 높으면 마치 열심히 뛰어 노는 어린아이처럼 지치지도 않을 것이라고 지레 짐작하는 경우도 있다.

　그러나 혈압이 높다는 것은 핏줄에 가해지는 압력이 높은 것으로, 혈압이 높을수록 핏줄 벽에 손상을 가하고 그 결과가 중풍, 심장병 등으로 나타나는 것이다.

　혈압이 정상치보다 낮은 것은 몸통을 제외한 팔다리 부분에 혈액 공급이 원활하지 못한 것을 뜻한다. 이런 사람들은 보통 사람들보다 활동력이 떨어지고 무기력하다. 쉽게 피로를 느끼며, 손발이 차고 어지럼증도 있다. 또, 힘에 부친 일을 하거나 정신적인 스트레스를 받으면 머리가 아프고 신경질적이 된다. 집안 사람에게는 짜증을 잘 내면서도 자신과 친하지 않은 사람에게는 그렇게 대하지 못한다. 오히려 '사람이 너무 좋다' 라는 말을 들을 정도로 자신의 몸을 아끼지 않고 잘 대해 준다. 대화를 하거나 일을 할 때는 아주 사소한 것에도 쉽게 흥분하고 자신의 감정을 숨기지 못한다.

　이처럼 저혈압인 사람은 흥분을 하거나 쉽게 피로를 느끼고, 배가 고프게 되면 손발이 싸늘하게 변하고 얼굴이 창백해지면서 입술에 핏기가 사라진다. 가슴은 두근거리고 입은 바짝바짝 마르면서 음성이 높아진다. 이러한 점 때문에 저혈압인 사람은 스스로도 상당히 괴로워하며 지속적인 작업을 하지 못하는 단점을 갖고 있다.

　오래 사는 사람을 보면 일반적인 기준으로 오래 살 것 같지 않았는데 더 오래 사는 경우가 많다. 체구가 크고 몸집 좋은 사람이 오래 살 것 같은데, 실질적으로는 혈압이 낮고 몸매가 가냘픈 사람이 오래 사는 경우가 훨씬 많은 것이다. 실제 100세를 기준으로 장수 노인들의 특징을 살펴보면, 정상 체중의 50%를 초과하거나 혈압이 높은 경우가 거의 없다.

대개 젊은 시절에는 저혈압이었다가 나이가 들면서 고혈압이 되는 경우가 많다. 청장년기 시절에 날씬한 몸매를 간직했던 사람이 나이가 들면서 살이 찌게 되면 자연스럽게 혈압이 오르는, 지극히 생리적인 현상 때문이다.

예를 들면, 산꼭대기 동네에서는 수돗물을 많이 쓰는 여름철이 되면 물이 잘 나오지 않는다. 날씨가 더워지면서 많은 사람이 물을 쓰기 때문에 수압이 떨어지는 것이다. 이런 경우에는 따로 가압 장치를 해야 어느 정도 수압이 올라간다.

우리 몸도 이와 마찬가지다. 체중이 증가하면 증가된 살에도 혈액을 공급해야 한다. 따라서 평소보다 핏줄의 압력을 증가시키지 않으면 안 된다. 따라서 혈압이 올라갈 수밖에 없는 것이다.

저혈압은 기력이 약한 소양인과 소음인에게 많이 나타난다. 소양인 체질은 성격이 급하고 남 앞에 잘 나서는데, 혈압이 낮은 경우에는 아주 소극적이고 내성적인 성격으로 변한다. 우리가 평소 보약이라고 하는 것들은 이러한 저혈압 환자에게 매우 효과적이다. 태음인 중에서도 저혈압인 경우가 있는데, 이러한 경우에는 얼굴과 배 색깔이 아주 흰 경우가 많다.

한편, 앉거나 일어섰을 때 눈앞이 핑 돌면서 쓰러질 것 같은 느낌을 받는 기립성 저혈압은 혹 다른 질병이 있는지 진단을 받아 보는 것이 좋다. 단순히 어지럼증만 있다면 별문제가 없지만, 심장 기능에 이상이 있어 나타나는 증상이라면 즉시 치료를 받아야 하기 때문이다.

6. 비만증

《동의보감》에서도 "뚱뚱한 사람은 중풍에 잘 걸린다(肥人多中風)"고 했다. 《동의보감》이 쓰여질 당시는 지금처럼 물질적으로 풍요롭지 않은 시절이었을 텐데도 비만이 중풍의 원인으로 작용했던 것이다. 그 시절에 비해 식생활의 서구화로 영양 섭취가 과잉 상태에 도달한 오늘날에는 평균 수명이 70세를 넘어섰지만 더 많은 사람들이 비만증에 노출되어 있다고 해도 과언이 아니다.

물론 비만 자체가 중병인 것은 아니다. 비만증으로 인해 고혈압, 당뇨병, 심장병, 고지혈증 등이 생기고 중풍이 일어나기 때문이다. 따라서 정상 체중을 유지하는 것이 무엇보다 기본적인 건강 조건이다.

7. 증상이 없는 목동맥협착증과 중풍 병력이 있는 경우

목동맥이 좁아져 있지만 아무 증상이 없는 목동맥협착증인 경우에는 일반인에 비해 중풍 발생 확률이 약 1.5~2배 정도 높다. 목동맥이 좁아져 있으면 중풍에 대한 위험이 증가했다는 것을 나타내지만, 반드시 침범된 핏줄 분지에서 중풍이 일어난다는 것을 의미하지는 않는다.

한번 중풍에 걸린 사람은 그렇지 않은 사람보다 중풍에 걸릴 확률이 훨씬 높다. 실제, 급성 중풍인 경우 과거 중풍 경력을 갖고 있는 사람이 18~26%를 차지하고 있으며, 중풍의 연간 재발율이 8~10%인 것으로 보고되고 있다.

그래서 한방에서도 중풍에 걸린 사람은 3년 동안 조심할 것을 강조하고 있다. 중풍에 걸린 경험이 있는 사람은 재발할 가능성을 항상 갖고 있기 때문에 재발 방지에 만전을 기해야 한다.

특히 45~65세 사이에 있는 사람은 재발 가능성이 최초 중풍 발생률보다 10~20배 정도 높다. 65세가 지나면 8배 정도로 떨어지는데 이것은 아마도 65세가 지나면 최초의 중풍 발생률 자체가 증가하기 때문인 것으로 보여진다.

중풍을 일으키는 유인들

앞에서 말한 중풍의 원인, 즉 고혈압, 당뇨병, 동맥경화증 등 중풍을 일으키는 원인이 있다고 해서 반드시 중풍이 발생하는 것은 아니다. 현재 우리 나라의 경우 전체 인구의 약 10~15% 정도가 고혈압을 갖고 있는 것으로 알려져 있지만, 매년 중풍에 걸리는 사람은 그 1%에도 미치지 못하는 것이 바로 그 증거이다. 이것은 고혈압 환자들이 무리를 하지 않으면서 몸 관리를 스스로 잘하고 있는 것으로도 볼 수 있다.

중풍에 걸리는 사람들은 꼭 그만큼의 이유가 있다. 그 이유를 중풍의 유인(誘因)이라고 하는데, 매우 다양한 유인 중 대표적인 것들만 알아본다.

1. 성별 및 나이, 종족

중풍의 위험은 나이가 많아지면서 점점 증가하여 45~85세 사이에는 10년마다 2배씩 증가한다.

다음의 표에서 보듯, 중풍 발병률은 나이가 들수록 증가해 70세

〈표 1〉 연령별, 성별 발병률

연령군 (세)	남 (명/인구 10만명)	여	계
0~9	49.2	39.3	44.4
10~19	26.5	21.8	24.2
20~29	36.1	45.6	40.9
30~39	67.3	73.5	70.3
40~49	174.4	178.0	176.2
50~59	423.9	405.8	414.5
60~69	840.6	623.0	718.7
70~	1017.2	729.7	836.0
계	140.2	140.4	140.3

〈표 2〉 연령별 분포

연령군 (세)	명호진 (%)	민광기 (%)	문정식 (%)
0~19	1.7	0.6	
20~29	4.9	3.3	3.3
30~39	5.0	3.9	4.4
40~49	16.8	16.5	18.9
50~59	32.2	28.4	25.6
60~69	35.6	30.8	23.9
70~	16.5	16.5	13.9
계	100.0	100.0	100.0

이상인 경우는 10세 미만인 경우보다 20배 정도 뇌 핏줄 질환이 발생하고, 30세가 지나면서는 매 10세마다 거의 2배씩 증가하는 것을 볼 수 있다.

성별 중풍 발병률을 비교해 보면, 남자가 여자보다 중풍에 걸릴 확률이 1.3배 높다. 조사 결과에 의하면 20~49세 사이에서는 남자보다 여자가 더 많이 중풍에 걸리고, 그 이상 연령군에서는 남자가 더 발병률이 높은 것으로 나타나지만, 대체로 남자에게서 발병률이 더 높다.

또, 종족별 차이를 보면 미국인의 경우, 흑인이 백인에 비해 1.3배 정도 많이 발생하는 것으로 나타난다. 이것은 종족간의 차이도 있지만, 환경이나 생활 형태의 차이에도 그 원인이 있는 것으로 보여진다. 그 근거로 일본 본토에 사는 일본인과 비교했을 때, 같은 일본인이어도 하와이로 이민 가서 사는 일본인의 중풍 발병률은 그리 높지 않다는 사실을 들 수 있다.

2. 날씨

환절기에 가장 주의해야 할 환자가 고혈압 환자이다. 중풍 사망자 중 절반 정도가 겨울에서 봄으로 넘어갈 때, 가을에서 겨울로 넘어갈 때인 환절기에 발생한다.

매년 1월에는 중풍 환자가 평소보다 20%씩 증가하고, 이중 80%는 외래 진료실이 아닌 응급실로 실려 온다. 이처럼 겨울철에 중풍 환자가 많이 발생하는 이유는 외부의 낮은 기온으로 인해 혈관이 수축되고 뇌압이 올라가면서 뇌 혈관이 막히거나 수축되기 때문이다.

또 날씨가 추워지면 심장 박동이 빨라지고 혈압이 올라 혈관 속의 피가 끈적끈적해져 관상 동맥 질환과 중풍 발병률을 증가시킨다. 따라서 추운 날 새벽에 운동을 하는 노인들은 중풍에 걸릴 위험이 상당히 높으므로, 햇볕이 따뜻한 시간대로 바꿔야 한다.

3. 담배

담배는 일일이 열거할 수 없을 정도로 많은 발암 물질을 갖고 있다. 담배의 니코틴은 직접 심장의 관상 동맥에 영향을 줄 뿐만 아니라, 간접적으로 중추 신경 계통을 거쳐 심장과 혈관 계통에 작용한다. 또, 혈관의 변성을 초래해 동맥경화를 촉진하는데, 동물에게 담배 연기를 마시게 하면 혈관 안에서 혈액 흐름에 변화가 생기고, 혈관 안쪽 벽에 혈소판이 붙어 응고되고 혈전이 생김으로써 동맥경화 증상을 일으킨다.

흡연을 하게 되면 뇌 핏줄 수축과 혈소판 응집을 촉진시키고, 핏줄 벽의 약화와 혈압 상승을 유발시켜 중풍 위험을 2~4배 정도 높인다. 그래서 담배를 피우던 사람이 담배를 끊게 되면 2~5년 이내에 중풍에 걸릴 위험은 많이 경감되지만, 담배를 전혀 피우지 않은 사람 수준으로까지는 낮출 수 없다.

만약 중풍 가능성이 조금이라도 있는 사람은 더 이상 담배를 피워서는 안 된다. 또한 담배는 중독성이 있기 때문에 호기심으로 담배에 불을 붙여 들이마셨다가 서서히 담배 니코틴의 포로가 되면 좀처럼 헤어나기가 쉽지 않다.

따라서 담배는 가급적 피우지 않는 것이 가장 바람직하다. 특히 기침과 가래가 수반되는 폐 질환, 기관지 질환, 모든 인후 증상, 동맥경화증, 고혈압 등이 있을 때는 약물 치료에 앞서 담배를 끊는 것이 급선무다.

4. 술

사회 제도가 강압적이고 엄격할 때일수록 사람들은 그 해소 방법을 찾게 되는데, 가장 대표적인 수단이 음주와 옷차림이다. 서양에 비해 우리 나라는 술로 인한 피해가 적은 편이지만, 그럼에도 불구하고 스트레스 해소를 술에 의존하는 사람이 적잖다. 술을 먹다 보면 가족간 대화가 줄고, 개인적인 행복 추구가 늘어나면서 자신감을 잃게 된다. 이러한 분위기는 악순환을 불러일으켜 또다시 술 권하는 사회를 만든다.

술은 적당히 마시면 약이 되지만, 지나치게 많이 마시면 독이 된다. 실제 하루 한두 잔 정도의 술을 마시면 동맥경화증이나 관상 동맥 질환을 예방할 수도 있다. 적당한 술은 몸 속에 들어가 혈관을 확장시키기 때문이다. 그래서 프랑스 사람들은 매 식사 때마다 한두 잔의 붉은 포도주를 마시는데, 이것이 다른 유럽 사람들에 비해 심장병이 적은 요인이 된다고 한다.

하지만 폭음을 하게 되면 중풍 발생을 증가시킬 수 있고, 흡연과 함께 하는 경우에는 그 위험이 더욱 커진다. 술을 마시게 되면 혈액이 농축되고 혈압이 상승하기 때문이다.

따라서 양기가 강해 쉽게 흥분하는 사람, 얼굴이 잘 달아오르는 사람, 피를 자주 흘리는 사람, 몸이 잘 붓고 물을 많이 마시는 사람은 술을 많이 마시면 안 된다. 또한 아무리 몸이 찬 사람이라도 술을 많이 마시는 것은 절대 좋지 않다. 술은 체질적으로 태음인에게 잘 어울린다.

술은 오랫동안 마시게 되면 한두 잔에 만족할 수 없게 된다. 그래서 폭음을 하는 경우가 적잖다. 폭음을 하게 되면 확장기 혈압이 높아지고, 또 알코올 도수가 높은 술을 마시면 수축기 혈압이 올라간다. 따라서 혈압이 높거나 심장병이 있는 사람은 절대 술을 마시면 안 된다.

특히 고혈압인 사람은 추운 겨울날 술을 많이 마시면 위험하다. 취해서 쓰러져 얼어 죽거나 중풍에 걸리는 경우가 많으므로 각별히 주의해야 한다.

5. 변비

나이가 들면 근육이 탄력성을 잃으면서 운동량이 줄어들고, 각 기관의 지배가 원활하지 못하게 된다. 그래서 대소변을 보는 것도 젊을 때와 다를 수밖에 없다. 특히 고혈압이나 심장병, 신장병이 있는 사람은 밤중에 소변을 보는 경우가 많은데, 귀찮다는 이유로 참기도 한다. 그러나 대소변을 제때 배설하지 않고 참게 되면 혈압이 높아지고 심리적인 불안감이 겹침으로써 신체에 매우 좋지 않은 영향을 미친다.

우리 나라의 경우, 재래식 화장실은 쪼그리고 앉아 대소변을 보도록 되어 있다. 이런 자세는 아랫배가 눌리게 돼 오랫동안 있으면 혈압이 올라가게 된다. 변비가 있으면 앉아 있는 자체만으로도 많은 부담이 되므로 추운 겨울날 화장실에서 대변을 보다가 중풍에 걸리는 경우도 생긴다. 따라서 변비가 있는 고혈압 환자들은 변비를 치료하는 것이 곧 중풍을 예방하는 길이기도 하다.

생활 여건이 좋아지면서 좌변기가 많이 보급되긴 했지만, 아직까지 재래식 형태의 화장실 비율이 높은 편이다. 혈압이 높은 사람들은 화장실을 바꾸는 작업도 필요하다.

6. 스트레스

고혈압 환자는 짜증이 많다. 사소한 일인데도 불구하고 스스로를 잘 조절하지 못해 화를 곧잘 낸다. 고혈압이어도 전신의 긴장을 풀고 마음을 한곳에 너무 집중하지 않으면 말초 부위의 순환이 늘어나고 혈압이 떨어진다.

그러나 과로와 격무에 시달리다 보면 온몸의 근육이 긴장하게 된다. 근무 중 중풍이 왔을 때 직업병으로 인정하는 것도 바로 이러한 이유 때문이다.

40대 후반에 새로운 사업을 시작해서 잠을 줄여 가면서까지 일에 몰두하는 것은 바람직한 태도가 아니다. 정상적인 사람이라면 40대 후반부터는 삶에 대한 욕심보다는 여유와 관대함을 갖고 무리하지 않는 삶을 사는 것이 바람직하다. 젊었을 때의 스트레스는 자아 성취의 계기가 되고 성장에도 도움을 주지만, 인생이 저물 때 지나친 스트레스는 독이 되기 때문이다.

7. 무리한 성생활

성행위를 하면 혈압이 오른다. 그래서 혈압이 높은 사람이나 중풍이 염려되는 사람은 일부러 성생활을 기피하는 경우도 있다. 이른바 '복상사(腹上死)'라고 하는 것은 성행위 중 중풍이나 협심증, 심근경색을 일으켜 사망하는 것이다. 이것은 지극히 개인적이고 비밀스러운 일이기 때문에 정확한 통계는 나와 있지 않다. 다만, 'OOO가 잠자리에서 죽었다'는 소문이 떠돌 뿐이다.

외국 문헌을 보면 37명의 복상사에 관한 사례가 있는데, 이중 정상적인 부부 관계는 불과 10%였고, 나머지 90%는 비정상적인 관계였다. 특히 남자가 여자보다 나이가 많으면서 나이 차이가 클 경우, 집안 침실이 아닌 자동차 안이라든가 숲 속, 들판, 묘지, 화장실, 목욕탕 등에서 성 관계를 가졌을 때 발생한 것이 대부분이었다.

따라서 고혈압이 있는 사람은 성생활에 각별히 주의해야 하며, 정상적인 부부 사이가 아닌 경우의 성 관계는 매우 위험하다는 것을 인식해야 한다.

8. 일상 생활과 여성용 경구 피임제

혈압이 높은 사람이 갑자기 힘을 줘 물건을 들어올리게 되면 혈압이 급상승함으로써 뇌출혈 위험이 높아진다. 대부분의 뇌출혈은 활동 중에 발생한다. 따라서 역도를 하거나, 철봉에 매달린다거나, 20kg이 넘는 물건을 들어올릴 때는 주의해야 한다.

또, 고용량 에스트로젠이 뇌 핏줄 위험을 높인다고 알려져 있지만, 현재 사용하는 저용량 에스트로젠의 관련성은 불분명하다. 하지만, 에스트로젠 제제와 다른 위험 요인이 겹쳐져 있을 때는 뇌 핏줄 질환의 위험을 증가시킬 수 있으므로, 중풍의 다른 위험 요인을 갖고 있는 사람은 경구 피임제를 복용하지 않아야 한다.

중풍의 증상

중풍은 발생 부위에 따라 증상이 다르며, 일부 증상은 치명적일 수 있다. 우리가 흔히 알고 있는 반신불수가 대표적인 증상이며 그 외 정신 장애, 구안와사 등 매우 다양한 신체 및 정신적 증상이 나타난다.

1. 반신불수

중풍에서 가장 많이 나타나는 증상이 한쪽 팔이나 다리를 못쓰게 되는 반신불수이다. 이것은 신체의 어느 한편을 완전히 못쓰게 되거나, 힘이 없다고 느끼게 되는데, 경우에 따라서는 양쪽 팔다리 모두를 사용하지 못하는 경우도 있다.

또, 사지마비는 되지 않았지만 몸의 균형을 잡지 못하거나 걷지 못하고, 손이 떨려 물건을 잡지 못하거나 수저질을 제대로 못하는 증상도 나타난다.

오른쪽 뇌에 손상이 있으면 왼쪽 팔다리 마비 증상이 나타나고, 왼쪽 뇌에 손상이 생기면 오른쪽 팔다리가 마비되며, 언어 장애도 같이 오는 경우가 많다.

반신불수는 그 발병 부위와 손상 정도에 따라 완전히 치료되기도 하고, 어느 정도 장애가 남기도 한다. 장애가 남는 경우는 처음부터 근육이 뻣뻣하거나 힘이 들어가 있는데, 적극적인 치료를 받으면서 환자 스스로 의지력을 발휘, 치료에 최선을 다해야 한다. 어느 한쪽이 마비되었을 경우에는 건강한 쪽의 능력을 최대한 발휘해서 장애를 극복할 수 있도록 노력해야 한다.

2. 감각 이상

신체의 어느 한쪽 감각이 지나치게 민감하거나 둔한 경우가 있다. 예를 들어 어느 한쪽 반신이 뻣뻣하거나 저리는데, 다른 한쪽은 감각이 없어 전혀 통증을 느끼지 못하는 경우가 대표적이다.

이러한 증상은 중풍이 발병하기 전이나 중풍 발병 뒤에 후유증으로 많이 나타나는데, 뇌 핏줄의 병변 부위에 따라 발병 직후에 바로 오는 경우도 있다. 저리거나 뻣뻣한 증상은 오랜 시간에 걸쳐 서서히 사라지거나 가벼워진다. 따라서 빠른 시간 안에 변화가 없다고 낙담할 필요가 없으며, 꾸준하게 치료해야 한다.

3. 의식 및 정신 장애

중풍이 갑자기 발생했을 때, 상태가 가벼운 환자들은 의식이나 정신 장애가 없는 편이다. 그러나 병세가 심하면 대부분 의식을 잃거나 잠만 자는 경우가 발생한다. 이런 의식 장애를 수반할 경우에는 상태가 위중하므로, 즉시 전문의의 조치를 받아야 한다.

중풍이 심하게 오거나 중풍이 여러 번 반복되는 경우에는 기억력, 판단력, 계산력, 지각력, 감정 조절 등의 정신 상태에 이상이 오기도 한다. 경우에 따라서는 그냥 웃기만 하거나 울기만 하며 평소 인격은 사라지고 유치원생처럼 행동하는 등 전혀 다른 사람이 된다.

안정을 취하지 못하며 답답해 하고, 잠을 이루지 못하는 경우가 많다. 심할 때는 치매 상태가 되는데, 특별한 치료 방법이 없으며, 예후가 좋지 않으므로 주의해야 한다.

대부분 중풍에 걸리는 사람은 장년기, 노년기이기 때문에 집안에서 의사 결정권을 갖고 있다. 그러나 이미 정신 장애를 수반하는 환자가 되어서도 계속해서 주도권을 갖게 된다면 집안에 문제가 발생할 수밖에 없다. 치료를 거부하거나 막무가내로 퇴원을 요청하기도 하는데, 이러한 정신적인 장애가 발생했을 때는 환자의 의견을 무시하고 보호자들이 현명한 판단을 내려야 한다.

4. 대소변 장애

중풍이 들면, 소변을 아예 보지 못하거나 아주 적은 양을 힘들게 자주 보는 배뇨 장애와 변비가 생긴다. 그래서 병원 치료를 하게 되면 하루에 최소한 2회 이상 도뇨관을 삽입해 소변을 뽑아 낸다. 중풍 초기에는 이런 소변 장애가 발생하기 쉽기 때문에 방광 속에 도뇨관을 고정하는 방법을 많이 사용한다.

대변도 마찬가지로, 설사보다는 변비가 많이 생긴다. 정상적인 사람도 움직이지 않고 가만히 누워 있으면 변비가 되는데, 마비성 질환을 앓는 사람은 변비가 더욱 많을 수밖에 없다. 따라서 5일 이상 대변을 보지 못하면 병원에서는 관장을 하거나, 변비 치료약을 투여

해 대변을 보게 한다. 만약 변비를 그대로 방치하게 되면 합병증이나 혈압 상승을 일으킬 수 있으므로 주의해야 한다.

5. 구안와사

안면마비로 더 잘 알려진 구안와사증은 우리 나라처럼 계절의 변화가 뚜렷하고 일교차가 심한 나라에서 주로 많이 발생한다. 예전에는 추운 날씨에 얼굴을 내놓는 경우에만 발생한다고 생각했으나 건강 상태가 나빠진 경우에도 나타난다.

안면마비도 중풍의 일환으로 알고 있는 경우가 많은데, 실제로는 중풍으로 인한 안면마비와 단순 안면마비가 있다. 중풍 때문에 발생하는 구안와사는 중추성 안면마비라고 하고, 단순 안면마비는 말초성 안면마비라고 한다.

중풍으로 인한 안면마비는 잘 치료되지 않는 반면, 단순 안면마비는 대부분 3~4주의 치료로 85%, 6주 이상 치료하면 92% 이상 치료가 된다. 그러나 피로와 스트레스가 심하면 5% 이내에서 완치되지 않는다는 보고도 있다.

또 구안와사를 앓았던 사람 중에는 근육이 떨리고 씰룩거리는 증상이 남기도 한다. 따라서 초기에 적극적인 치료를 받는 한편, 정신적인 안정을 유지하는 것이 무엇보다 중요하다.

6. 두통, 어지럼증, 구토

뇌 핏줄 계통에 이상이 생기면 두통, 어지럼증, 구토 등의 증상이 나타날 수 있다. 중풍 초기에 두통이 심하고 구토 증상이 있으면서 혈압이 높은 경우에는 위중할 수 있으므로 지체 없이 전문의의 치료를 받도록 해야 한다.

어느 한쪽 머리가 쪼개질 것처럼 아픈 편두통은 뇌 혈관의 수축 때문이다. 젊은 여성이 편두통을 앓는 경우, 중풍 발생 확률이 그렇지 않은 사람보다 훨씬 높다. 특히 편두통 환자 중에 두통이 나타나기 전에 눈이 안 보이고 구토를 하는 등 편두통을 예견하는 증상이 있거나 신경학적 이상이 동반되는 경우에는 특히 중풍 위험이 높다.

한 통계에 의하면 35세 이하의 편두통 환자는 정상인보다 중풍 발병률이 3.7배 높은 것으로 나타났다. 평소 연탄 가스를 맡은 듯 머리가 띵하고, 팔다리가 저리고, 목이 뻣뻣한 증상이 있는 사람은 중풍에 걸릴 확률이 정상인에 비해 높으므로 주의를 해야 한다.

어지럼증도 중풍 증상 중 하나다. 그러나 어지럽다고 해서 모두 중풍은 아니다. 실상 어지럼증만큼 다양한 원인을 지닌 질병도 드물다. 귀에 이상이 있어서 나타나는 어지럼증은 이비인후과에서 치료를 받아야 하고, 위나 장이 나빠서 어지러운 것은 내과에서 치료해야 하며, 중풍이나 고혈압 때문에 나타나는 어지럼증은 신경과나 신경외과에서 치료를 받아야 한다.

어지럼증이 나타나는 가장 흔한 증상은 평형 감각을 맡고 있는 내이 질환 때문이다. 그러나 내이 질환으로 인한 어지럼증은 수주에서 1년 안에 대개 자연적으로 회복되는 수가 많으므로 그리 걱정하지 않아도 된다.

그러나 피떡이 떨어져 나와 일시적으로 뇌 혈관을 막아 생기는 이른바 일과성 뇌허혈일 때도 팔다리가 마비되는 등의 중풍 증상과 함께 어지럼증이 나타날 수 있다. 이 경우, 얼마 후 증상이 좋아진다고 하더라도 머지않아 곧바로 중풍 발작이 나타날 수 있으므로 병원을 찾아가 정확한 진단을 받아야 한다. 그렇지 않으면 생명에 위협을 받을 수 있다.

구토도 어지럼증과 마찬가지로 여러 가지 질환의 증상으로 나타난다. 가장 흔한 경우가 급체다. 급체를 했을 때는 며칠 동안만 굶으면 저절로 증상이 사라지기 때문에 별문제가 되지 않는다. 그러나 혈압이 높으면서 두통, 어지럼증과 함께 토하는 증상이 나타나면 문제는 그리 간단한 것만은 아니다.

중풍이 발생해서 뇌 조직이 붓게 되면 머리뼈 속의 압력이 올라가고, 토하는 기능을 담당하는 부위가 압박을 받아 구역질이 나거나 토하게 된다. 특히 지주막하출혈이나 소뇌에 병변이 생겼을 경우에는 토하는 정도가 아주 심하다.

7. 언어 장애

언어 장애도 병의 경중에 따라 다양하다. 발음이 잘 되지 않는 경우와, 전혀 의미 없는 말을 하는 두 가지 경우로 크게 구분되는데, 언어 치료는 다른 장애에 비해 치료 기간이 비교적 길어 꾸준한 치료가 필요하다.

언어 장애가 나타나는 것은 입술이나 혀에 문제가 있는 것이 아니라, 말을 담당하는 뇌 조직의 손상 때문이다. 따라서 지속적으로 치료를 하면 의사 소통이 웬만큼 가능한 정도까지 회복이 된다.

중풍에서의 언어 장애는 대개 오른쪽이 마비되었을 때 많이 수반되며, 왼쪽이 마비가 된 사람은 주로 언어를 구사하는 데 별문제가 없다.

8. 연하 장애

중풍 초기에 물이나 음식을 삼키면 사레가 들려 기침을 심하게 하는 경우가 있다. 이것은 팔다리가 마비되는 것과 마찬가지로 삼키는 부위에 마비가 와서 음식이 제대로 넘어가지 않기 때문이다. 음식을 삼키면 인두에서 후두개가 후두 입구를 막아 기관으로 넘어가지 않도록 해야 하는데, 이 부분을 담당하는 뇌 조직에 병변이 생기면서 사레가 들게 되는 것이다.

이때는 억지로 음식물을 삼키면 안 된다. 억지로 삼킬 경우에는 음식물이 기관을 거쳐 폐로 들어가고 결국 흡입성 폐렴이 생기게 된다. 일단 폐렴이 합병되는 경우에는 치료가 쉽지 않으며, 사망에 이를 수도 있기 때문에 각별히 주의해야 한다.

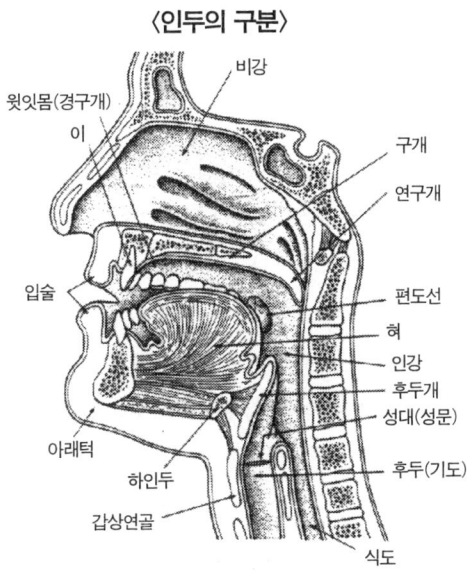

〈인두의 구분〉

중풍을 진단하는 방법

 중풍은 그 특징이 뚜렷하므로 진단이 어렵지는 않다. 그러나 중풍과 증상이 비슷한 병도 있고, 어느 정도 병이 진전되었는지, 그리고 치료 가능 여부를 알아보기 위해 환자가 병원에 가면 몇 가지 검사를 받게 된다.

1. 병력 청취

 일단 의사는 환자에게 발병 당시의 상황에 대해 묻는다.
 이때 환자는 당시 어떤 일을 하고 있었으며, 어떤 자세를 취하고 있었고, 정신적 스트레스가 어느 정도였는지 가급적 상황을 구체적으로 말해 주도록 한다.
 또, 과거에 질병을 앓았다면 어떤 병인지 말하고, 가족 중 고혈압이나 당뇨병, 중풍, 심장 질환 등의 성인병을 앓은 경우가 있는지 말한다.

2. 이학적 검사

혈압을 측정하고, 심장 박동 수를 세며, 심부전 및 말초 핏줄 상태를 체크하며, 피부의 출혈성 경향, 청진 소견 등 일반적 검사를 한다. 그 다음 아래와 같은 신경학적 검사에 들어간다.

- 정신 기능 검사 : 의식 상태, 지남력, 실어증 등의 대뇌 고위 기능 상태 진단.
- 뇌신경 검사 : 안구 운동 이상, 대광 반응(눈에 빛을 비추면 동공이 반사적으로 수축되는 현상), 안면 감각 및 운동 이상, 인후두 기능 이상, 혀의 움직임 등의 순으로 진행.
- 목 : 목 근육이 얼마나 굳어 있는지 확인하고, 목 동맥에서 나는 잡음을 듣는다.
- 사지 : 팔다리의 마비 유무와 팔다리의 정도 차이, 마비의 종류(이완성 혹은 경직성), 감각 장애.

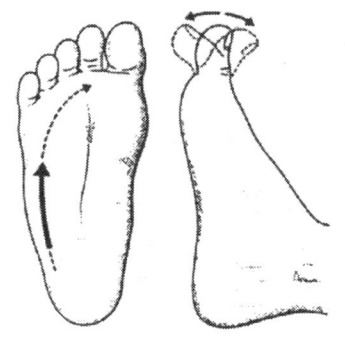

볼펜 끝이나 나무젓가락 등의 물체로 발바닥의 화살표 방향으로 긁으면 정상적인 사람은 오므라들지만 중풍에 걸린 사람은 위로 올라간다.

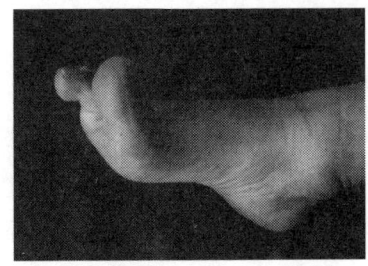

중풍 환자의 반사기능 검사 모습

- 소뇌 기능 검사 : 손가락으로 코끝을 잡을 수 있는지, 손바닥을 빠르게 뒤집었다 폈다 할 수 있는지, 차려 자세로 똑바로 서 있을 수 있는지를 검사한다.
- 반사 기능 검사 : 심부건 반사, 바빈스키 현상 여부를 검사한다. 심부건 반사는 무릎이나 팔꿈치를 고무 망치로 두들겨서 힘줄의 반사 작용 정도를 확인하는 것이다. 중풍이 들면 바빈스키 현상이 나타나는데 이 현상은 매우 독특해 발바닥을 볼펜 끝이나 나무젓가락 등의 딱딱한 물체로 긁으면 발가락이 위쪽으로 펴지면서 올라간다. 그러나 정상적인 사람이라면 발가락이 오므라든다.

3. 검사실 소견

중풍의 원인이 되는 치료 가능한 상태를 임상적으로 확인하기 위한 검사로서, 일반 소변 검사를 비롯, 혈당, 신 기능, 혈청 지질, 혈청 전해질, 혈액 응고 검사, 매독 혈청 검사, 적혈구 계산치, 적혈구 침강 속도 등을 검사한다.

4. 뇌척수액 검사

뇌지주막하출혈이 의심되는 경우, 뇌 전산화 단층 촬영(CT)이 없는 경우, 또는 뇌 전산화 단층 촬영상 출혈이 보이지 않지만 의사가 의심이 가는 경우 실시한다.

5. 뇌파 검사(EEG)

국소적 뇌 병변과 관련된 간질 발작 반응이 있는지 분석하는 데 도움을 주며, 그 외에 경동맥, 심장 수술을 할 때 뇌 기능 감시 장치, 그리고 회복할 수 없는 혼수 상태의 분석에 도움을 준다.

6. 심장 검사

기본 심전도 검사와 흉부 방사선 검사 등의 일반적 검사를 받게 된다. 그 외 심장에서 생긴 피떡이 뇌동맥을 막아서 일어나는 중풍 등이 의심되는 경우 간헐적으로 나타나는 심방 세동이나 기타 부정맥을 찾기 위해 24시간 생활 심전도(Holter Monitoring)를 하거나, 심인성 뇌색전증이 의심되지만 일반적인 검사에서 음성으로 나타났을 경우에는 심에코 검사를 받게 된다. 경식도 심에코(Transesophageal Echocardiography ; TEE) 검사는 특히 좌심방의 혈전을 찾는 데 유리하다.

7. 뇌 영상 진단

• 뇌 전산화 단층 촬영(Computed Tomography ; CT)
현재 뇌 전산화 단층 촬영은 높은 해상도로 뇌 조직을 두께 1.5mm 간격으로 찍을 수 있으며, 일반적으로 5~10mm 간격으로 뇌 병변을 확인한다. 그러나 뒷머리 부분에서는 인공적으로 생기는 영상 때문에 뇌간과 소뇌의 일부 영상이 흐려질 수 있다.
뇌출혈인 경우, 뇌에 생긴 핏덩어리는 발병 직후에 CT 검사상 매우 밝은 흰색으로 나타나며, 초기에 부종은 거의 보이지 않는다. 그러나 응고된 혈액은 출혈 후 수주일까지 보일 수 있으며, 핏덩어리가 녹은 다음에는 검은 색의 저음영으로 남게 된다. 출혈성 뇌경색은 대개 특정 혈관 영역에 비정상적 혼합 음영이 보인다.

• 자기 공명 영상(Magnetic Resonance Imaging ; MRI)

이 검사는 발병 30분 후부터 수시간 이내의 병변을 확인할 수 있다. 또, 뇌간의 병소도 정확하게 볼 수 있고, 그 밖에 내경 동맥이나 뇌저 동맥의 폐쇄 유무, 해부학적 구조를 자세히 살펴볼 수 있다.

출혈성 병변에서 시간적 경과를 추측할 수 있는데, 시간의 경과에 따른 혈종의 헤모글로빈 변화에 따라 특징적인 신호 강도로 변하게 된다.

뿐만 아니라 중풍에 수반된 부종을 확인하기 좋다. 다만 검사 비용이 비싼 것이 흠이다. 비용이 문제가 되지 않는다면 뇌 전산화 단층 촬영보다 우선적으로 받으면 좋다.

• 자기 공명 핏줄 조영술(Magnetic Resonance Angiography; MRA)

자장을 받은 양자가 혈액과 같이 움직이는 물체에서는 되돌아오는 자력을 검출해 낼 수 없다는 성질을 이용하여 주위 조직과 핏줄을 분리하여 영상을 얻어내는 방법으로서 경동맥 및 뇌 기저부 핏줄 상태를 추적할 수 있다.

기존의 핏줄 조영술을 시행할 수 없을 경우 대신할 수 있으며, 병변을 추적 관찰할 수 있다.

8. 핏줄 검사

• 경동맥 비침습성 검사법(Carotid Noninvasive Studies ; CNIS)

간접 방법으로 눈구멍 주위와 망막 핏줄에서의 혈류, 혈압, 맥파 도착 시간의 이상 유무에 따라 같은 쪽 내경 동맥의 협착을 찾는 방법이 있으며, 직접 방법인 여러 종류의 초음파 검사를 한다.

• 경두개 초음파 검사(Transcranial Doppler Sonography; TCDS)

초음파를 이용, 머리뼈 속의 윌리스환 주위 핏줄들에 대해 측두개, 눈구멍, 대후두공 등을 통해 도플러 검사를 하여 동맥의 혈류 방향과 속도, 협착 등을 측정하는 것으로, 특히 뇌 핏줄 연축과 두개 내 측부 순환 경로를 찾는 데 주로 이용된다.

이 진단법은 초음파를 머리뼈에 투과시켜 뇌 혈류를 측정하는 방법으로 뇌 혈관의 이상 유무를 확인한다. 그 정확성은 핵자기 공명 영상이나 양전자 방전 단층술, 뇌 혈관 조영 촬영술 등에 비해 다소 뒤지지만 뇌 혈관에 이상이 있는 경우 약 70% 정도는 찾아낼 수 있다.

환자가 전혀 고통을 받지 않고 방사선 같은 부작용을 우려하지 않아도 되는 것이 무엇보다 큰 장점이다. 검사 시간이 다소 길고, 검사의 정확도가 검사자의 경험에 많이 의존해야 되기는 하지만, 급성 뇌경색 환자의 동맥 폐색을 조기에 진단하고 경과를 관찰하는 데 앞으로 많이 이용될 것으로 보인다.

• 뇌 혈관 조영술(Cerebral Angiography)

핏줄 변화의 확인 및 측부 순환의 정도 등을 정확히 평가하기 위한 방법으로는 대퇴 동맥을 통한 뇌 핏줄 조영술(Trans Femoral Cerebral Angiography)이 최적이며, 이의 변형으로 경동맥 또는 경정맥 계수형 삭감 조영술(Digital Subtraction Angiography)이 있다. 최근에는 자기 공명 핏줄 조영술, 경동맥 초음파 검사(Carotid Doppler test), 경두개 초음파 검사(TCDS) 등이 개발되면서 그 필요성이 차츰 줄고 있으나, 아직도 완전한 뇌 전반에 관한 핏줄 상태를 판정하기 위해 필요하다.

9. 뇌 혈류 및 대사 측정

• 양전자 방전 단층술(Positron Emission Tomography ; PET)

국소 뇌 조직이 경색에 빠지기 이전의 대사 상태 이상을 관찰하여 허혈 상태 유무를 판정하고, 기타 뇌 조직의 기능적 영상을 얻을 수 있다. 아울러 여러 가지 치료 방법들을 통한 뇌 조직의 대사 상태가 영상화 또는 수치화되므로 뇌의 국소 혈류와 대사를 모두 측정할 수 있는 가장 정확하고 민감한 방법이다.

그러나 장비, 기술, 비용 등의 특징상 아직 일반적으로 사용하기에는 어려움이 있다.

• 단일 광자 방출 단층술(Single Photon Emission Tomography ; SPECT)

방사 동위 원소를 이용하여 뇌 혈류를 측정, 뇌경색 환자의 뇌의 실제 기능적인 면을 볼 수 있고, 임상 증상과도 비교할 수 있다. 따라서 뇌경색의 초기 영상 진단으로는 뇌 전산화 단층 촬영(CT)보다 더 민감할 수 있으나 출혈 등과는 구별하기 어려운 점이 있다.

또, 양전자 방전 단층술과 같이 국소 뇌 조직의 정확한 대사율 등을 구하는 데는 제한점이 있으나, 전반적인 뇌 관류 상태를 파악하는 데는 상당한 도움을 주고, 뇌 조직의 기능적 영상으로 양전자 방전 단층술을 대신해 사용할 수 있다. 검사 비용이 비교적 저렴하여 웬만한 병원에는 대부분 설치되어 있다.

중풍의 응급 처치와 치료법

중풍은 아무런 준비도 없는 상태에서 갑작스럽게 발병하기 때문에 환자와 보호자 모두 당황하지 않을 수 없다. 또한 중풍은 급격한 변화가 나타나는 병이기 때문에 초기 단계에 적절한 조치를 취하지 않으면 목숨이 위태로울 수 있다.

고혈압 환자 등 평소 중풍 위험이 있는 사람이나 보호자는 응급 처치 방법을 미리 알아 두어 비상시에 대처할 수 있어야 한다.

1. 응급 처치

중년을 넘은 사람이 갑자기 의식을 잃고 쓰러진 경우에는 아래와 같이 응급 처치한다.
1) 갑작스런 뇌출혈이 원인이 될 수 있으므로, 즉시 방안으로 옮겨 안정시킨다. 의식이 있어도 환자 스스로 움직이면 안 되므로 보호자가 옮겨 놓는다.
2) 머리 밑에 담요나 베개 등을 고여 머리를 높게 함으로써 혈액이 머리로 몰리지 않도록 한다.

제1장 중풍이란 무엇인가   71

3) 환자 옷을 느슨하게 풀어 준다.
4) 방안은 조용하고 어둡게 한다.
5) 환자가 의식을 되찾으면 찬 음료수를 먹인다.
6) 용변은 실내 변기에서 보게 한다.
7) 손가락과 발가락 끝에서 한두 방울의 피를 뺀다.
8) 가래가 막혀서 숨을 제대로 쉬지 못할 때는 입 속의 가래를 빼 준다.
9) 의식이 없을 때는 손가락 끝으로 얼굴의 인중혈, 머리의 백회혈에 자극을 준다.

〈인중혈〉

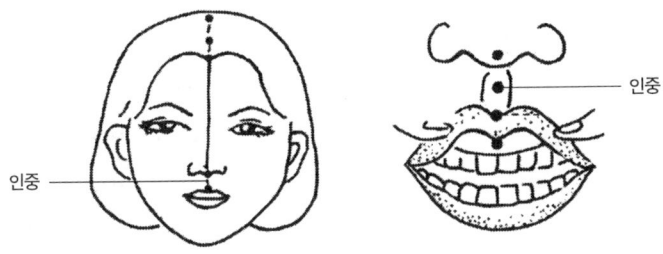

〈백회혈〉

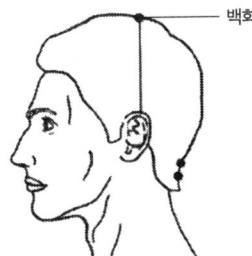
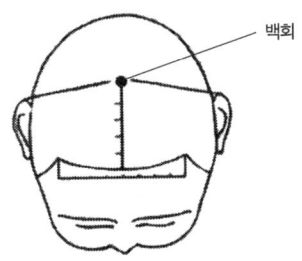

갑자기 중풍으로 쓰러졌을 때 당황해서 울거나 몸을 흔드는 것은 전혀 도움이 되지 않는다. 가까운 곳에 병원이 있으면 급히 옮기는 것이 가장 좋은 방법이지만, 사정이 여의치 못할 경우에는 다음과 같은 방법을 취한다.

1) 신체 중 어느 한 부분에서 자신의 뜻대로 말을 잘 안 듣는 증상이 나타나면 정밀 검사를 받도록 한다. 몸을 마음대로 움직이지 못하는 중풍 환자는 무엇보다 욕창이 생기지 않도록 2시간에 한 번씩은 움직여 준다. 이때 팔다리를 직각으로 세운 뒤 바닥까지 오그렸다 펴는 동작을 반복하면 차츰 자연스럽게 움직일 수 있게 된다.
2) 중풍으로 쓰러져 의식을 잃은 지 3~24시간 이내에 깨어나면 70~80%는 다시 걸을 수 있으므로 희망을 갖도록 한다.
3) 뇌 조직은 한번 파괴되면 원상 회복이 어렵다. 그러나 계속 약물을 복용하면서 치료를 받으면 재발을 방지할 수 있다.
4) 발작이 있은 후 깨어나면 물을 먹이도록 한다. 병원에서는 수분과 영양제를 주사 요법 등을 통해 공급한다. 의식이 돌아오면 얼음 조각을 입에 대거나 넣어 보아 환자가 입을 열거나 빠는지 확인하는데, 2~3일 동안 얼음 조각을 삼킬 수 있는지 계속 관찰한 후, 3~4일경부터는 구역질, 구토가 없는 것이 확인됐을 때 유동식(미음)을 조금씩 준다. 이때 음식을 삼키지 못하고 흘리는 경우는 계속해서 유동식을 주고, 상태가 나아지면 죽, 계란 반숙, 두부, 젤리 등을 주다가 차츰 증세가 나아지면 죽, 밥 등을 스스로 먹도록 한다.

그러나 중풍 발작을 일으킬 수 있는 음식, 즉 너무 뜨겁거나 찬 것, 신맛이 강한 것, 염분이 많은 것은 계속 삼가하는 것이 좋다(염분이 많으면 혈압이 올라갈 가능성이 높다).

2. 중풍 환자의 처치

1) 어깨 관절의 탈구를 막기 위해 마비된 어깨 밑에 수건 1~2장을 고인 후 눕힌다.
2) 팔은 오그릴 수 있으나 펴기 힘들므로 손가락과 팔꿈치 관절도 편 상태에서 고정하는 보조기를 채우고, 동시에 손가락 부종을 막기 위해 수건을 밑에 받쳐 심장 높이보다 조금 높도록 유지시킨다.

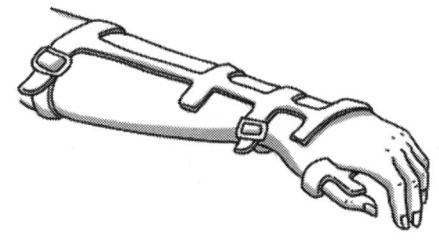

3) 무릎이 바깥쪽으로 늘어지지 않도록 똑바른 자세로 바깥쪽에서 고인다.

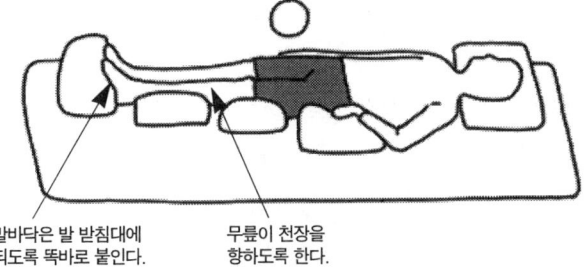

발바닥은 발 받침대에 되도록 똑바로 붙인다.

무릎이 천장을 향하도록 한다.

4) 무릎 아래에 수건을 2~3장 올려 놓아 무릎이 약간 오그린 상태가 되게 한다.

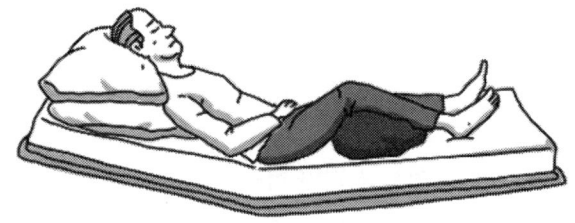

5) 발목이 굳어지는 것을 예방하기 위해 다리와 발이 항상 90°를 유지할 수 있도록 보조기로 고정한다.

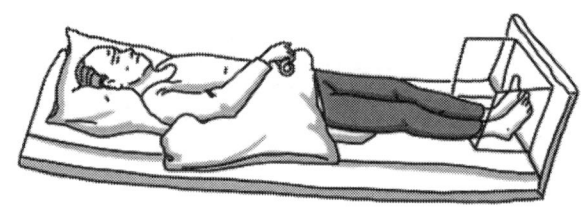

6) 운동을 시작하면 손과 어깨에 팔걸이를 반드시 해야 한다.
7) 모든 관절은 하루 2백 번 이상 풀어 준다.
8) 보행 연습은 마비된 다리를 누운 상태에서 들어올려 건강한 쪽 다리의 무릎 높이 이상으로 올리기 시작했을 때부터 한다.
9) 중풍 환자는 처음 2~3개월 이내에 약 70%가 치료된다. 따라서 조기 치료가 무엇보다 중요하다.
10) 처음 졸도한 지 1주일 이내에 팔다리 등 몸이 약간씩 움직이

거나, 말을 할 수 있게 되면 상당히 회복이 빠른 경우이다. 그러나 3개월 이상 별다른 변화를 보이지 않으면 회복이 어렵다고 보아야 한다.

3. 중풍의 예후

중풍은 일단 발병하면 생사의 기로에 서는 매우 위중한 병이다. 특히 뇌출혈이 일어났을 때는 대단히 위험하다. 다행히 목숨을 건진 경우, 뇌출혈일 때는 운동 마비 상태가 다소 회복되는 비율이 높은 편이긴 하지만, 뇌경색에 의한 중풍은 완전히 회복되거나 전혀 회복되지 않을 수도 있다. 재발되는 빈도는 뇌출혈보다 뇌경색인 경우가 훨씬 높다.

일반적으로 뇌출혈은 사망률이 높아 약 70~80%가 수시간, 혹은 수일 내에 사망하게 된다. 그러나 뇌경색은 사망률이 낮아 약 10% 정도밖에 되지 않는다. 일단 사망하지 않고 살게 되면 반신불수 상태가 되는데, 1~2일 만에 상태가 나아지는 사람이 있는가 하면, 평생 동안 반신불수로 제대로 움직이지 못하는 사람도 있다.

이처럼 여러 가지로 중풍 예후가 다른 것은 처음 중풍에 걸렸을 때 뇌가 얼마나 상했는가에 따라서 그 상태가 결정되기 때문이다. 만약 큰 혈관이 막혀서 뇌의 중요한 부분이 몹시 상하게 되면 회복이 아주 어려운 경우다. 회복 가능성은 앞에서 말한 것처럼 6개월 정도인데, 그 기간을 넘기면 더 이상 진전이 없다.

다음으로 중요한 문제는 뇌경색은 재발이 잘된다는 사실이다. 대개 뇌 혈관에 동맥경화가 진행되어 나타나는 중풍은 재발의 가능성이 상당히 높다. 미국 심장 재단에 따르면 미국에서는 1986년도에 약 50만 명의 새로운 중풍 환자가 발생했고 이 환자들 가운데 4분의 1에 해당되는 사람이 재발되었다. 일단, 뇌경색은 재발하면 사망에 이르는 경우가 많고, 산다고 할지라도 상태가 매우 좋지 않다. 따라서 재발이 되지 않도록 모든 노력을 기울이는 것이 무엇보다 중요하다.

4. 중풍의 재활 치료

일반적으로 중풍 환자의 18%는 수일 내에 사망하고, 9%는 후유증이 거의 없이 회복되며, 나머지 73%의 환자는 대부분 반신불수를 비롯한 여러 가지 장애를 남기기 때문에 적절한 재활 치료를 받아야 한다. 재활 치료를 받게 되면 합병증을 가능한 예방할 수 있다. 즉 중풍으로 인한 증상 치료와 그로 인해 발생되는 장애를 극복할 수 있게 된다.

중풍 환자가 회복되는 정도는 손상 부위, 주위 혈관 가지들의 순환 효율, 환자의 연령에 따라 다르다. 신경학적 회복은 3~6개월 사이에 가장 많이 회복되며 그 후 9개월에서 12개월까지는 특히 뇌출혈 환자인 경우 조금씩 회복된다.

한편, 기능 회복은 다분히 환경 영향을 받게 되는데 환자가 어느 정도 훈련을 받았는지, 혹은 자립에 대한 의욕이 얼마나 강한지 여부에 따라 달라진다.

중풍 환자의 치료 시기는 조기 치료를 원칙으로 하되, 발병 후 72시간 이내에 시작한다. 치료를 지나치게 일찍 시작하면 중풍 자체를 악화시킬 우려가 있고, 반대로 너무 늦게 시작하면 가료의 좋은 시기를 놓칠 우려가 있다. 그래서 뇌경색으로 인한 중풍의 경우에는 환자가 의식을 갖고 있고 생체 증후가 정상이면 발병 다음날부터 재활 치료를 시작해도 무방하다. 뇌출혈인 경우에도 48시간 동안 신경 증상이 더 이상 진행되지 않을 때는 근육이 굳어지는 것을 예방하는 치료부터 시작하는 것이 바람직하다.

1) 조기 치료

일단 병상에 누워 있는 상태에서부터 시작하고, 차츰 수동적 관절 운동, 침상에서의 운동과 감각 자극 및 촉진 등으로 해 나간다. 중풍 환자는 자신의 몸이 마비된 쪽으로 구부린 채 누우려 하고, 머리는 정상인 쪽으로 돌리려 한다. 또, 마비된 어깨와 팔, 손 등은 안쪽으로 돌리는 반면, 다리는 바깥쪽으로 돌리는 경향이 있다.

그러므로 베개를 받쳐 어깨를 바로 눕히고 어느 한쪽에 치우치지 않도록 중간 위치에 둔다. 환자의 위치는 매 2~4시간마다 바꾸되 마비된 쪽으로 눕힌다.

① 관절의 수동적 운동을 즉시 시작해야 한다. 이것은 손상된 팔다리 관절의 잃었던 감각을 되살리고, 쓰지 않거나 강직으로 오는 통증을 감소시키며, 근육이 가늘어지고 관절이 굳는 것을 방지하기 위해 1일 2회 정도 실시한다.

② 걷기 전에 침상에서 뒹굴고, 엎드리고, 일어나 앉고, 앉아서 마비된 쪽 손에 기대어 균형을 유지하는 등 침상 동작을 해야 한다.

③ 잃었던 감각이 되살아나는 것은 관절, 근육, 피부, 시력 또는 청력을 자극시킴으로써 나타나므로 마비된 쪽의 관절 운동으로 감각을 자극하고 촉진시켜야 한다.

2) 기능 회복과 재활
① 신체 기능을 위한 포괄적 재활은 운동 및 일상 생활 훈련을 비롯, 방광 및 통변 관리 등이 포함된다.
② 운동 훈련은 침상에서의 움직임, 이동, 보행 기능을 위하여 실시한다. 환자가 앉은 자세에서 균형을 잡고 이동을 익숙하게 할 수 있으면 서고, 걷는 훈련을 반복한다. 보행 훈련은 먼저 서서 균형을 잡고 다리에 체중을 실어 균형을 잡기 위한 되먹임을 하도록 하고, 골반을 돌리고 올리는 것을 되풀이하여 연습한다.
③ 걷기 훈련은 평행봉에서 먼저 시작하는데, 발목과 무릎의 안정을 위해 보조기가 필요하기도 하다. 발목을 위한 발목 고정 보정기는 발목 인대가 정상적으로 굳도록 하며, 무릎이 꺾이는 것을 방지한다. 환자가 평행봉 안에서 걸을 수 있게 되면 발이 많이 있는 특수 지팡이를 써서 걷도록 하고, 좀더 나아지면 지팡이를 짚고, 이후에는 지팡이 없이 걸을 수 있도록 훈련한다.
④ 생활 적응 훈련도 필요하다. 옷을 입을 때는 마비된 쪽의 팔과 다리를 먼저 넣고, 벗을 때는 마비되지 않은 쪽을 먼저 빼어 벗는다. 식사할 때는 보조 기구를 사용해서라도 입까지 음식물을 가져올 수 있도록 반복해서 연습한다. 그리고 차츰 이를 닦고, 머리를 빗고, 세수를 하는 등 일상 생활을 위해 필요한 동작들을 쉬운 일부터 해 나간다.
⑤ 처음에는 방광의 장력이 부족한 상태이므로 과도하게 팽창하지 않도록 하고, 자기도 모르게 소변을 볼 수 있으므로 2~4시간마다 소변받이로 받아 내면서 차츰 스스로 할 수 있도록 훈련한다.

3) 관절 변형의 예방

회복기 환자가 일상 생활 동작을 다시 배우는 데 있어서 가장 중요한 것은 관절 변형을 예방하는 것이다.

일반적으로 많이 나타나는 관절 변형은 팔에서는 어깨 관절, 팔꿈치 관절, 손목 관절, 손가락 관절 등의 굴곡, 굳어 버림 그리고 어깨 관절의 처짐 현상 등이 나타나며, 다리에서는 엉덩이 관절의 비뚤어짐, 무릎 관절의 굴곡, 발목 관절의 변형과 굳어 버리는 현상 등이 나타난다. 이러한 변형의 예방은 비교적 간단한 방법으로 예방이 가능하다.

① 관절이 굳어 버리는 것을 예방하는 데는 병상 위에서의 알맞은 자세 유지가 매우 중요하며, 어깨 관절의 변형을 방지하기 위해서는 쿠션을 겨드랑이 사이에 집어 넣어 팔을 약 60° 정도 바깥쪽으로 돌아가게 하고, 팔 밑에 베개나 쿠션을 받쳐 팔꿈치 관절이 어깨 관절보다 더 높은 위치에 있게 한다. 손목 관절을 펴진 상태로 유지시키기 위해서는 수건이나 붕대를 말아서 손에 쥐게 하고, 손을 팔꿈치 관절보다 높게 놓음으로써 손이 붓는 것을 방지할 수 있다.

② 엉덩이 관절의 변형을 방지하기 위해서는 쿠션이나 모래주머니를 다리의 안쪽과 바깥쪽에 대어 주고, 무릎 관절이 너무 늘어나지 않도록 방지하기 위해서 무릎 관절 밑에 쿠션을 넣어 준다.

③ 아킬레스건이 굳어서 발뒤꿈치가 땅에 닿지 않으면 걸을 때 지장을 줄 수 있다. 아킬레스건이 굳어 버리는 것을 방지하기 위해서는 쿠션이나 모래주머니 또는 보조 장구를 이용하여 발목 관절이 직각으로 유지되도록 해야 한다.

④ 환자가 옆으로 누울 때는 병든 쪽이 아래로 가지 않도록 주의해야 한다. 병든 쪽이 아래로 내려가면 어깨 관절이 늘어날 수 있다. 그래서 병든 쪽을 되도록 위로 하여 옆으로 눕혀야 한다. 이때 팔이나 다리가 안쪽으로 돌아가지 않도록 쿠션이나 베개 등을 이용하여 밖으로 약간 돌아간 상태를 유지하도록 한다.
⑤ 팔과 다리 관절이 굳어 버리는 현상이나 근육이 가늘어지는 것을 방지하기 위해서는 다른 사람이 관절을 부드럽게 풀어 주는 것이 좋다. 이때는 하루에 여러 번 반복하는 것이 효과적이고, 관절이 움직일 수 있는 범위를 넘어서면 오히려 나쁘다.
⑥ 한쪽 팔다리가 마비된 환자가 같은 자세로 오래 누워 있으면 욕창이 발생한다. 욕창을 방지하기 위해서는 2시간마다 한 번씩 누워 있는 위치를 바꿔 주어야 한다. 일단 욕창이 생기면 적절한 모양의 패드를 이용하여 욕창이 발생한 주위를 보호해 주고, 피부를 청결하게 해 주는 것이 중요하다. 욕창이 잘 발생하는 부위로는 천골, 발뒤꿈치, 발목의 복사뼈 주위, 팔꿈치 등이다.

4) 일어서기와 걷기 훈련

걷기 훈련을 하기 위해서는 우선 환자의 평형 유지 능력을 키워야 하는데, 침대 위에서나 의자 위에서 되도록 환자가 오랫동안 안정된 자세로 앉아 있을 수 있을 때까지 훈련한다. 어느 정도 평형이 유지되면 기립 훈련이 필요한데, 이를 위해서는 기립 각도를 임의로 조정할 수 있는 경사진 침대나 평행봉을 이용하면 된다.

어느 정도 안정된 상태로 서 있게 되면 걷기 연습이 시작되는데,

처음에는 환자가 가장 편한 자세로 훈련을 시키고 점차 자세를 교정시켜 줘야 한다. 이때는 전신이 다 보이는 거울 앞에서 자세를 보면서 연습하는 것이 효과적이다.

걷는 연습을 할 때 발목이 밖으로 접히면서 발뒤꿈치가 들리는 징후가 나타날 수 있는데, 이때는 다리 관절의 변형을 방지하는 짧은 보조기나 발목 보조기를 착용하면 도움이 된다. 편평한 곳에서 걷는 것이 원활해지면 차츰 언덕이나 계단 등을 올라가는 연습을 한다.

5) 걷기 훈련

발병 후 6개월 정도의 재활 치료에도 불구하고, 회복세가 뚜렷하게 나타나지 않게 되면 어깨와 팔, 손 등의 사용이 정상적으로 사용하기 어렵게 되는 경우가 많다. 이때는 건강한 쪽 팔을 사용하는 데 중점을 두고, 기능이 회복될 때까지 훈련을 한다.

팔의 물리 치료는 다리의 물리 치료와 마찬가지로 점진적 저항 운동을 주로 하는데, 어깨 관절을 돌리는 바퀴, 손목 회전기, 스프링 잡아 당기기 등 기구를 이용해 훈련한다. 상지의 재활 치료는 시간이 많이 필요하기 때문에 인내심이 필요하다.

상지의 장애 중 견관절 탈구는 반신마비인 경우 흔히 나타나는 증상인데, 이완성 마비가 올 때 아래쪽 또는 외측으로 탈구가 생길 수 있다. 이것은 주로 극상근(棘上筋)이 늘어지거나 관절막의 상부가 과도하게 견인되거나, 견갑골이 아래로 쳐지거나 혹은 아래쪽으로 돌아가서 생긴다.

견갑부가 탈구되면 통증이 생기고 관절 운동이 제한되며, 상박신경총(上膊神經叢)이 견인되어 손상이 있을 수 있다. 또 손과 손가락 등에 부종이 생기고 견관절에 관절낭염, 견주위염 등이 생긴다.

견통을 예방하는 방법으로는 관절이 움직일 수 있는 쪽에서부터 온몸을 쭉 펴는 운동을 해서 관절이 굳는 것을 방지하는 것이 무엇보다 중요하다. 이때 어깨 관절이 처지는 것을 예방하고 회복하는 데 도움이 되도록 팔걸이를 사용한다.

통증이 있을 때는 초기에 온열 요법이나 온냉 교대욕을 실시하면 효과적이다.

중풍과 비슷한 병

 일반적으로 알고 있는 중풍의 증상, 즉 한쪽 팔다리에 힘이 없어지고 저리며, 물건을 들거나 걸을 때 어색하고 힘든 증상이 나타나면 사람들은 중풍이 아닐까 생각한다. 그러나 이런 증상을 갖고 있다고 해도 정밀 검사를 해 보면 중풍이 아닌 경우도 흔하다.
 이것은 중풍과 증상은 비슷하지만 다른 질병일 경우도 있기 때문이다. 흔히 중풍으로 잘못 알기 쉬운 질병으로는 치매, 알츠하이머병, 파킨슨병 등 다양한데 각 질병마다의 특징에 대해 알아본다.

1. 치매

 치매는 지능의 전체적인 장애를 뜻한다. 원인에 따라 지속될 수도 있고 호전될 수도 있는 것으로 알려졌는데, 대개 서서히 만성적으로 발생하는 것이 특징이다. 그러나 혼돈, 섬망(환각, 착각, 망상, 대뇌의 흥분, 신체적인 불안정, 사고의 혼란을 특징으로 하는 비교적 짧은 기간의 정신적 장애로 보통 중독 상태의 반영임), 혹은 독성 물질, 감염 등에 의해 갑자기 발생할 수 있다.

좁은 의미로 봤을 때 치매는 기억력과 다른 지능의 기능을 잃는 만성 진행성 퇴행성의 뇌질환에 의한 임상 증후군을 말한다. 즉, 지능적인 기능의 전체적 장애다. 그러나 넓은 의미의 치매란 모든 종류의 기억력 장애도 포함시킨다.

지금까지 알려진 치매 원인은 뇌척수막, 혈관성 매독을 비롯한 각종 뇌염, 뇌종양, 뇌막염 등을 포함하여, 동맥경화성 뇌 혈관 질환, 육아종 동맥염, 교원 질환들, 진행성 다초점성 뇌백질병 등 전염성 질환과, 알코올, 약물, 일산화탄소 등의 중독, 비타민B_{12} 결핍증, 펠라그라 등의 결핍성 질환으로 알려져 있다. 이외 뇌종양, 수두증, 뇌의 이상 및 대사성 질환 등도 치매 증상을 일으킨다.

치매의 주된 증상은 지적 기능 장애, 기억 장애, 추상적 사고 장애, 판단 및 충동 제어 장애, 인격 변화 등이다.

그러나 이러한 증상들은 정상적인 노화 과정에서도 나타날 수 있고, 노망이 들었거나 기능 정신 장애 특히 정신분열증의 만성 황폐화 상태, 우울증 환자가 겪게 되는 다소의 연관성이 있는 일련의 일들, 정신 증상을 수반하는 의도적인 허위 진술 등에서도 나타난다. 따라서 미리 치매 여부를 진단받아 더 이상 병세가 깊어지지 않도록 해야 한다.

집안에 치매 환자가 생기면 모든 가족이 함께 고통을 당한다. 도덕적인 관점이 아닌, 순수한 의학적인 관점에서 볼 때 치매 환자를 집에서 치료하는 것은 매우 어려운 일이다. 병원이나 노인 양호 시설에서 치료를 받는 것이 가장 바람직한데, 이러한 곳에서는 약물 치료와 정신 치료, 재활 치료가 동시에 이루어진다. 따라서 치매 환자는 가급적 전문 치료 기관에서 치료를 받아야 한다.

2. 알츠하이머병

레이건 전 미국 대통령이 앓고 있어서 많은 사람들에게 알려진 알츠하이머병은, 대뇌 피질을 침범하는 대표적인 퇴행변성 질환으로서 주된 임상 증상이 치매이다.

이 병이 학계에 보고된 것은 1907년이다. 급격한 기억력 장애와 자신에 대한 정신적인 혼란 상태가 나타나는 지남력 상실을 보인 후 실어증, 편집증, 무언증 상태로 4년을 앓다가 사망한 50세 환자에게서 알츠하이머 박사가 발견하였다. 당시 알츠하이머 박사는 심한 퇴행변성은 노인성 치매와는 다르다고 생각, 연구 끝에 학회에 보고했다.

모든 알츠하이머병 환자들이 같은 양상을 보이는 것은 아니지만, 지적 능력 손상이 동작, 자세, 걸음걸이 등 운동 기능 이상보다 항상 먼저 나타난다. 그리고 이러한 상태는 정신적 악화가 확대될 때까지 그대로 유지된다.

알츠하이머병의 초기 단계에서 나타나는 이상 증상은 대개 4가지로 나타난다.

1) 기억력 저하
대개의 환자들이 물건을 어디에 뒀는지 잘 기억하지 못한다. 그리고 최근에 나눴던 대화나 사건을 상세하게 기억하지 못한다. 다만, 이야기를 회상해 내는 데는 실패하지만 양자 택일을 하라고 하면 맞는 것을 고를 수는 있다.

2) 언어 능력 저하
쓰고 말할 때 명확한 표현이 줄어든다. 그래서 빙 둘러서 말하거나 지시어를 많이 쓴다. 고집스러워진다. 특히, 사람 이름과 사물의 끝 말을 기억해 내지 못한다. 중풍에서 나타나는 실어증과 비교하면, 이해력과 언어를 반복하는 능력은 그대로 갖고 있으면서 잘못 말하는 실수를 별로 하지 않는 편이다.

3) 시각적 공간 지각력의 저하
주차할 방법을 찾지 못해 그냥 걷거나, 운전할 때 방향 감각을 잃는데 특히 낯선 길인 경우에는 더욱 심하다. 지도를 사용하지 못하고, 말이나 글을 따라가는 데 어려움을 느낀다. 또, 시계나 자전거를 그리지 못하며, 복잡한 그래프는 베끼지도 못한다.

4) 동작 이상
열쇠로 문을 열거나, 차에 시동을 걸거나, 옷을 입거나, 피아노 연주 등을 하지 못한다.

대부분 알츠하이머병 환자들은 이러한 4가지 범위 내에서 어느 정도 이상을 나타내는데, 일부 사람에서는 실어증, 기억력 상실, 실행 불균형 등이 두드러지는 경우도 있다.
이 병의 초기 단계의 환자들은 옷차림, 표현, 매너 등 밖으로 보이는 개인적인 행동은 지극히 자연스러워 정상인과 구분이 되지 않는다. 그러나 본질적인 대화를 할 때는 지능적인 결함이 뚜렷하게 나타나고, 자신의 문제에 대한 통찰력이 없으며, 의사를 친구나 친척으로 대하기도 한다.
알츠하이머병의 제2단계는 발병 후 몇 년이 지난 뒤에 나타나는데, 다른 사물이나 주위 환경에 대해 점점 더 무관심해지며 흥미가 줄어든다. 책을 읽는다거나, 텔레비전 보는 일에도 별다른 관심을 보이지 않고, 몇 시간이고 무심하게 의자에 앉아 있는 것에 만족하는 듯 보인다.

자신을 돌보는 데도 소홀해져 심지어 격식을 중요시하고 성미가 까다롭던 사람도 집이나 방, 소지품 등을 정돈하지 않는다. 의사 표현은 점점 느리고 자연스럽지 못하다. 걸음걸이도 느려져 발을 질질 끌면서 걷고, 보폭이 좁다. 경우에 따라서는 쉽게 흥분하고, 호전적인 행동을 보인다.

알츠하이머병은 진전될수록 환자의 상태가 점점 더 심각해져 일상생활도 잘 못하게 된다. 다른 사람의 도움을 받지 않고는 스스로 침대에서 일어나지도 못하고, 옷을 입지도 못할 뿐만 아니라, 밥을 먹거나 화장실을 갈 때도 누군가의 도움을 받아야 한다. 그래서 혼자 외출도 하지 못하는데, 심지어는 집 안에서 길을 잃고 헤매거나 밤과 낮을 혼동하기도 한다.

일단 병이 발생하면 3~10년 동안 앓게 되는데, 마지막 단계에 이르러서는 폐렴, 요로성 패혈증, 욕창, 궤양 등에 의해 죽음에 이른다. 그렇지 못하면 침대에 누운 채 뻣뻣이 굳은 상태로 지내게 된다.

3. 파킨슨병

1817년 제임스 파킨슨에 의해 처음 알려진 이 병은 가장 흔한 퇴행성 피질하 장애로서 뇌간의 색소침착핵, 특히 흑질의 퇴행성 변화에 의해 몸이 강직되거나 비정상적으로 운동이 느린 증상이 특징이다.

60세 이상의 노인에게 가장 흔한 신경학적 무능력이 원인이며, 미국에서의 발병률은 인구 10만 명당 100~150명이다.

현역 선수 시절 '떠벌이'라는 별명을 가질 정도로 말이 많았던 세계 헤비급 권투 선수 무하마드 알리가 현재 이 병을 앓고 있다. 그는 1996년 애틀랜타 올림픽 개막식에서 성화 점화를 했는데, 좀처럼 불을 붙이지 못하고 성화를 들고 계속 떨던 그의 모습은 전세계 많은 사람들에게 연민을 갖게 했다.

파킨슨병은 특발성 파킨슨 증후군과 뇌염 후유증성 증후군, 동맥경화증성 증후군 등 3가지로 크게 나뉜다. 특발성 파킨슨 증후군은 50~80세에 자연적으로 나타나는 진행성 질환이며, 뇌염 후유증성은 대개 뇌염이 완치된 몇 개월 혹은 몇 년 후에 발생하는데, 두 눈에 수직성 공동 사시가 파킨슨 증후군과 동시에 나타나는 것이 특징이다.

동맥경화증 파킨슨 증후군은 파킨슨 증후군과 폐쇄성 뇌 혈관 질환이 동시에 걸렸을 때를 말하는데, 대개 고혈압성이 있고 일과성 뇌허혈증이나 뇌교나 기저핵의 경색증 병력이 있는 경우를 말한다. 최근에는 환경적인 독소, 특히 산업 오염이 원인으로 작용하고 있어 이에 대한 관심이 집중되고 있다.

파킨슨병은 주로 40~70세 사이에 발병한다. 초기 증상은 노화 현상이나 퇴행성 관절염 등 다른 질환으로 오인하거나 간과하기 쉬울 정도로 증상이 애매하고 구분이 어렵다.

증상의 특징은 진전(震顫 : 머리, 몸, 손 등에 무의식적으로 일어나는 근육의 불규칙한 운동), 강직(强直), 자연스럽지 못한 느린 운동, 단조롭고 느린 언어, 치매 등이다.

4. 모야모야병

만성 폐쇄성 뇌 혈관 질환의 일종인 모야모야병은 우리 나라와 일본 사람들에게 많이 나타난다. 이 병은 일본의 신경외과 의사들에 의해 가장 활발한 연구가 이루어졌으며, 일본 의사가 이름붙인 모야모야병으로 가장 널리 통용되고 있다.

발병 원인은 확실하지 않지만, 일본의 니시모도와 다께우찌가 1968년 가족적인 발생에 착안한 선천성 발생설과, 두경부 염증, 뇌외상, 결핵성 뇌막염, 동맥경화증, 방사선 조사, 경구 피임약 복용 등과 관련, 후천적으로 발생한다는 설이 있다.

어린 아이에 대한 방사선 치료가 상당히 좋지 않다는 것은 이미 알려져 있는 대로다. 특히 3세 이하의 소아인 경우에는 그 이상의 연령보다 여러 가지 합병증뿐만 아니라, 모야모야병의 발생 빈도가 높은 것으로 나타났다.

발생 빈도는 15세 이하 소아에게 많은데 남아보다 여아에게서 더 많이 나타나며, 주로 10세 이하와 30대에 많이 발생한다고 알려져 있다.

주요 증상으로는 소아인 경우 뇌허혈로 인한 일과성 허혈 발작, 운동 마비, 두통, 경련, 시력 장애, 정신 지체 등이며, 성인인 경우에는 두개내출혈에 의한 의식 변화, 운동 마비, 두통 등이다.

5. 중증근육무력증

중증근육무력증의 특징은 온몸에 기운이 쭉 빠지는 증상과 쉽게 피로를 느낀다는 것이다. 증상이 자주 발생되는 부위는 얼굴, 인두,

후두, 호흡, 경부, 혀 등의 여러 근육들인데, 휴식을 취한다든가 항콜린에스테라제 투여로 부분적으로 근력을 회복할 수 있다.

중증근육무력증은 모든 연령층에서 나타나지만 특히 20대에서 많이 나타나는 편이다. 여자가 남자보다 2배 정도 발병률이 높다. 발병은 아주 서서히 시작되고, 감염이나 감정 변화에 의해 아급성 또는 급성으로 발생한다.

얼굴 표정이 어색해 미소를 지을 때도 입술이 좌우로 수축되지 않고 돌출한 형상이 되기 때문에 마치 개가 이를 드러내고 짖는 표정과 비슷하다. 설근도 약하고 양측에 주름이 생기기 때문에 세 개로 갈라진 혀라고 부른다.

증상이 악화되면 미음 같은 유동식을 먹을 때 코로 역류하기도 하고, 말을 또박또박 못하며 콧소리를 내기도 한다. 이야기를 계속하면 이상 증세가 더욱 뚜렷하게 나타나 드디어는 말을 이해하기 어려운 상태가 된다.

6. 와사풍(안면신경마비)

얼굴 한쪽 부위에만 마비가 일어나는 것으로서, 주위에서 흔히 볼 수 있는 병이다. 와사풍은 나이와는 상관없이 발병한다.

이 병은 중추성과 말초성 와사풍으로 구분되는데, 중추성은 중풍이나 뇌종양 등이 있을 때 부수적으로 나타나는 증상이고, 말초성은 안면 신경 부위의 혈관에 장애가 생겼거나 갑자기 찬바람에 노출되었을 때, 외상 등에 의해 발생한다.

와사풍의 증상은 원인과 병이 나타난 부위에 따라 다르다. 발병 장소의 반대쪽에 마비가 오는 경우에는 이마에 주름을 만들 수 있고, 눈도 감을 수 있다. 그러나 발병 장소와 같은 쪽의 안면 근육에 마비가 오는 경우에는 이완형 마비가 오며, 눈을 감을 수 없고 이마에 주름을 만들 수도 없다. 또 발병 장소와 같은 쪽의 입술 끝이 처지고, 표정을 여러 가지로 만들 수 없으며, 침을 흘리고 말초 신경계의 손상 때문에 근육 조절이 제대로 되지 않아서 발음이 불완전해진다.

와사풍은 눈꺼풀 근육을 포함하여 얼굴 한쪽이 갑자기 마비되고, 마비가 일어난 쪽 귀 뒤에 통증을 느낀다. 마비된 쪽 얼굴이 편평하고 무표정하게 보이는데, 웃거나 찌푸리면 얼굴이 찌그러져 보인다. 또, 음식 맛을 제대로 느낄 수 없고, 침이나 눈물이 나오는 것에도 이상이 생길 수 있다.

7. 뇌종양

뇌종양은 뇌 속에 생긴 신생물로서, 다른 부위의 종양과 마찬가지로 악성과 양성으로 나뉜다. 그러나 양성이라고 해도 뇌 깊은 부위에 생겨 수술이 불가능하거나, 접근하기가 어려워 수술 위험성이 큰 경우에는 악성 종양과 같은 것으로 보아야 한다. 뇌종양은 적절히 치료하지 않으면 양성도 악성과 같이 신체의 무능력 상태를 유발할 수 있다.

뇌종양은 두개강 내압 상승에 따른 두통, 구역질, 구토 등의 증상이 나타나고, 운동 장애 또는 부전 마비, 언어 장애, 경련 발작, 성격 장애 등 발생 부위에 따라 증상이 다르게 나타난다. 소뇌에 이상이 생긴 경우에는 근력 감소 및 운동실조증을 보이고, 뇌하수체에 종양이 생긴 경우에는 시력 및 시야 장애, 호르몬 분비 이상으로 인한 증상을 보인다. 종양이 뇌신경을 침범하는 경우는 안구 운동 장애, 안면 마비, 이명 또는 청력 감퇴 등의 증상이 나타날 수도 있다.
  그 외 누우면 두통이 심해지기도 하고, 구역질이 나면서 구토를 수반할 수도 있는데 때로 구역질 없이도 갑작스럽게 구토가 일어나기도 한다. 또, 물체가 이중으로 보이는 시력 장애, 균형 감각 상실, 기억 상실, 성격 변화, 발작 등을 보인다.

8. 다발성경화증

  다발성경화증의 어떤 특정 증상이 나타날 때는 이미 병이 오래된 경우가 많다. 그래서 질환 초기에는 진단이 매우 어렵다.
  다발성경화증의 원인은 아직 확실하게 밝혀져 있지는 않지만 바이러스 감염설, 특히 병변의 발현이 지연되어 나타나는 바이러스 감염설이 가장 유력하다.
  다발성경화증은 유전 경향이 있어 부모나 형제 중 이 병을 앓고 있는 사람이 있으면 정상인보다 발병률이 8배나 높다.
  대개 20~40세의 청장년층에게서 많이 나타나며, 처음 나타나는 증상은 갑작스럽게 한쪽 시력이 저하되는 것이다. 그러나 이 증상은 몇 주일 안에 회복된다. 온몸에 기운이 빠지는 근탈력 증상도 나타나고, 여기에 지각 장애, 얼굴 통증, 보행 장애, 물체가 이중으로 보이는 시력 장애, 두통 등이 나타난다. 병이 진행되는 동안에는 위 증상 외에 배뇨 곤란, 언어 장애, 제대로 삼키지 못하는 증상, 불안한 보행, 의식 장애, 구역질, 구토, 목덜미 통증, 발열, 띠를 두른 듯한 느낌 등이 나타난다.

9. 산후풍

여성에게 가장 큰 부담이 되는 것은 임신과 출산이다. 임신 기간에는 10kg이 넘도록 늘어나는 몸무게뿐만 아니라, 다른 신체적 정신적 변화도 나타나는데 이러한 변화는 분만 후에도 상당 기간 지속된다. 분만 후의 몸 상태는 모든 면에서 허약한 상태가 되므로 그에 따른 합당한 대책이 이루어져야 한다. 그러나, 교육 수준이 높아지고 지식이 풍부한 요즘 여성 중에도 산후 몸조리를 잘못하여 산후풍으로 고생하는 경우가 적잖다.

분만 후에는 2개월 동안 무리한 운동이나 일을 하지 말아야 한다. 계절이 여름이라고 할지라도 찬물이나 바람에 신체의 일부분이 노출되면 나중에 그 부분이 시리고 아프거나, 감각이 이상하고 바람이 나오는 것과 같은 느낌이 올 수도 있다. 요즘에는 대부분 병원에서 출산하기 때문에 출산 당일 샤워를 하는 경우도 있고, 제왕 절개를 한 경우 출산한 지 며칠 되지도 않았는데 성생활을 하는 경우도 있다. 이것은 자신의 몸 관리를 전혀 하지 않는 매우 나쁜 행동이다.

여성은 임신 중에 매우 왕성한 신체 기능을 갖게 된다. 그래서 진맥을 해 보면 평소 맥이 약하고 기력이 약했던 사람도 활기차게 느껴진다. 또한 평소 손발이 차고 추위를 잘 타던 사람도 몸이 뜨거워진 것을 스스로 느낄 수 있을 정도가 된다. 그러나 분만과 동시에 이런 신체 기능은 다시 원래대로 돌아간다. 오히려 분만을 위해 모든 관절 계통이 느슨해지고 기력은 떨어진다. 특히 골반, 허리 주위 조직은 심한 피로감을 느낄 수밖에 없다. 더구나 정신적인 허탈감까지 결부되는 경우가 많다.

펄벅의 《대지》에 나오는 왕룽의 부인처럼 튼튼한 체력과 잘 단련된 근력의 소유자라면 모를까 집안일 이외에는 다른 운동을 하지 않던 대부분의 여성들 경우에는 사춘기나 갱년기 때보다 몸에 변화가 많은 시기이다. 왕룽의 아내는 농사일을 하다가 산기를 느끼자 혼자 집으로 들어가서 출산을 하고, 뒷처리를 다한 다음 다시 집안일을 완수해 낸다. 그러나 적어도 요즈음 이런 사람은 없다. 오히려 많은 여성들이 출산을 두려워하고 자신의 건강을 생각한다.

예전에는 삼칠일 또는 두세 달 동안을 몸조리 기간으로 정해 놓고 여성의 건강 회복을 위한 금욕 기간으로 대접해 주었다. 그리고 산후에는 가급적 어린애를 집안의 다른 어른들이 보살펴 주었다.

그러나 산업화와 함께 핵가족화된 지금에 있어서는 이런 여성의 수혜는 차츰 사라지고 있다. 더구나 가장 가까운 남편조차도 이런 좋은 전통을 잘 살리지 못하고 있다. 따라서 여성은 출산 후의 힘든 몸으로 깊은 잠을 자지도 못하고, 밤새껏 어설픈 지식을 바탕으로 아기를 돌봐야 한다. 어머니 노릇을 하느라 자꾸만 안아 주게 되고, 그것도 모자라면 자꾸 업어 주게 된다. 그 결과 약한 관절 조직에 부담을 주게 되고 훗날 산후풍이라는 병을 얻게 된다.

산후풍은 분명 중풍과는 다른 병이다. 산후풍은 관절과 팔다리 계통에서 나타나는 비정상적인 자각 증상으로 대부분 관절이 붓고, 아프고, 시리고, 저리고, 찬바람이 나오는 듯하고, 종이를 붙여 놓은 것처럼 감각이 이상하다. 그러나 산후풍은 임상병리학적인 검사상 아무런 이상 증후도 없다. 꾀병과 같이 여겨지는 이유도 여기에 있다.

산후풍은 산후에 나타나는 통증이라고 해서 산후통으로 알려져 왔고, 가장 주된 이유는 기운의 부족에 있다. 그렇기 때문에 체력이 왕성하고 평소 운동량이 많았던 사람들은 이 병을 앓지 않는다. 그렇기 때문에 산후풍이 극심한 여성들 가운데는 그 고통을 치료하기 위해서 다시 또 출산을 하기도 한다. 정말 마음먹고 몸조리를 해서 건강을 회복하겠다는 눈물겨운 상황이다.

그런데 그런 사람들 가운데 대부분은 산후풍의 고통에서 벗어나지 못한다. 기본 체력이 약한 상태에서 애기를 하나 더 갖는다는 것이 얼마나 큰 부담인지를 생각하지 않고, 단지 건강 회복에 대한 생각이 앞섰기 때문이다.

비록 현대 여성들이 옛날보다 영양 섭취를 충분히 한다고는 하지만, 운동량은 절대적으로 부족하다. 또한 성장기 때 공부하는 데만 치중했던 관계로 산도가 좁아져 자연 분만 대신 대부분 제왕 절개로 출산을 한다. 이런 복합적인 요인들이 결합되어 산모의 체력은 평소보다 떨어져 있는데도, 부담되는 작업의 양이 증가하기 때문에 문제가 발생되지 않을 수 없다.

여성은 약해도 어머니는 강하다고 말한다. 어머니가 강해지기 위해서는 그만큼 부담과 위험을 감수해야 한다. 힘 없는 암탉이 병아리를 키울 때면 지나가는 사람을 부리로 쪼려 하고, 발톱으로 할퀴려 한다. 그런 다음 그 암탉은 매우 피곤해 한다.

마찬가지로 아기를 돌봐야 하는 산모는 평소와는 월등히 많아진 부담감 속에서 생활해야 한다. 따라서 형식적인 몸조리가 아니고 실제로 원래의 체력으로 되돌아 갈 수 있도록 신경을 써 몸 관리를 해야 한다.

그러기 위해서는 하루에 8시간 정도의 깊은 잠을 잘 수 있어야 하고, 대소변을 정상적으로 볼 수 있을 때까지는 애기를 다른 사람이 돌보아 주어야 한다. 더구나 최소한 삼칠일 정도는 먼 거리를 걷는 일, 오랫동안 서 있거나 3kg 이상의 물건을 드는 일, 빨래를 하거나 추위에 노출 되는 일, 땀을 무리하게 흘리는 일, 성생활, 과음, 과식 등은 자제해야 한다.

그리고 정상적인 업무로 되돌아가는 시기는 3개월 이후가 좋다.

한편 산후풍의 증상이 나타났을 때는 서슴없이 치료를 시작하는 것이 좋다. 이 핑계 저 핑계 대다가 시간이 지나고 나면 치료 효과와 완치 확률이 떨어지게 된다. 항상 늦었다고 생각하는 그때가 가장 적절한 시기라는 것을 염두에 두고 신속하고 지속적인 치료를 받아야 한다. 산후풍에는 몸의 기력을 보강하는 치료법이 주로 사용된다.

중풍을 예방하는 생활 습관

　사람은 나이가 들수록 날씨 이야기를 많이 한다. 철 따라 바뀌는 주위 환경의 변화를 남의 일 같지 않게 실감할수록 살아온 날들보다 앞으로 살아갈 날들이 줄어들기 때문이다. 이런 사람에게 나뭇잎 색이 바뀌는 10월말이 되면 달갑지 않은 손님까지 찾아든다. 기온의 급격한 변화에 몸이 적응하지 못함으로써 나타나는 병이 그것이다. 환절기 감기 정도는 어느 정도 휴식과 안정을 취함으로써 다시 원기를 되찾을 수 있지만, 돌이킬 수 없는 중풍이 찾아오는 경우가 적잖다.
　중풍은 거듭 강조하지만, 일단 한 번 발병하면 후유증이 심하고 재발 확률도 매우 높다. 보통 3년 안에 재발된다고들 하는데, 그것은 거의 대부분 환자들이 초기에는 치료를 꾸준히 받고 음식도 가려 먹는 등 몸 관리를 철저히 하다가 시간이 지날수록 소홀해지기 때문이다.
　우리 몸은 고무줄과 같다. 새로 산 고무줄은 탄력이 있어 이리저리 잡아당겨도 잘 끊어지지 않는다. 한껏 늘어났다가도 원 상태로 회복이 잘된다. 그러나 오래된 고무줄은 늘어지고 탄력이 없다. 또 어린아이의 피부는 보들보들하고 야들야들해서 꼭 깨물고 싶어진다. 그러나 중년 이후의 피부에서는 질기고 거친 느낌이 든다.

중풍을 예방하기 위해서는 신체 조직을 부드럽고, 젊고, 활기차게 만들어야 한다. 뇌 조직으로 들어가는 혈관이 막히거나(뇌경색), 터지는 것(뇌출혈)을 막기 위해서는 새로 산 고무줄처럼, 어린 잎사귀처럼, 젊고 부드럽고 활기차게 만들어야 하는 것이다.

뇌의 구성 물질 가운데 35%는 단백질이다. 또 뇌와 척수의 3분의 2는 필수 지방산으로 구성되어 있다. 이 필수 지방산은 곡식의 배아 조직, 각종 씨앗류, 등 푸른 생선 등에 들어 있다. 혈관 내벽을 구성하는 물질도 이런 필수 지방산이다. 단백질과 지방산은 우리 몸에 꼭 필요한 물질인 것이다.

그런데, 보건복지부에서 선정한 우리 나라의 장수촌을 돌아보면 이런 영양 균형을 실천하는 곳은 한 곳도 없다. 당연히 그곳 장수촌에는 100세 이상의 노인이 한 명도 없었다. 우리의 식생활에 문제가 있는 것이다.

2차 세계대전 중 하루에 34g의 단백질과 1,145kcal의 낮은 영양분을 섭취한 임산부들이 낳은 대부분의 아기는 모두 저능아였다는 보고가 있다. 단백질의 섭취가 적으면 적을수록 뇌파의 전위 기록이 비정상적으로 나타난다. 뇌의 신경 세포는 다른 체세포와 달리 재생 기능이 없다. 한 번 손상되면 다시는 회복되지 않는 것이다.

한방에서는 당뇨나 동맥경화증, 고혈압 등의 성인병을 갖고 있어 중풍에 걸릴 위험이 있는 장·노년기 사람들에게 평소 뜸을 뜨게 하거나, 약을 복용하도록 한다. 그리고 평소 감잎차나 칡차, 솔잎차, 녹차 등을 마시도록 권하는데, 체내 노폐물을 제거시켜 중풍을 예방하기 위한 것이다.

"몸에 병 없기를 바라지 말라. 몸에 병이 없으면 사람이 교만해지고 겸손할 줄 모르기 때문에 타고난 수명을 다하지 못한다. 누구든지 한 가지 병을 벗 삼아 지극 정성으로 달래고 부지런히 사노라면 오히려 병 없다고 큰소리 치는 사람보다 더 건강하게 오래 살 수 있다."

《보왕삼매론》의 한 구절이다. 모든 사람이 병에 겁을 내고 생각조차 하기 싫어한다. 특히 중풍인 경우에는 자신의 몸을 스스로 관리할 수 없게 되기 때문에 더욱 그러하다.

유전적 인자와 환경적 인자가 겹쳐서 일어나는 중풍을 비롯한 성인병은 평소 생활 습관이 무엇보다 중요하다. 평소 몸 관리를 잘하고 예방을 위한 노력을 게을리 하지 않으면 충분히 대비할 수 있는 질환인 것이다. 이상하게도 중풍이란 병은 평소 건강에 자신을 갖고 병원이 필요 없다고 자부하던 사람에게 많이 발생한다. 헛된 오만과 방탕한 생활은 병의 씨앗을 스스로 키우는 것이고, 겸손과 부지런함은 타고난 수명을 다 누리는 기본 조건이 된다.

1. 대소변을 참지 말아야 한다

나이가 들면 근육이 탄력성을 잃으면서 운동량이 줄어들고 각 기관의 지배가 원활하지 못하게 된다. 따라서 대소변을 보는 것도 젊었을 때와 다를 수밖에 없다. 특히 고혈압이나 심장병, 신장병 등의 질환을 앓고 있는 사람은 대소변을 제 시간에 맞추지 못하고 참는 경우가 많은데, 대소변을 참으면 혈압이 더욱 높아지고 심리적인 불안감이 겹쳐 그 영향이 더욱 나쁘게 나타난다. 화장실에 가는 것이 귀찮다고 참지 말고, 배뇨감이 들 때마다 화장실에 가야 한다.

우리 나라의 재래식 화장실은 쪼그리고 앉아서 일을 보는데, 이런 자세는 아랫배를 오랫동안 누르고 있게 되므로 혈압이 높아지게 된다. 여기에 변비까지 있으면 앉아 있는 자체가 부담이 된다. 그래서 추운 겨울날 화장실에서 대변을 보다가 중풍에 걸리는 일도 생기는 것이다. 따라서 변비가 있는 사람은 변비 치료를 우선으로 하고, 재래식 화장실을 사용하는 사람은 수세식 좌변기로 바꾸는 것이 바람직하다.

2. 목욕을 자주 한다

목욕은 피부에 분포되어 있는 수많은 신경 가지를 자극하여 여러 가지 반사 작용을 일으키는데, 몸 안에서는 신경과 체액이 조절 작용을 일으켜 내분비선의 기능이 변화된다.

목욕을 하면 자극 강도에 따라 일시적으로는 혈압이 올라가지만 시간이 지나면서 점차 혈압이 낮아진다. 말초 혈관이 확장되면서 말초 저항이 줄어들기 때문이다. 이런 과정을 통해 지질 대사를 비롯 물질 대사에 영향을 주게 되고 동맥경화가 있을 때는 혈액 속에서 콜레스테롤 함량이 떨어지고 콜레스테롤과 레시틴의 비율이 정상이 된다. 따라서 동맥의 혈관이 확장되고 동맥경화가 예방된다.

또, 근육의 긴장성이 떨어지면서 진정 효과와 진통 효과가 나타난다. 특히 교감 신경과 부신 계통의 기능이 높아지고 호르몬에 대한 세포와 조직의 감수성이 높아지면서 신체의 적응력과 저항성이 높아진다.

이 과정에서 카테콜라민, 부신 피질 자극 호르몬, 당질 코르티코이드 등의 호르몬이 참여한다. 그 결과 지방 조직에서 지방이 동원

되고 조직의 산소와 에네르기 수요가 늘어나며 기초 대사, 열 대사를 비롯한 전반적인 대사 과정이 강화된다. 그리고 모세 혈관의 투과성, 항체 형성, 육아 증식이 억제되며 임파구와 호산성 백혈구의 생성도 제한된다.

또 혈관 내벽에 상처가 없는데도 백혈구가 유출되는 현상이 억제되고, 히스타민의 활성이 낮아진다. 이런 변화로 인해 목욕을 하게 되면 염증과 알레르기 반응이 억제되는 것이다.

목욕을 하게 되면 여러 가지 혈액 성분이 변화된다. 그러나 적혈구, 백혈구, 혈색소 수는 늘어나기도 하고 줄어들기도 하면서 일정한 방향으로 변화되지는 않는다. 비타민B_1, C 등의 소비가 늘어나고 혈청의 체액성 면역이 증가하며, 백혈구 식균 작용과 혈관 내벽에 상처가 없는데도 백혈구가 유출되는 속도가 높아진다.

목욕을 자주 하면 심장과 혈관 계통에 많은 영향이 나타난다. 먼저 혈액 순환이 좋아진다. 목욕을 하면 전신의 혈액 순환량이 30%나 증가하면서 혈액 순환이 빨라지고 피부에 머무는 피의 양이 늘어나면서 심장과 혈관의 부담이 덜어진다.

또, 심장 수축력이 강해지고 확장기가 길어짐에 따라 심장의 박출량이 많아지며 맥박이 느리게 된다.

이렇듯 목욕이 여러 가지로 좋기 때문에 옛날 로마 시대부터 온천이 개발되었다. 세계적인 온천을 꼽으라면 88 서울 올림픽 개최 결정이 내려진 독일의 바덴바덴을 들 수 있다. '바덴'이란 말 자체가 온천이란 뜻인데, 이것을 중복해서 부르고 있는 것이다.

바덴바덴에서는 목욕한 다음 반드시 30분 정도는 누워 있도록 규정하고 있다. 이것은 지나치게 오랫동안 목욕을 한 뒤 곧바로 움직였다가 사고를 당하는 것을 막기 위한 방법이다.

고혈압이 있을 경우에는 목욕탕 온도에 특히 주의해야 한다. 고혈압 환자는 섭씨 37~39° 사이에서는 반사적인 혈압 상승기가 거의 없다. 그러나 섭씨 39°가 넘으면 2차적인 혈압 상승기가 오게 된다. 2차적인 혈압 상승기는 목욕 물의 온도가 높을수록 빨리 오고 낮을수록 늦게 오는데, 목욕 물의 온도가 섭씨 39° 이상이면 대개 15~20분 후에 오게 된다. 그러나 임상적으로 볼 때 목욕 중 맥박 수가 1분당 7~8회 이상 빨라지지 않으면 2차적인 혈압 상승은 거의 없다.

또 고혈압 환자는 온도 자극에 의한 혈관 반응이 예민하다. 목욕탕 외부 온도가 낮을 경우에는 사고를 일으키기가 더욱 쉬워, 목욕 물 온도가 적당하다고 하더라도 목욕탕 공기의 온도가 낮을 경우에는 목욕탕에서 나오는 순간 피부 혈관이나 털구멍이 수축하여 혈압이 올라가 중풍이 올 수도 있다. 따라서 아파트가 아닌 일반 주택에서는 목욕탕에도 따로 난방 시설을 하는 것이 안전하다. 그리고 목욕을 한 후에는 물기를 완전히 제거한 후 욕실 밖으로 나와야 한다.

한증막에서 무리하게 땀을 내는 것은 위험하다. 특히 심장 기능에 이상이 있거나 혈압이 높은 사람은 한증을 하면 안 된다. 한증탕에서 땀을 내면 처음엔 당질과 지방질의 연소가 강해지지만 점차 단백질의 연소가 강해지면서 소변 속에 질소 화합물이 많아진다. 또 혈액 속의 콜레스테롤도 떨어뜨린다.

그러나 혈압이 낮고 심장이 튼튼한 사람이라고 해도 식후 1시간 30분에서 2시간 이내에 하는 것은 피해야 한다. 습도가 높은 곳에서는 섭씨 60~70°에서 한증을 하고, 시간은 10분 내지 15분씩이 적당하다. 가급적 30분을 넘기는 것은 좋지 않다. 그리고 매일 하기보다는 자신의 체력에 맞춰 하는 것이 바람직한데, 대개 1주일에 한두 차례가 적당하다.

3. 술은 체질에 맞는 태음인만 적당히 마신다

술은 성질이 뜨겁고 맛은 달며 쓰다. 성질이 뜨겁기 때문에 술이 몸 안에 들어가면 혈관을 확장시킨다. 그래서 식사 때마다 한두 잔의 붉은색 포도주를 마시는 프랑스 사람이 다른 유럽인에 비해 심장병이 적다고 한다.

술은 추위를 잊게 하고, 약과 함께 먹으면 약 기운이 온몸에 잘 퍼지도록 한다. 그래서 몸이 찬 사람이 술을 먹게 되면 저리고 시린 증상과 아픔이 없어지고, 근육이 뭉쳐서 뻣뻣해진 것이 풀어진다. 또, 배가 시리거나 차고 아픈 것을 가라앉혀 주며, 가슴이 시리고 추운 것을 없애 준다. 특히 뜨겁고 급한 성질을 갖고 있기 때문에 타박상이나 어혈이 있을 때는 한약에 술을 2분의 1 내지 3분의 1 정도를 넣고 달여서 마시면 더욱 빠른 효과가 나타난다.

비린내가 나는 생선에 술을 넣으면 비린내가 없어지고, 고기에 술을 넣으면 소화를 촉진시킨다.

그러나 양기가 강해 쉽게 흥분하거나 얼굴이 잘 달아오르는 사람, 피를 자주 흘리는 사람, 몸이 잘 붓고 물을 많이 마시는 사람은 가급적 술을 먹지 않는 것이 좋다. 몸을 따뜻하게 해 준다고 해서 몸이 찬 사람이 많이 마시는 것도 안 된다. 술은 체질적으로 태음인에게 맞는다.

혈압이 높은 사람은 추운 겨울날 술을 많이 마시면 안 된다. 취해서 쓰러진 채 얼어 죽거나 중풍에 걸리는 경우가 많으므로 특히 주의해야 한다.

한두 잔의 술은 약이 된다. 그러나 오랫동안 술을 많이 마시다 보면 한두 잔에 만족할 수 없게 되고 폭음을 하게 된다. 폭음을 하고 매일 술을 마시게 되면 확장기 혈압이 높아진다. 또 알코올 도수가 높은 술을 마시면 수축기 혈압이 올라간다. 그래서 혈압이 높거나 심장병이 있는 사람은 술을 끊어야 한다.

알코올은 1g 당 7kcal의 열량을 갖고 있다. 그래서 소주 한 병은 밥 두 공기와 같은 열량을 갖는다. 또, 술을 마시다 보면 안주를 먹기 때문에 비만 가능성이 높아진다. 그래서 2차적으로도 혈압을 올리게 된다. 따라서 약한 술 한두 잔은 약으로 먹어도 좋지만, 많은 술을 마시거나 도수가 높은 술을 마시는 것은 각별히 주의해야 한다.

어떤 사람은 술을 아주 좋아하여 마치 술독에 빠져서 살아가는 것 같은 사람이 있는가 하면 어떤 사람은 밀밭 근처에만 가도 얼굴이 빨개질 정도로 술에 약한 사람이 있다. 이와 같은 이유는 몸의 건강 상태 및 체질과의 상관성도 아주 밀접하다.

옛날 우(禹) 임금 때 술이 처음 발명되자 우 임금은 손수 그 맛을 본 다음 술을 금지했다. 태음인 체질인 그는 술의 뛰어난 맛을 경험하고 그 폐해가 클 것이라고 내다보았기 때문이다. 또한《서경(書經)》에서 주공(周公)은 은나라 사람들이 술을 너무 즐기는 것을 경고하기 위해 '주고(酒誥)'라는 편을 따로 만들었을 정도다.

술은 특성을 잘 살펴 이용하면 우리 몸에 이로운 약이 된다. 실제 한방에서는 술을 모든 약의 우두머리에 두고 있다. 우리 선조들은 술을 마실 때도 항상 건강을 생각했다. 그 대표적인 증거는 안주(按酒)라는 말이다. 안주는 술 마실 때 함께 먹는 음식을 말하지만 속뜻은 술 기운을 누르고 어루만져 해를 적게 하는 것을 이른다. 따라서 술 종류에 따라 안주도 달라지는 것이 당연하다.

서양 술꾼들이 비스켓 정도를 먹거나 아예 안주 없이 술을 마시는

데 비해 우리네는 술 종류에 따라 안주를 달리 한다. 양주에 술국은 적합하지 않고, 소주나 막걸리에 비스켓도 어울리지 않는다. 맥주에는 마른 안주, 소주에는 삼겹살이 제격이며 막걸리는 술국과 좋은 궁합을 이룬다.

• **태양인** : 의욕만 앞섰다가 실패해 만족을 느끼지 못하는 수가 많은데, 술을 마시면 이런 단점은 더욱 두드러진다. 태양인은 스스로를 절제하기 위해서라도 술을 마시면 안 된다. 기세가 약한 사람은 태양인의 반짝거리는 눈빛 앞에 고개를 숙이게 마련인데 술을 마시면 눈빛은 더 강해지고 굳센 목소리는 더욱 우렁차게 된다. 항상 기운을 감추고 약한 듯 부드럽게 살아야 하기 때문에 술을 삼가야 한다.

• **태음인** : 간장 기능이 강하다. 따라서 주당 대부분은 태음인이다. 태음인이 술을 마시게 되면 이 체질의 특성인 축 처져 있던 기운이 술의 힘을 빌려 상승되기 때문에 호기를 부리는 경우도 있다. 태음인은 술 때문에 여러 질병에 잘 걸린다. 또 술을 마시면 영양 섭취가 늘어나기 때문에 간장 질환, 고혈압, 당뇨병, 심장병, 중풍 등 성인병에 걸리기도 쉽다.

• **소양인** : 기운이 쉽게 움직이고 행동과 말이 빨라 술을 마시지 않아도 쉽게 흥분한다. 소양인은 술을 한 잔만 마셔도 정신이 어지럽고 얼굴로 열기가 상승해 혼자 술을 다 마신 것처럼 얼굴색이 변하기 쉽다. 실수가 늘고 건망증이 나타나는 등 좋은 점보다는 나쁜 점이 늘어나게 된다. 소양인은 술과는 담 쌓고 사는 것이 좋다. 어쩔 수 없이 꼭 술을 해야 한다면 알코올 도수가 낮은 맥주나 과실주 한두 잔으로 그치고 반드시 참외, 오이, 얼음, 찬 음료수를 많이 먹어야 한다.

• **소음인** : 기와 혈액 순환을 담당하는 기관이 허약해 여자처럼 섬

세하고 감정이 풍부하다. 술자리에서도 조용하며 자기 주장을 펴는 일은 별로 없다. 항상 몸이 차고 적은 양의 음식을 느리게 먹는데, 대체로 입이 짧은 편이다. 소화가 잘되면 가장 기분이 좋고 잠을 충분히 자야만 피로가 회복되기 때문에 술을 많이 마신 다음날은 종일 피로한 모습을 보이게 된다. 한두 잔의 술은 용기를 북돋워 주기 때문에 건강을 위해서 조금씩 마시는 것이 좋다.

4. 담배는 무조건 끊는다

폐암 환자의 95%가 담배를 피우는 사람이라고 할 만큼 담배는 많은 발암 물질을 포함하고 있다. 그래서 지식 수준이 높고 사회가 선진화될수록 담배를 피우지 않는 사람이 늘어나고 있다.

담배는 1년생 초본으로 열대 미주가 원산지인데, 콜럼버스가 아메리카 인디언들이 담배 피우는 것을 보고 배워 유럽에 옮긴 이후로 전세계적으로 유행하게 됐다.

담배의 니코틴 성분은 12종류의 알칼로이드 중 가장 많은 비율을 차지한다. 보통 한 개비의 궐련이 함유하고 있는 니코틴 양은 0.6~0.2mg이다. 담배를 처음 피우거나 너무 많이 피웠을 때 머리가 어지럽고 구토증, 현기증 등이 생기는 것은 니코틴의 마비성 때문이다.

니코틴은 심장의 관상 동맥에 직접 영향을 줄 뿐만 아니라 간접적으로 중추 신경 계통을 거쳐 심장과 혈관에 작용한다. 또, 혈관의 변성을 초래, 동맥경화를 촉진한다. 실제, 동물에게 담배 연기를 들이마시게 하면 혈관 안에서 피 흐름의 변화가 생기고, 혈관 안쪽 벽에 혈소판이 붙어 응고되면서 혈전이 생겨 동맥경화 증상을 일으킨다.

한방에서는 담배를 달여 약으로 복용하기도 한다. 담배의 성질이 따뜻해 기운을 순환시켜 통증을 없애 주고 식후의 더부룩함을 치료하기 때문이다. 애연가들이 식후에 반드시 담배를 피우는 것은 바로 이런 이유 때문이다.

민간에서도 담배를 약재로 사용됐다. 급체로 나타나는 속 거북함, 회충이 있을 때 나타나는 복통, 기운이 뭉쳐서 나타나는 동통 등을 담배로 다스린 것이다. 또, 피부 질환이 있거나 뱀, 개 등에 물렸을 때 짓찧어서 붙이면 효과가 있다. 옛날 함경도 지방에서는 어린애들이 배가 아프다고 할 때 담배를 피우도록 했는데, 그래서 일찍부터 담배를 피우는 아이들이 많았고 어른 앞에서도 개의치 않고 담배를 피웠다고 한다.

담배는 소음인이나 태음인처럼 정신적 스트레스를 많이 받는 사람

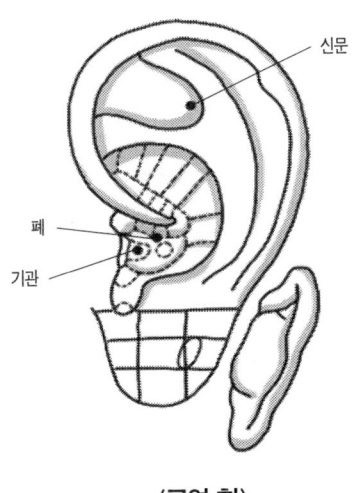

〈금연 혈〉

에게 맞다. 담배의 니코틴이 정신적 긴장을 해소하는 기능이 있기 때문이다. 그래서 스트레스를 많이 받는 사람, 정신 노동을 하는 사람에게는 하루 한두 가치의 담배가 약이 된다.

이처럼 담배가 약으로 좋은 면도 있지만, 담배를 많이 피우는 것은 건강을 해치게 된다. 특히 기침과 가래가 수반되는 폐 질환, 기관지 질환, 모든 인후 질환, 동맥경화증, 고혈압 등이 있을 때는 약물 치료에 앞서 피우던 담배를 끊는 것이 급선무다.

담배를 의지력만으로 끊는 것이 어렵다면 금연침을 맞는 것이 좋다. 금연침은 경제적이고 효과적이며 간편해서 권장할 만하다. 아니면 침자리를 하루에 5회 정도씩 꼭꼭 눌러 주기만 해도 담배 피우고 싶은 욕구가 많이 줄어들게 될 것이다.

5. 성생활은 적당히 한다

성 관계 중에는 혈압이 오른다. 이른바 복상사(腹上死)라고 하는 것은 성 관계 도중 중풍이나 협심증, 심근경색증 등을 일으켜 사망하는 것을 말한다.

미국의 한 학자의 연구에 따르면 혈압이 높지 않은 사람도 성 관계 중에는 혈압이 올라가는데, 특히 오르가즘을 느낄 때는 최고 혈압인 경우 30~80mmHg, 최저 혈압인 경우 20~40mmHg 정도 올라간다고 한다. 그러나 혈압이 높은 고혈압 환자인 경우에는 이보다 훨씬 많은 혈압의 변화가 생긴다.

그렇다고 고혈압이 있는 사람은 모두 성생활을 금지해야 한다는 것은 아니다. 오히려 성 관계를 갖고 난 후 혈압이 떨어지고 심리적인 안정을 느끼는 경우도 있다. 특히 심리적으로 불안하고 불면증에 시달리는 사람 중에는 잠자리를 갖는 것만으로도 혈압이 정상화되는 경우도 있다. 따라서 고혈압 환자가 성 관계를 가졌다고 해서 곧바로 복상사가 일어나는 것은 아니다.

대개 복상사는 정상적인 부부 사이가 아닌 관계에서 발생한다. 비정상적인 관계에서 지나치게 흥분을 함으로써 혈압이 급상승할 때 위험한 것이다.

따라서 고혈압이 있다는 것을 알고 있는 상태에서는 무리가 되지 않는 자세로 잠자리를 갖게 되면, 생활의 활력소가 되고 삶의 에너지를 충전하는 계기가 되기 때문에 악성 고혈압이나 심장 질환이 아닌 경우에는 굳이 금할 필요 없다.

한국 사회에서는 나이가 많은 사람은 모두 엄격하고 도덕적으로 살아야 한다는 분위기가 지배적이다. 그래서 젊은 사람이 서로 사랑의 감정 표현을 하는 것에 대해서는 어느 정도 관대하면서도, 나이든 사람이 그런 감정을 나타내면 주책이라고 흔히들 말한다. 그러나 이런 분위기에 주눅들 필요 없다. 나이가 들었다고 해서 정신도 늙는 것은 아니다. 피부에 주름이 늘고 성에 대한 욕구가 줄어들어도 평생을 함께 살아온 배우자를 아끼는 마음은 줄어들지 않는다. 상대방을 안아 보고 상대방에게 기대고 싶은 심정은 남아 있을 수밖에 없는 것이다.

이럴 때는 자신의 감정을 속이지 않는 것이 좋다. 비록 근육의 힘이 떨어지고 젊었을 때와 달리 지구력이 약하겠지만 어루만지는 것만으로도 어느 정도 위안이 될 수 있다. 그것만으로도 어느 정도 만족을 할 수 있기 때문이다. 이러한 행동은 배우자를 통해 자신이 살아 있다는 것을 확인하는 일이기도 하다.

6. 잠을 자는 시간을 일정하게 유지한다

사람은 2~3일만 잠을 자지 않으면 스스로 깨어 있기가 어렵게 된다. 정신 집중력이 떨어지고 작업 능력이 줄어들며 착각, 환시, 환각 등이 나타나게 된다. 때로는 망상 상태에 빠지기도 하고 말과 행동이 몹시 거칠어진다. 그러나, 이런 이상 증상을 보이는 사람도 8~14시간만 잠을 자면 다시 정상으로 돌아온다.

잠이 들면 사람의 신경 계통은 휴식 상태에 들어가고 체온이 떨어지며 물질 대사도 저하된다. 온몸의 골격근이 이완되고 심장 박동과 호흡도 안정되며, 소화기의 활동도 낮아진다. 또, 성장 호르몬을 비롯 유즙 분비 호르몬, 단백 동화 호르몬 등도 많이 분비된다. 그래서 젖먹이 아기가 있는 산모는 잠을 많이 자야 젖이 잘 나오는 것이다. 성장기에 있는 어린이들이 잠을 많이 자는 것도 같은 이유다.

잠의 깊이에는 개인차가 심하다. 일반적으로는 잠든 후 30분 내지 1시간 정도는 얕은 잠을 자고, 이후 3~4시간 정도는 깊은 잠을 자다가 다시 점차 얕아져서 그대로 깨기도 하고, 아침이 되면서 다시 깊이 자고 난 다음 깨기도 한다.

필요한 잠 시간은 사람의 소질과 환경에 따라 각각 다르다. 일반적으로 어른의 경우에는 하루 7~8시간이 적당한 것으로 알려져 있는데, 고혈압, 심장병, 동맥경화증 등의 질환을 예방하기 위해서는 잠자는 시간을 일정하게 유지하는 것이 좋다. 또, 지나치게 늦은 시간에 잠자리에 드는 것보다 자정이 되기 전에 잠자리에 드는 것이 심신의 피로를 푸는 데 도움이 된다. 특히 40대 이후에는 너무 늦게 잠자리에 들면 깊은 잠을 자지 못하는 경우도 있다.

잠은 반듯하게 자는 것보다 약간 비스듬히 자는 것이 좋다. 공자도 반듯하게 누워서 자는 것은 시체가 잠자는 것과 같아 나쁘다고 말했다. 실제, 임상적으로 보면 반듯하게 누워서 잠을 자는 것보다 옆으로 누워 한쪽 다리를 굽히고 자는 것이 순환기와 호흡기 계통에 부담이 가지 않는다. 또, 심장병 환자로서 심부전 경향이 있는 사람은 심장 부위는 낮추고 머리와 발을 높이고 누우면 심장의 부담이 줄고 발의 부기가 내린다.

이부자리는 가볍고 잘 건조된 것이 좋으며, 너무 두껍지 않은 것이 좋다. 베개는 낮고 부드러우면서 속에서 소리가 나지 않는 것이 좋다. 침실은 조용하고 커튼이 있어서 밝은 광선을 가릴 수 있는 것이 좋다. 이때 커튼은 지나치게 좁거나 넓지 않아야 한다.

침실 온도는 겨울철에는 섭씨 20° 정도가 적당하고, 여름철에는 섭씨 25° 정도가 적당하다. 침실이 겨울철에 너무 춥거나 여름철에 너무 더우면 중풍이 걸릴 위험이 그만큼 높다.

나이가 들면 조금만 신경을 써도 잠을 잘 자지 못한다. 잠자리에 누워서 잠이 들 때까지 걸리는 시간을 비교하면 20대는 약 10분 정도 소요되지만, 80대는 40분이나 걸린다. 또 잠을 자다가 깨는 횟수도 80대는 20대보다 4배나 많다. 그래서 나이가 들면 항상 졸리지만 막상 누우면 잠이 없어지는 현상이 나타나는 것이다. 잠들기가 어려울 때는 다음과 같은 방법을 사용해 보는 것이 좋다.

1) 적당한 근육 활동으로 신경증적인 요소를 없앤다.
2) 규칙적인 생활을 하고 어느 정도 피로를 유발시킨다.
3) 저녁 식사 후 카페인이 들어 있는 음료수는 마시지 말고, 물도 적게 먹는다.
4) 낮잠은 가급적 자지 않는다.
5) 잠자기 전 약 10분 동안 섭씨 40° 이하의 온도에서 목욕을 하

면 피로가 회복되고 말초 신경 순환이 좋아지면서 한밤중 소변 보는 횟수가 줄어든다. 그러나 온도가 높으면 흥분으로 오히려 잠을 이루지 못할 수도 있다.
6) 당뇨병, 신장동맥경화증 등의 질환을 갖고 있으면 한밤중 소변을 자주 보게 되므로 이와 같은 질병을 우선 치료하고, 기타 질병을 치료한다.

제2장

중풍을 예방하는 음식

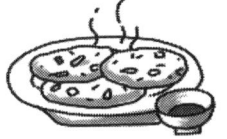

중풍을 예방하는 식습관

 어떤 음식을 좋아하고 싫어하는가는 어릴 때부터 그 음식을 먹어 왔느냐 아니면 먹지 않았느냐 하는 하나의 습관일 뿐이다. 김치가 아무리 뛰어난 음식이라고 해도, 우유가 아무리 완벽한 식품이라고 해도 어릴 때부터 먹어서 입맛이 길들어 있지 않으면 나중에는 억지로 먹으려고 해도 잘 들어가지 않게 된다.
 우리 나라 전통 음식의 특징은 어느 한쪽으로 치우친 경향이 없다는 것이다. 성질이 찬 음식에는 더운 것을 섞고, 성질이 더운 것에는 찬 것을 섞어서 조화를 이루고 있다. 성질이 찬 냉면에 성질이 뜨거운 겨자를 치고, 성질이 뜨거운 술을 먹고 탈이 났을 때 그 반대 성질을 갖고 있는 콩나물로 해장국을 만들어 먹는 것 등이 그 예이다. 문제는 서양에서 들여온 음식이다. 그것은 음식의 조화보다 편리성과 맛에만 지나치게 치중해 있다.
 사상 의학에서는 사람마다 체질이 다르고, 그 체질에 따라 먹어야 할 음식과 피해야 할 음식이 있다고 규정한다. 물론 건강한 사람은 아무 음식이나 골고루 먹는 것이 좋다. 그러나 개인이나 집단의 특성상 자신의 체질에 맞지 않는 음식을 오래도록 먹는 경우가 있다.

이때 그 음식이 나쁜 영향을 주는 것이라면 그 피해는 약물보다 오히려 더 클 수도 있다.

1. 소금은 적게 먹는다

소금은 한때 전매제로 팔리기도 했었다. 사람이 소금을 먹지 않고는 살 수 없기 때문이다. 우리 몸에 소금 성분이 부족하면 몸이 나른해지고, 머리가 아프거나 구역질 등의 증세가 나타나고, 심한 경우에는 경련을 일으키며 혼수 상태에 빠지기도 한다.

그러나 일부 민족 가운데는 소금을 전혀 먹지 않고 살았던 예도 있다. 과거 에스키모인이 바로 그들이다. 이들이 육식만 하는데도 고혈압 환자가 전혀 나타나지 않아 그 원인을 조사한 결과 소금을 전혀 섭취하지 않는 것으로 밝혀졌다. 영화 '부시맨'으로 우리에게 잘 알려진 부시족도 소금을 전혀 먹지 않는다. 이들은 칼라하리 사막을 이리저리 헤매고 다니느라 소금이라는 것이 있는지조차 모르고 살았다. 물론 이들도 지금은 소금을 먹고 있으며 고혈압이나 심장병 환자도 발생하고 있다.

그렇다면 이들이 소금을 먹지 않고도 어떻게 살 수 있었을까. 그것은 일부러 소금을 섭취하지 않아도 우리가 섭취하는 식품마다 필요한 양만큼의 소금이 들어 있기 때문이다.

소금은 사람에게 꼭 필요한 물질이다. 그러나 필요 이상으로 많이 먹게 되면 혈압이 올라간다. 동물 실험을 해보면 이런 현상은 금세 나타난다. 쥐에게 소금물을 계속해서 먹이면 고혈압 쥐가 된다. 쥐가 아닌 토끼, 닭, 염소, 고양이, 개 등의 동물도 마찬가지다. 또, 이들 고혈압 동물의 피를 뽑아 다른 동물에게 주사하면 수혈받은 동물도 고혈압이 된다. 고혈압 동물에게 얼마 동안 소금물을 주지 않으면 다시 혈압이 떨어져 정상이 된다. 이 실험 사례만 보아도 소금을 많이 먹는 것이 얼마나 고혈압에 해로운 것인가 알 수 있다.

또 다른 실험 사례를 보자.

흰쥐에게 소금을 많이 먹이면 혈압이 높아져서 중풍에 걸린다. 이렇게 중풍에 걸린 쥐의 암컷과 수컷을 교배해서 새끼가 태어나면 다시 고혈압을 만들어서 중풍을 발생하게 하고, 이런 쥐를 교배시켜서 몇 대를 내려가면 중풍 흰쥐가 태어난다. 이렇게 해서 태어난 중풍 흰쥐는 대개 태어난 지 9~10개월 만에 중풍을 일으킨다. 이런 중풍 흰쥐에게 우리가 매일 먹는 정도의 싱거운 된장국의 비율만큼 소금을 계속해서 먹이면 정상적인 흰쥐보다 빨리 죽는다. 그러나 쥐 먹이에 소금을 섞더라도 단백질을 보강하면 10%만이 중풍을 일으킨다.

세계 보건 기구에서는 하루 동안 10g 이하 소량의 소금을 먹도록 권장하고 있다. 그러나 우리 나라 사람은 보통 하루에 20g 정도의 소금을 먹는 것으로 나타나고 있다. 특히 경상도 지방 사람은 너무 음식을 짜게 먹고 있으며 어떤 사람은 하루 30g 이상의 소금을 섭취하고 있다.

이처럼 우리 나라 사람이 소금을 많이 먹게 되는 것은 음식 습관 때문이다. 국이나 찌개 등은 간장이나 된장으로 간을 맞추는데 간장의 약 20%, 된장의 약 10%가 소금으로 구성되어 있다. 국이나 찌개 등을 먹는 동안 자신도 모르게 소금을 많이 섭취하게 되는 것이다. 따라서 고혈압이나 비만인 사람은 국을 먹지 말아야 한다. 보통 사람은 국을 먹어도 상관이 없지만 고혈압이나 비만인 사람이 하루 세 끼 모두 국을 먹는다면 최소한 9g의 소금을 더 많이 섭취하게 되

〈가공 식품의 소금 함유량〉

식품 이름	목표량	중량(g)	소금량(g)
식 빵	1조각	60	0.8
청국장	1큰술	18	1.1
된 장	〃	〃	2.3
간 장	〃	〃	2.7
소 스	〃	16	0.9
마요네즈	〃	14	0.3
토마토케첩	〃	18	0.6
생선포	1조각	55	3.5
어 묵	1조각	20	0.5
버 터	1큰술	13	0.2
치 즈	1/3장	80	2.2
햄	1조각	15	0.4
마늘장아찌	2조각	20	1.0
단무지	2조각	15	1.1
무절임	1큰술	30	2.3
배추절임	1조각	50	0.9
우 유	1통	200ml	0.2

기 때문이다.

또, 각종 가공 식품에도 소금이 함유되어 있다. 따라서 고혈압이나 심장 질환을 앓고 있는 사람은 물론이거니와 정상인 사람도 평소 소금 섭취를 줄이려는 노력을 의식적으로 해야 한다.

2. 육류는 적당히 섭취한다

언제부턴가 많은 사람이 "고기를 많이 먹으면 중풍에 잘 걸린다"는 말을 믿고 있다. 어떤 이유로 이런 이야기가 널리 퍼졌는지는 알 수 없는 일이지만, 심지어 지식인들조차 이렇게 믿고 있을 지경이다.

육식을 주로 하는 서양인의 사망 원인은 암과 심장병(심혈관 질환)이 가장 많고, 쌀을 주식으로 하는 우리 나라와 일본에서는 암과 중풍(뇌 혈관 질환)이 가장 많다. 이 가운데 암은 위암, 폐암, 자궁암, 유방암 등 신체의 모든 부위의 암을 모두 모은 것이기 때문에 비율이 높아진 것이고, 단일 질병으로 따지면 중풍이 가장 많다.

보건복지부 자료에 의하면 우리 나라 사람의 육식 섭취량은 옛날에 비해 많아졌지만, 미국 사람의 3분의 1에도 미치지 못하는 것으로 나타난다. 실제 혈액 검사를 해보더라도 중풍 환자 가운데 콜레스테롤이 높은 사람보다는 정상치 이하로 낮은 사람이 조금 많은 편이다. 그리고 한국 사람은 고기를 1주일에 한두 번 먹는 경우가 대부분이다. 결국 고기를 많이 먹는 것과 중풍 사이에는 깊은 연관성이 없는 것이다. 오히려 쌀을 주식으로 하는 사람과 관련이 많다.

일본 학자들의 연구 논문을 보면 총 콜레스테롤이 낮은 사람이 혈관이 터져서 오는 중풍이 많은 것으로 나타났다. 특히 고밀도 지방단백(HDL-콜레스테롤)이 낮은 경우에 더욱 문제가 되었다. 고밀도 지방단백은 콜레스테롤 가운데 이로운 콜레스테롤인데, 이것은 중풍과 심장병을 막아 준다고 해서 일명 '장수 콜레스테롤' 이라고 불린다.

고밀도 지방단백을 높이기 위해서도 어느 정도의 단백질을 반드시 섭취해야 한다. 고밀도 지방단백을 높이는 방법은 적당량의 단백질을 섭취하고, 많이 웃으며, 가벼운 운동을 지속적으로 하는 것이다.

종교적인 이유로 육류 섭취를 거부하는 사람이라면 콩, 된장, 두부, 콩나물, 버섯류 등에서 하루에 필요한 양만큼 반드시 먹어야 한다.
　우리가 건강한 삶을 유지하기 위해서는 적정량의 음식을 먹어야 한다. 소는 풀만 먹고도 지방과 단백질을 만들어 내며 살 수 있지만, 사람은 탄수화물과 지방, 단백질의 3대 영양소를 적절하게 먹어야 건강한 삶을 유지할 수 있다. 특히 단백질과 지방은 육류를 통해 섭취하는 것이 가장 바람직하다.
　중풍이 두려워서 고기를 먹지 않는다면 중요한 영양소인 지방과 단백질을 제한하는 것이 된다. 단백질은 피와 살을 만들고 호르몬과 효소의 원료가 되는 성분이다. 더구나 모든 혈관은 단백질로 구성되어 있다.
　지방은 고기가 아닌 것에서도 얻을 수 있다. 하지만 단백질은 콩과 고기류 외에는 얻을 수 없다. 단백질이 들어 있는 음식물은 육류, 콩, 두부, 비지, 콩나물, 우유 등이 있다. 또 쌀과 보리 등에도 미미하기는 하지만 식물성 단백질이 들어 있다. 그러므로 하루에 필요한 양만큼 이런 식품에 들어 있는 식물성 단백질을 이용하고, 1주일에 한두 번 정도 육류를 섭취하는 것이 바람직하다.

3. 야채만 먹어도 중풍에 걸린다

　야채만 먹으면 중풍에 걸리지 않는다고 생각하는 사람이 있다. 실제 김모 씨(67세)는 집안에 중풍 환자가 많아 50대부터 멸치 한 마리 먹지 않고 오직 밥과 야채만 먹었는데 중풍에 걸렸다면서 억울해 했다. 결론적으로 말하면 사람은 야채만 먹고는 살 수 없다. 탄수화물과 지방, 단백질의 3대 영양소가 부족하기 때문이다.
　우리 나라 사람은 다른 어떤 나라 사람보다 상당히 많은 야채를 먹는 편이다. 옛날부터 각종 야채로 나물을 만들어 먹었으며, 쌈을 싸 먹었다. 나물로 만들어 먹을 수 있는 것이라면 무엇이든지 먹는 것이 우리 민족이다. 쓰디쓴 치커리도 우리에게는 좋은 쌈 재료가 되고, 케일도 마찬가지다. 고추를 고추장에 찍어 먹는 사람도 우리나라 외에 또 어디서 찾아볼 수 있을까.

야채를 먹는 방법도 우리 방법이 좋다. 서양 사람은 우리처럼 나물을 먹지 않기 때문에 날것으로 먹으라고 주장한다. 그들은 야채를 우리보다 적게 먹기 때문에 비타민을 최소한으로 파괴하는 데 요리 기준을 두기 때문이다. 그러나 그들에 비해 몇 배의 야채를 먹는 우리는 굳이 날것으로 먹을 필요가 없다. 실제 날것인 쌈으로 먹는 양만도 서양인보다 많다.

나물의 90%는 수분이다. 그래서 날것으로 먹으면 많이 먹지 못한다. 그러나 햇볕에 말렸다 삶아 무치는 나물을 먹게 되면 훨씬 많이 먹게 된다. 뿐만 아니라 각종 김치도 모두 야채이다. 따라서 우리가 섭취하는 야채의 양은 서양 사람처럼 일부러 섭취하지 않아도 될 정도의 많은 양이다.

그러나 이러한 야채만으로는 건강 생활을 유지할 수 없다. 우리 몸에는 야채로 채울 수 없는 꼭 필요한 영양소가 있기 때문이다.

4. 탄수화물, 지방, 단백질 등 3대 영양소를 골고루 섭취한다

사람이 살기 위해서는 하루 동안 필요한 양만큼 먹어야 한다. 그 필요한 양을 계산하는 것은 나이, 성별, 직업, 개인적인 특성 등에 따라 다르지만, 일반적으로 성장기 때는 잘 먹어야 하고, 나이 들어 노인이 되면 그 양을 줄여 나가는 것이 바람직하다.

사람이 살아가려면 인체는 매일 모든 조직을 새롭게 만들어 내지 않으면 안 된다. 또 숨쉬고, 팔다리를 움직여 활동하기 위해서는 에너지가 필요하다. 이러한 에너지는 우리가 매일 섭취하는 음식물을 통해서다. 가장 중요한 것은 쌀, 밀가루 등 곡류로 대표되는 탄수화물과, 식물성 기름과 동물성 기름으로 대표되는 지방, 그리고 콩과 육류로 대표되는 단백질이다.

물론 이 세 가지 외에 비타민과 무기질이 필요하지만, 이것은 다른 음식을 먹으면 저절로 섭취할 수 있는 것이기 때문에 잘 먹는 사람에게는 문제가 되지 않는다.

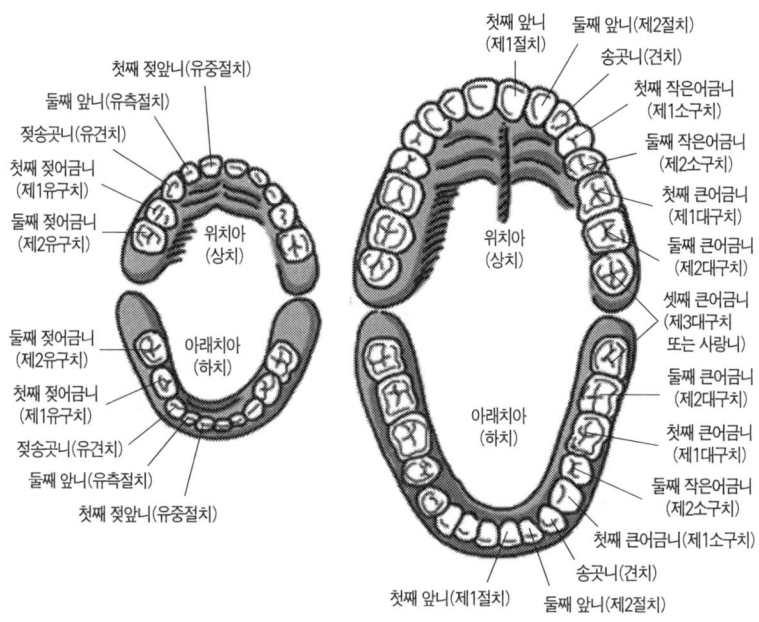

〈어린이(좌)와 어른(우)의 치아 배열〉

제2장 중풍을 예방하는 음식

사람은 어른이 되면 모두 32개의 치아를 갖는다. 그 중 4개의 사랑니는 턱이 짧은 사람은 퇴화해서 나지 않는 편이고, 턱뼈가 길고 뾰족한 사람은 20세를 전후해 나는데 그 각도가 뒤틀리거나 정상적이지 않아 이내 썩어 결국 뽑게 되는 경우가 대부분이다.

사랑니를 제외한 28개의 치아 중 8개의 앞니(대문니, 절치)는 주로 끊고 뜯는 역할을 한다. 4개의 송곳니(견치)는 찢거나 뜯는 역할을 하고, 가장 많은 어금니(소구치 8개, 첫 번째 대구치 4개, 두 번째 대구치 4개)는 주로 음식물을 갈아 잘게 부수는 역할을 한다.

치아의 배열 구조에서 알 수 있듯 송곳니는 약 15%밖에 안 된다. 따라서 적절한 육류 섭취는 전체 음식량에서 15%면 충분하다. 특히 우리 민족은 콩으로 만든 된장류를 많이 먹기 때문에 그 이하로 먹는 것이 바람직하다.

전체 식품을 먹는다고 하는 것은 곡류, 콩류, 씨앗류, 열매류 등 여러 종류의 음식을 골고루, 통째로 먹는 것을 말한다. 통째로 먹는 멸치가 영양상 가장 좋듯, 어떤 식품이든 원료에 가까운 상태로 섭취하는 것이 바람직하다. 처음에는 입맛에 맞지 않아 먹기가 불편하더라도 꾸준히 먹어 버릇하면 먹는 것은 곧 습관이므로 나중에는 무리 없이 먹을 수 있게 될 것이다.

그러므로 건강을 유지하기 위해서는 백미보다는 현미를 먹고, 적당한 육류를 섭취하며, 음식을 골고루 통째 먹는 습관을 들이는 것이 바람직하다.

그런데, 세상이 빠른 것을 좋아하다 보니 많은 사람이 이른바 패스트푸드로 통칭되는 인스턴트 식품이나 기름에 튀긴 음식을 자주 먹는다. 그래서 고기도 튀긴 것이나 구운 것에 익숙하고 단맛에 길들여져 있다.

 사람과 동물이 다른 점이 있다면 동물은 통째로 먹는 데 반해 사람은 갈수록 맛있는 것만 골라 가공해서 먹는다는 점이다. 우리가 먹는 모든 식품은 대사 작용에 필요한 모든 물질이 골고루 들어 있다. 그런데 그 물질의 각 성분은 부위에 따라 각각 다르게 들어 있다. 따라서 여러 가지 가공 과정을 거치거나 각종 첨가물을 이용해 맛있는 부위만 골라 먹게 되면 영양의 균형이 깨지기 쉽다.

 한 예를 들어 보자. 한약 가운데 땀을 나게 해서 열을 떨어뜨리는 대표적인 것이 마황이다. 그런데, 마황의 잎사귀는 땀을 나게 하는 데 쓰지만 뿌리는 그 반대 작용을 한다. 마황만 그런 것이 아니다. 피가 부족할 때 피를 생성시키는 당귀도 마찬가지다. 당귀의 몸통은 피를 보하는 작용이 있는데 그 잔가지는 뭉쳐 있는 피를 파괴한다.

 자연계의 모든 생물은 스스로 그 안에서 이미 조화를 이루고 있다. 이에 반해 인간은 얄팍한 기술로 자기 입을 즐겁게 하고 욕심을 충족시키기 위해 그야말로 소중한 것들을 버려 마침내 병을 얻는다.

 몸이 건강한 사람은 현재 우리 나라 사람들이 먹고 있는 전통의 식단 구조를 그대로 유지하면서 식물성 단백질인 콩과 동물성 단백질인 육류의 섭취량만 조금 늘리면 가장 완벽한 식단을 갖는 것이 된다.

 그러나 정서적으로 불안하고 육체적으로 병이 있을 때는 음식에 각별한 주의를 하지 않으면 안 된다. 당뇨병에 걸린 사람은 음식의 종류보다는 먹는 양에 주의해야 할 것이며, 고혈압이 있거나 신장이 나쁜 사람은 짜게 먹지 말아야 한다.

5. 체질따라 약이 되는 음식

우물물은 추운 겨울에는 따뜻하고 더운 여름에는 시원하게 느껴진다. 사람의 몸도 마찬가지다. 여름에는 안과 밖에서 열기가 솟아나 찬 음식을 필요로 한다. 그래서 이때는 참외나 수박, 오이 같은 성질이 찬 음식을 먹는 것이 좋다. 따라서 추운 겨울날 이런 여름 음식과 수입 바나나를 먹는 것은 자연의 이치에 역행하는 일이다.

체질 개선이란 조화를 상실한 우리 몸의 조절 기능을 회복하는 것이다. 열이 많은 사람은 인삼, 꿀, 생강, 마늘 섭취를 금지하는 대신 몸이 차고 기운이 약해 항상 소극적이고 말이 없는 사람은 적극적으로 섭취해야 한다. 불안하고 초조하며 여유가 없는 사람에게는 기운을 조절하고 마음을 안정시켜 주는 것이 바로 건강하게 하는 것이다.

건강에 이르는 길은 먼 곳이 아닌 가장 가까운 일상에 있다. 자기 몸에 알맞은 옷으로 더위와 추위를 피하고, 계절에 맞춰 나오는 각종 먹거리로 체력을 보강하며, 적절한 긴장과 여유를 갖는 것이 곧 건강을 찾는 것이다.

사상 의학에서는 체질을 크게 소음인과 태음인, 소양인과 태양인 등 4가지로 나눠 각자 체질에 맞는 음식을 섭취함으로써 병을 미리 예방하고, 치료하도록 권하고 있다. 물론 이것은 예방 의학적인 면에서 고려되어야 마땅하며, 열량적인 측면이나 성분 분석적인 입장에서 바라본 것은 아니다.

1) 소음인

항상 따뜻한 기운을 잘 보존하는 것이 가장 중요하다. 평소 소화만 잘되면 건강하다고 할 만큼 소화 기관을 잘 보살피는 것이 중요하다.

<권장 음식>
곡류 : 찹쌀, 차조
과일류 : 귤, 복숭아, 대추
육류 : 개고기(보신탕), 노루고기, 염소고기, 닭고기(삼계탕), 벌꿀, 메뚜기
어류 : 명태, 조기, 민어, 갈치
야채류 : 양배추, 파, 마늘, 생강, 고추, 겨자, 후추, 카레, 양파, 피망
차류 : 인삼차, 계피차, 생강차, 꿀차, 쌍화차, 쑥차, 귤껍질차

<피해야 할 음식>
냉면, 참외, 수박, 찬 우유, 빙과류, 생맥주, 보리밥, 돼지고기, 오징어, 밀가루 음식(특히 라면)

2) 태음인

태음인은 항상 기운이 가라 앉는다. 그래서 적게 먹어도 살이 잘 찌고, 생각이 많으며 행동이 느리다. 이런 태음인의 신체 특성을 개선하기 위해서는 기운을 발산하는 것이 중요하다.

평소 땀이 나면 건강하다고 볼 수 있으며, 땀이 없으면 어딘가 약하다는 징조이다.

<권장 음식>
곡류 : 밀, 콩, 고구마, 율무, 수수, 땅콩, 들깨, 현미, 수수, 율무
육류 : 쇠고기, 잉어, 우유
어패류 : 참치, 해파리, 한천, 스쿠알렌
야채류 : 무, 도라지, 연근, 당근, 더덕, 버섯, 마, 호박

차류 : 율무차, 칡차(갈근차), 들깨차
〈피해야 할 음식〉
닭고기, 개고기, 돼지고기, 삼계탕, 인삼차, 꿀

3) 소양인
모든 병이 열기가 많아 발생하는 것이므로 너무 뜨거운 음식을 좋아하거나 많이 먹어서는 안 된다. 평소 대변이 시원하게 배설되면 어느 정도 건강하다는 표시다.
〈권장 음식〉
곡류 : 보리, 팥, 녹두, 콩
육류 : 돼지고기, 오리고기
어패류 : 생굴, 해삼, 멍게, 전복, 새우, 게, 가재, 복어, 자라, 가물치, 가자미
야채류 : 배추, 오이, 상치, 우엉, 가지
과일류 : 수박, 참외, 딸기, 바나나, 파인애플, 감
차류 : 구기자차, 산딸기차, 녹차
기타 : 생맥주, 빙과류
〈피해야 할 음식〉
닭고기, 개고기, 노루고기, 염소고기, 꿀, 인삼
고추, 생강, 파, 마늘, 후추, 겨자 등 맵거나 자극성 있는 조미료
커피, 인삼차, 꿀차, 쌍화차

4) 태양인
속 깊이 간직하지 못하고 발설하는 체질이다. 평소 소변만 시원하게 봐도 큰 병이 없다. 지방질이 적은 해물류가 좋다.

<권장 음식>
곡류 : 메밀, 쌀
육류 : 모두 좋지 않다
어패류 : 생굴, 해삼, 멍게, 전복, 새우, 게, 가재, 자라, 가물치
야채류 : 솔잎, 송홧가루, 배추, 오이, 상추, 우엉(뿌리)
과일류 : 포도, 머루, 다래, 감, 앵두, 모과
차류 : 머루차, 모과차, 솔잎차, 녹차

<피해야 할 음식>
닭고기, 개고기, 노루고기, 염소고기 등 모든 육류
고추, 겨자, 카레 등 맵거나 자극성 있는 조미료
커피, 인삼차, 꿀차, 쌍화차, 술

5) 체질에 관계없는 음식
근대, 냉이, 농어, 달걀, 두릅, 둥글레, 땅콩, 무화과, 상어, 소금, 식물성 섬유, 쌀, 양배추, 완두콩, 토마토

제2장 중풍을 예방하는 음식

중풍을 예방하는 요리 46가지

중풍을 예방하기 위해서는 무엇보다 균형 있는 음식 섭취가 중요하다. 중풍을 비롯한 고혈압, 당뇨병 등 성인병은 다름아닌 식생활의 잘못 때문에 걸리는 경우가 대부분이기 때문이다. 평소 균형 있는 식생활과 규칙적인 생활 습관으로 자신의 몸을 관리한다면 중풍은 예방할 수 있다.

연근국화전

❖**준비할 재료** : 연근, 국화, 밀가루, 피망(붉은 색과 파란 색 각각), 소금, 간장, 식초

❖**이렇게 만드세요**

① 연근은 깨끗이 씻어 강판에 간다.

② 밀가루에 ①을 넣고 반죽한다. 만약 밀가루를 넣고 싶지 않을 때는 갈아 놓은 연근을 가제 수건에 꼭 짜서 물기를 완전히 뺀 후 녹말을 가라앉힌다.

③ 국화 잎을 10분 정도 물에 담가 두었다가 체에 걸러서 물기를 완전히 뺀다.
④ 피망은 잘게 다진다.
⑤ 연근 건더기와 연근 물을 잘 섞어 ③, ④를 넣고 각각 색을 낸다.
⑥ 프라이팬에 미강유(쌀겨로 짠 기름)를 두르고 ⑤로 전을 지진다.
⑦ 초장과 곁들여 낸다.

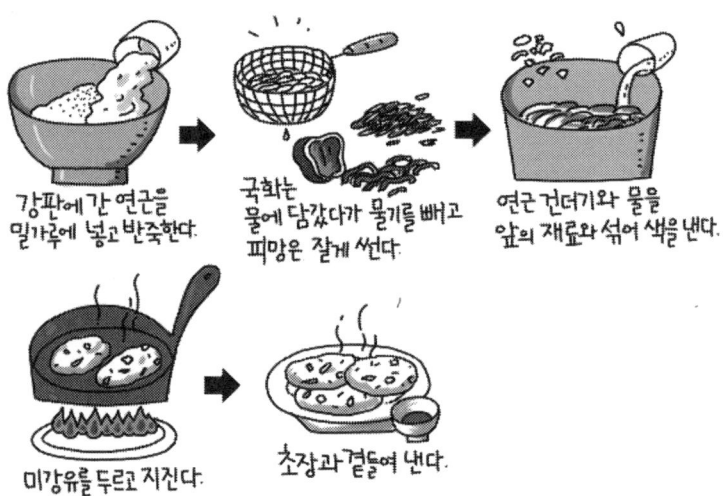

알아 두세요

연근은 성질이 평이해서 누구나 먹어도 큰 탈이 없다. 그러나 보다 맞는 체질은 아무 음식이나 잘 먹고 뚱뚱하며 땀이 많은 태음인이다. 특히 지나치게 소화력이 왕성한 사람이 먹으면 효과가 좋다. 나이 든 사람들 중 얼굴이나 몸이 잘 붓고 눕기를 좋아하는 사람이나, 성장기 어린이 중 피로를 느끼면서 코피를 흘리는 경우에도 좋다.

　가슴이 두근거리거나, 불면증, 불안 초조, 어지럼증, 변비 등에도 좋다. 특히 변비가 있을 경우 오랜 기간 먹으면 상당한 효과를 거둘 수 있다. 연근, 연밥 등은 모두 대장 기능을 좋게 하는데 익혀서 먹든 날것으로 먹든 상관이 없다.

　피망은 고추보다 덜하지만 매운맛이 있으므로 아랫배가 차거나 소화 기관이 약한 사람에게 좋다. 또 손발이 차고 아침에 일어나기가 힘들며, 밥맛이 없는 사람에게 좋다. 그러나 성질이 급하고 몸에 열이 많은 사람, 위장병이 있어서 속이 쓰린 사람이 지나치게 많이 먹는 것은 좋지 않다.

　연근국화전은 연근, 피망, 국화 등 세 가지 재료가 조화를 이루고 있으므로 누구나 먹어도 좋은 음식이다. 그러나 더 좋은 효과를 얻기 위해서는 자신에게 맞는 재료의 비율을 잘 조절하는 것이 좋다. 예를 들면, 뚱뚱하고 소화력이 왕성한 사람은 연근을 많이 넣는 것이 좋고, 마르고 소화력이 약한 사람은 피망의 양을 증가시키면 좋다.

　연근국화전에 들어가는 국화는 성질이 약간 차고 맛이 달다. 그래서 한방에서는 '단맛이 나는 국화' 라고 해서 감국(甘菊)이라고 부른다. 국화는 팔다리의 어느 한 부분이 저리고 머리가 어지럽고 기억력이 떨어지면서 짜증이 날 때 좋다. 목구멍이 마르고, 얼굴이 달아오르면서 붉어질 때 열을 헤쳐서 없애 준다. 또 간 기능을 좋게 하여 피로를 풀어 주고 독을 해독한다.

　감국을 오랫동안 먹으면 혈압이 떨어지므로 고혈압, 중풍, 협심증이나 심근경색증에 효과가 있다.

　목이 마르면서 머리가 무겁고 눈이 벌개지고 눈물이 나오는 데 좋다. 눈이 침침한 사람이 먹으면 눈이 맑아진다. 또 귀가 울리고 귀에서 매미 우는 소리나 갈대 부딪히는 소리가 날 때, 짜증이 자주 날 때, 정신이 혼란스럽고 기억력이 떨어질 때 먹으면 효과가 있다.

연근국화전 요리는 바쁜 현대인들이 평소 섭취하기 어려운 아미노산과 인지질의 일종인 레시틴이 들어 있으며 열을 가해서 조리하면 맛이 좋다. 뿐만 아니라 식물성 단백질이 16.6%나 들어 있어 고혈압,중풍, 동맥경화, 비만 등의 성인병에 아주 좋다. 또, 평소 트림을 잘하고 아랫배가 찬 사람, 속이 그득한 사람, 얼굴이 후끈 달아오르는 증상이 있는 사람에게도 좋다.

톳나물새우 무침

❖준비할 재료 : 톳나물, 보리새우, 두부, 깨소금, 참기름, 식초
❖이렇게 만드세요
① 톳나물은 데친다.
② 두부를 끓는 물에 살짝 삶아 으깬다.
③ 새우를 묽은 소금물에 살짝 삶은 뒤 식혀서 물기를 뺀다.
④ ①, ②, ③을 섞은 뒤 식초, 간장, 설탕을 넣고 새콤달콤하게 무친다.

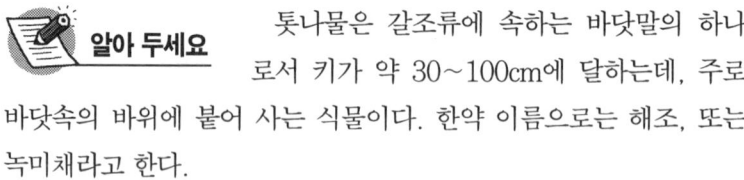

톳나물은 갈조류에 속하는 바닷말의 하나로서 키가 약 30~100cm에 달하는데, 주로 바닷속의 바위에 붙어 사는 식물이다. 한약 이름으로는 해조, 또는 녹미채라고 한다.

톳나물 효과는 다시마와 비슷한데, 갑상선기능항진증과 갑상선기능저하증 등 모든 갑상선 질환에 좋다. 특히 단순 갑상선종에는 효과가 뛰어나다. 톳나물을 장기간 먹으면 갑상선 크기가 정상적으로 돌아올 수 있으며, 기능도 정상으로 회복된다.

소변을 잘 나가게 하는 작용을 하기 때문에 만성적인 요도염, 방광염이 있는 사람이나 소변볼 때 불쾌감을 느끼는 사람이 먹어도 좋다.

또, 혈압을 떨어뜨리는 작용을 하기 때문에 두부와 함께 요리해 먹으면 고혈압, 중풍, 동맥경화증, 비만증 등을 예방하고 치료할 수 있다. 물론 이런 질병에는 단기간 효과를 나타내는 약물이 있는 것이 아니지만, 보조 효과로서 톳나물새우 무침과 같은 음식을 꾸준히 먹으면 큰 효과를 볼 수 있다.

피를 맑게 하고 혈관을 튼튼하게 하는 작용도 있으므로 장년기 이후 나타날 수 있는 중풍을 예방하는 효과도 있다. 40대 전후부터 적극적으로 찾아 먹는 것이 좋다.

톳나물새우 무침은 깔끔한 맛과 풍부한 영양을 가진 음식이므로 혈관의 탄력성이 부족하고 정신적 피로가 심한 사람에게 좋다. 단, 설사를 자주 하거나 소화력이 약한 사람, 지나치게 뚱뚱한 사람은 한 번 먹을 때 40g 이상 먹으면 좋지 않을 수 있으므로 주의해야 한다.

머위 겉절이

❖ **준비할 재료** : 머윗대, 도라지, 국화, 간장, 식초, 설탕
❖ **이렇게 만드세요**

① 국화를 넣고 물을 끓인다.
② 머윗대와 도라지는 껍질을 벗긴 후 ①에 넣고 데친다.
③ ②에 간장, 식초, 설탕을 넣고 새콤달콤하게 무친다.

알아 두세요 머위의 꽃봉오리(한약명 ; 관동화)는 폐의 기운을 튼튼하게 하고 가래를 삭이는 효능이 있어서 한방에서는 기침이나 가래가 나오는 호흡기 질환에 자주 사용하는 약재 중 하나이다. 그래서 주로 급만성 기관지염이나 급만성 인후염, 편도선염 등에 사용된다.

머위는 성질이 따뜻해 나물로 먹기에 좋다. 나물로 먹으면 가슴 속에서 달아오르는 번열을 없애고, 허약한 심신을 보해 준다. 그래서 예전에는 폐결핵이 있으면 머위로 치료했다. 평소 호흡기가 약해 기침이 잦거나 가래가 많은 사람, 뚱뚱하면서 땀이 많은 사람은 자주 먹는 것이 좋다. 위 기능과 체질을 튼튼하게 하며, 유럽에서도 민간 요법으로 머위 잎을 같은 목적으로 쓰고 있다.

도라지는 성질이 약간 따뜻하고, 맛이 쓰면서 소량의 독이 있다. 도라지의 성분 가운데 사포닌은 기관지의 분비 기능을 항진시켜 가래를 삭이고 목이 아플 때에 효과적이다. 약리 실험에서는 진정 작용, 진통 작용, 해열 작용, 소염 작용, 항아나필락시 작용 등이 입증되었다.

도라지는 호흡기 질환에 대표적으로 사용할 수 있는 한방 약재이다. 그래서 기침이나 가래가 있을 때는 몸에 손상을 주지 않고 사용할 수 있다. 급만성 편도선염, 급만성 기관지염, 화농성 기관지염, 인후염 등에 사용한다. 또 숨찬 것을 치료하고 고름을 빼내는 작용이 강해서 여러 가지 호흡기 질환에 거의 대부분 들어가는 약재이

제2장 중풍을 예방하는 음식

다. 머위꽃과 함께 사용하면 더욱 효과적이다.

임신 중 감기에 걸리거나 잔기침이 날 때 약을 함부로 먹을 수 없기 때문에 그냥 견디는 경우가 많은데, 이때 머위를 겉절이 해서 먹거나 달여서 마시면 효과를 본다. 머위 잎으로 쌈을 싸 먹거나 된장국을 끓여 먹어도 좋다.

쑥된장 무침

❖준비할 재료 : 쑥, 청포묵, 된장, 고추장, 참기름
❖이렇게 만드세요
① 쑥을 깨끗이 다듬어 끓는 물에 살짝 데친다.
② ①을 참기름에 볶는다.
③ ②에 청포묵을 넣고 된장과 고추장을 걸러 갖은 양념을 해서 무친다.

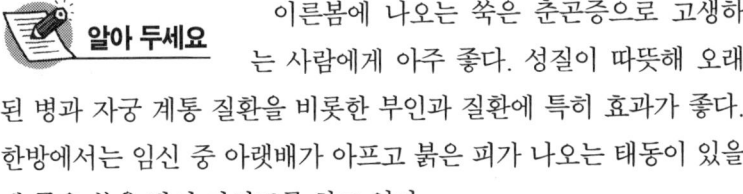

이른봄에 나오는 쑥은 춘곤증으로 고생하는 사람에게 아주 좋다. 성질이 따뜻해 오래된 병과 자궁 계통 질환을 비롯한 부인과 질환에 특히 효과가 좋다. 한방에서는 임신 중 아랫배가 아프고 붉은 피가 나오는 태동이 있을 때 좋은 쑥을 달여 마시도록 하고 있다.

몸이 약하거나, 몸이 차서 나타나는 설사와 복통, 손발과 아랫배가 항상 차고 생리통이 있는 경우, 때때로 생리 불순이 있을 때, 자궁이 약해 임신이 잘 되지 않는 여성이 먹으면 좋다.

쑥을 오래 먹으면 추위를 타지 않고 소화 기관이 튼튼해져 옛부터

몸이 찬 사람의 양기를 보충하는 음식으로 이용했다.

녹두는 성질이 차고 맛이 달다. 우리 나라에서는 환자들의 원기를 돋우고 밥맛을 되살리기 위해 오래 전부터 녹두죽을 쑤어 먹이는 경우가 많았다. 아직까지 그런 전통이 남아 있어서 병원에 입원한 사람을 문병 갈 때 정성껏 녹두죽을 쑤어 간다.

녹두는 소화 흡수가 빠르고, 입 안이 쓰고 식욕이 없을 때 먹으면 기운이 나고 입이 개운해진다. 원래 녹두는 오장육부의 기운을 조화롭게 하여 정신을 안정시키는 효과가 있어서 병약한 사람들에게 사용해 왔었다. 그러나 성질이 차기 때문에 몸이 차서 고생하는 사람이 오랫동안 먹으면 오히려 소화 기능을 약하게 만들 수도 있다.

보통 사람은 생콩을 입에 넣고 깨물면 비린내가 나서 먹지 못한다. 그러나 화병이 있을 때는 생녹두나 생콩가루를 입 안에 넣어도 비린 맛을 느끼지 못하는 경우가 있다. 이것은 몸 속에 열이 많다는 표시인데 이럴 때 녹두죽을 먹으면 몸 속의 열기가 사라지고 가슴이 시원하게 된다. 머리가 무겁고 목이 뻣뻣한 사람이 녹두를 넣은 베개를 베고 자면 눈이 밝아진다.

쑥을 된장과 고추장으로 무친 쑥된장 무침은 손발이 차고 식욕이 없으며, 입맛이 까다로운 사람들에게 특히 좋다. 또 다이어트를 하느라 기력이 떨어진 경우에 먹어도 효과가 있다.

쑥굴리

❖준비할 재료 : 쑥, 찹쌀, 소금
❖이렇게 만드세요

① 쑥을 깨끗이 다듬어 씻는다.
② 끓는 소금물에 ①을 넣고 살짝 데친다.
③ 찹쌀은 네댓 시간 불린 후 찜통에 깔판을 깔고 찰밥을 하듯 촉촉하게 찐다.
④ 밥이 다되면 절구에 넣고 찧다가 ②를 넣고 한꺼번에 찧는다 (쑥인절미 만들기).
⑤ 껍질 벗긴 팥은 같은 양의 물을 붓고 끓이다가 물이 다 넘어 자작해질 때까지 삶아 뜸을 들인다. 이것을 퍼내 소금으로 간을 하고 나무 주걱으로 찰기가 나도록 짓이겨 팥고물을 만든다.
⑥ 팥고물을 은행알만큼씩 떼고, 같은 크기의 쑥인절미 양쪽에 묻혀 모가 나지 않도록 매만진다. 팥 대신 녹두로 고물을 내 만들기도 한다.

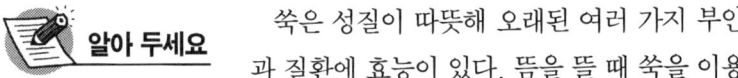

쑥은 성질이 따뜻해 오래된 여러 가지 부인과 질환에 효능이 있다. 뜸을 뜰 때 쑥을 이용하는 것도 쑥의 따뜻한 성질 때문이다. 뿐만 아니라 치질이 오래돼 피가 나고 항문이 아플 때도 쑥을 먹으면 효과가 있다. 옛날에는 칼이나 낫 등 쇠붙이에 상처를 입으면 쑥즙을 그 부위에 발라 소독을 했다.

쑥에는 무기질과 비타민이 많이 함유되어 있는데, 이중 비타민 A는 특히 많아 80g 정도만 먹어도 하루에 필요한 양을 공급할 수 있다. 또, 핵산을 구성하는 유기 염기의 하나인 아데닌도 들어 있어 우리 몸에 아주 유용하다.

찹쌀은 성질이 따뜻하여 몸을 보하고 원기를 북돋우는 작용을 한다. 그래서 소화 기관이 약하고 몸이 찬 사람이나 선천적으로 기운이 약한 사람의 기운을 보강하며, 땀이 많고 설사를 자주 하는 사람에게 좋다. 또, 소화가 잘되기 때문에 위가 약해서 속이 거북한 사람에게 좋다.

찹쌀을 볶아서 먹으면 설사를 그치고, 소변볼 때 힘이 없는 사람이 떡으로 만들어 먹으면 증상이 완화된다. 임산부가 아랫배가 아프고 아래로 피가 보일 때 황기, 궁궁이와 함께 달여 마시면 좋다.

쑥과 찹쌀로 만들어진 쑥굴리는 위장이 나빠 설사를 하는 위궤양 환자가 먹으면 상태가 좋아지고, 쑥과 찹쌀을 섞어 소를 만든 경단은 몸이 찬 소음인에게 좋다. 겨우내 신선한 야채를 먹지 못해 춘곤증이 나타날 때 먹어도 좋다.

두부김밥

❖준비할 재료 : 두부, 쇠고기, 김, 당근, 우엉, 오이, 시금치, 단무지, 쌀, 다시마, 소금, 참기름

❖이렇게 만드세요

① 가르지 않은 두부 2모를 손가락 굵기로 잘라 두툼한 프라이팬에 약간의 식용유를 두르고 바싹 구워 낸다.

② ①에 간장, 물엿을 넣고 조린다.

③ 쇠고기를 손가락 굵기로 잘라 ①과 같은 방법으로 구워 낸다.

④ 썰어 놓은 당근, 오이에 소금 간을 해서 센 불에 살짝 볶는다.

⑤ 우엉을 길게 썰어 물에 씻고, 간장과 물엿을 넣고 약한 불에 볶는다.

⑥ 30분 정도 담가 두었던 쌀에 다시마를 넣고 쌀을 안친다. 밥이

다 되면 식기 전에 소금, 참기름을 넣고 살살 털어 준다.
⑦ 김에 ⑥의 밥을 깔고 각각의 재료들을 넣고 김발로 만다.

알아 두세요

김은 식욕을 돋우는 독특한 맛과 향을 지니고 있어 어린이와 노약자에게 좋다. 동맥경화를 방지하고 항암 효과가 있으며, 노화를 방지하고 피부와 머리카락을 곱게 한다. 설사를 치료하고 가래를 삭여 주며, 몸에 열이 많아 가슴이 답답하고 눈이 침침할 때도 좋다. 변비가 있거나 소변보는 것이 시원찮은 경우에도 효과가 있다.

김의 주성분은 당질과 단백질이며, 단백질은 곡류나 채소에 비해 특히 많아 콩에 비교될 정도이다. 또, 비타민과 무기질, 섬유질이 풍부해 야채 대용으로 좋은데, 비타민 A는 김 1장당 달걀 2개 분에 해당하는 양이 들어 있다. 그러나 단백질의 공급원으로서는 하루 동안 먹는 김의 양으로는 부족하다.

두부의 성질은 평이하다. 콩단백질인 글리시닌과 알부민을 응고시켜 생성된 것으로서 콩으로 먹을 경우 65%의 소화율보다 훨씬 높아 소화율이 95%에 이른다. 그래서 고기를 즐겨 먹지 않거나, 우유를 마시면 설사를 하는 사람에게 매우 좋은 단백질 공급원이 된다.

두부에는 고기 못지않은 우수한 단백질이 들어 있다. 그래서 단백질을 특히 필요로 하지만 고기를 먹게 되면 콜레스테롤 섭취를 많이 하게 돼 심장병이나 고혈압 등을 유발시킬 수 있는 당뇨병 환자들에게는 매우 좋은 식품이다.

최근 미국에서는 중풍, 고혈압, 비만, 암 등 성인병을 예방하는 식품으로 두부를 선정하였으며, 텔레비전 등에서는 두부를 이용한 다양한 요리법을 소개하고 있다.

유부는 두부를 얇게 썰어 기름에 튀긴 것이다. 비지는 물에 녹지 않는 단백질과 탄수화물로 이루어져 있는데, 밀가루와 쌀가루를 섞어 먹으면 열량이 적어 당뇨병 환자나 비만증 환자의 다이어트 음식으로 아주 좋다.

　우엉은 성질이 차서 몸에 열이 많거나, 신경을 많이 쓸 때, 무리하게 일을 하느라 머리가 아플 때, 목이 붓고 기침을 자주 할 때, 얼굴 등 피부에 뾰루지 등이 났을 때 좋은 효과를 나타낸다. 한방에서는 우엉뿌리보다 씨(우방자)를 위의 증상들이 나타날 때 약재로 쓰는데, 씨는 뿌리보다 그 성질이 더욱 차다. 평상시 몸에 열이 많고 성격이 급한 사람은 약용보다는 평소 음식으로 섭취를 함으로써 이런 증상을 완화시키는 것이 바람직하다. 유의할 점은 성질이 차므로 설사를 자주 하는 사람이나 몸이 찬 사람은 많이 먹어서는 안 된다.

　두부김밥은 우리 몸에 필요한 영양소가 골고루 들어 있는 거의 완벽한 요리이다. 이 요리를 만들 때 뚱뚱한 태음인 체질은 쇠고기를 넣는 것이 좋고, 성질이 급하고 식욕이 왕성한 소양인 체질은 돼지고기, 식욕이 없고 손발히 차면서 비쩍 마른 소음인은 닭고기를 넣어서 만들면 더욱 효과적이다.

표고버섯탕

❖**준비할 재료** : 표고버섯, 들깨즙, 밀가루, 식초, 꿀
❖**이렇게 만드세요**
① 표고버섯은 기둥을 떼어 내고 들깨즙과 밀가루를 묻혀 튀김옷

을 입힌다.
② ①을 튀김 기름에 튀겨 낸다.
③ 물에 식초, 꿀을 넣어 소스를 만든다.
④ ②에 ③의 소스를 얹어 낸다.

알아 두세요 표고버섯은 성질이 평이하며 향기가 뛰어나 정신을 맑게 하고, 소화 기관을 튼튼하게 하여, 소화를 촉진시키고 구토와 설사를 멎게 한다. 식욕 부진, 소화 불량, 유즙 부족 및 피곤할 때 먹으면 효과가 있다.

표고버섯을 먹으면 몸 안에서 인터페론이라는 물질을 만들어 내는데, 이것은 암을 치료할 뿐만 아니라 모든 바이러스 병의 특효약으로 각광받는 물질이다. 또, 표고버섯에서 분리된 다당 고분자 물질인 렌티난은 세포성 면역과 체액성 면역을 증가시키고, 암세포를 억제하는 작용을 한다.

표고버섯 다당은 정상적인 생체 면역 기능에 대해서는 거의 명확한 반응을 나타내지 않지만, 암에 걸려 면역 기능이 억제받을 때 면역 증강 작용을 확실하게 나타낸다. 그래서 암뿐만 아니라 여러 가지 면역 기능 저하의 질병에도 쓰인다.

표고버섯은 균 억제 작용을 하며, 혈당량을 낮추는 효능이 있다. 특히 버섯의 삿갓에는 햇빛을 받으면 비타민 D로 변하는 에르고스테롤이 많이 들어 있다. 그러나 소화율은 그리 높지 않아 설사를 자주 하는 사람은 많이 먹지 않는 것이 좋다.

최근 항암 효과가 있는 것으로 밝혀진 들깨는 따뜻한 성질을 갖고 있어 강장 효과가 있고, 대소장을 부드럽게 함으로써 변비를 없애 준다. 오랫동안 복용하면 머리가 세는 것을 막아 주고, 젖을 잘 나오게 한다. 리놀산과 레시틴이 많이 들어 있고 대부분이 불포화 지방산이므로 동맥경화와 고혈압 환자에게 특히 좋다. 뇌 활동을 활발하게 하고, 칼슘이 많이 들어 있어 성장기 어린이나 노인이 먹으면 좋다.

들기름은 위점막을 보호해 위궤양과 위염 환자에게 도움을 주며, 간 기능이 좋지 않은 사람에게도 좋다. 또 조개나 오징어, 낙지 등을 먹고 식중독에 걸렸을 때 효능이 있는 것으로 밝혀졌다. 들깨를 갈아 죽을 끓여 먹으면 피부가 윤택해진다.

그러나 햇볕과 공기 중에서 쉽게 산패되고 굳어 버리므로 들기름은 어둡고 찬 냉장고에 보관하도록 해야 하며, 가급적 짜서는 오래 두지 말고 바로 먹는 것이 좋다. 산패된 기름은 썩은 것과 같기 때문에 몸 속에 들어가면 부작용을 일으킨다.

표고버섯탕은 영양 공급보다는 고혈압, 고지혈증, 동맥경화증 등의 성인병을 예방하는 차원에서 아주 바람직한 식품이다. 그래서 나이가 많은 사람이나 몸에 열이 많아 땀을 많이 흘리고 물을 많이 마시며, 짜증을 잘 내는 사람에게 좋다.

범벅떡

❖**준비할 재료** : 찹쌀, 밤, 대추, 호두, 잣, 콩
❖**이렇게 만드세요**
① 찹쌀은 곱게 간다.
② 밤, 대추, 호두, 잣, 콩은 먹기 좋은 크기로 적당히 자른다.
③ ①에 ②의 재료를 넣고 골고루 섞어 시루에 앉혀 쪄 낸다.

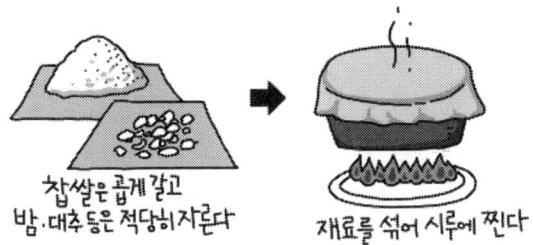

찹쌀은 곱게 갈고
밤·대추 등은 적당히 자른다

재료를 섞어 시루에 찐다

알아 두세요

범벅떡의 주재료는 찹쌀이다. 찹쌀에는 지방, 칼슘, 철분, 섬유질의 함량이 적은 것이 결점인데, 이러한 결점을 보완해 주는 것이 밤, 대추, 호두, 콩, 잣 등이다.

밤은 성질이 따뜻하고 맛이 달아 위장 기능을 강화시키며, 뱃속이 허한 사람에게 좋다. 그래서 몸이 뚱뚱하면서도 배탈, 설사가 잦고 땀이 많은 사람에게 좋다.

밤에 들어 있는 타닌 성분이 설사를 그치게 하고, 기운 순환을 좋게 하여 위장을 튼튼하게 하며, 부기를 내려 물렁살을 빠지게 하기 때문이다. 또, 허약한 체질의 오장육부를 튼튼하게 하는데, 적당히 먹으면 피부가 윤이 나고 고와진다. 그러나 변비가 있고 몸에 열이 많은 사람은 먹지 않는 것이 좋다.

대추의 성질은 약간 따뜻하다. 한방에서는 원기 회복제, 강장제로 쓴다. 위장 기운을 좋게 하고 튼튼하게 하므로 몸이 차고 소화 기관이 약한 사람은 항상 복용하는 것이 좋다.

대추의 단맛은 심리적 안정감을 주므로 히스테리가 있는 사람이 먹으면 매우 좋다. 그 외에도 내장 기능을 회복시키고 노화를 방지하는 효과가 있다.

　그러나 생대추를 많이 먹으면 몸에 열이 생기고 위장 기능을 손상시켜 소화 장애를 일으킨다. 그래서 특히 몸 속에 열이 많아 목이 마르고 변비가 심한 사람은 대추를 씹어 먹는 것이 좋지 않다.

　호두 역시 성질이 따뜻하여 몸을 윤택하게 하고 강장 효과가 있다. 흡수가 잘되는 양질의 식물성 지방이 60% 정도 들어 있으며, 단백질 함량도 돼지고기의 두 배나 된다.

　호흡기가 약한 사람들에게 좋으므로 만성 기관지염이나 천식, 기침이 심하고 가래가 많을 때 먹으면 효과가 좋다. 또, 호두 모양이 머릿속의 뇌와 비슷하다고 해서 두뇌 발육을 돕는다고 알려져 있다.

　남자에게는 양기 보양 식품으로, 여자에게는 미용식으로 좋다. 특히 추위를 많이 타는 사람에게 좋다. 그러나 대변이 묽은 사람은 먹지 않는 것이 좋다.

　호두 기름은 불포화 지방산이 많은 양질의 건성유이고, 단백질은 다른 식물성 단백질에 비해 트립토판의 함량이 많아 우수하다. 무기질 가운데서는 칼슘과 인이 많고 비타민은 비타민 B_1이 특히 많다.

　콩에는 필수 지방산인 리놀레산이 들어 있어서 혈관 벽에 들러붙는 콜레스테롤을 없애 주고, 인체의 구성 성분이 된다. 콩은 동맥 노화를 방지하는 효과가 있어서 중풍을 예방하고, 심장의 관상 동맥 순환을 정상화시키는 효과가 있다. 특히 육식을 좋아하는 사람들은 콩의 섭취량을 늘리는 것이 필요하다. 임상 실험 결과 유전적으로 혈액 속의 지질이 높은 사람들에게 고기와 우유 제품 대신 콩을 먹였더니 전체적으로 호전되었다.

　콩은 인슐린 수치를 떨어뜨리는 효과가 있어서 당뇨병 환자에게 좋다. 또 밥을 많이 먹거나 술을 많이 먹는 사람, 비만인 사람이 콩을 먹으면 피 속의 중성 지방 수치를 떨어뜨리기 때문에 고지혈증을 막아 준다.

콩은 장의 기능을 원활하게 해서 대변의 소통을 정상화시키는데, 이런 효과 때문에 거의 모든 나라에서 콩으로 만든 음식이 발달되었다. 특히 육식을 적게 먹는 우리 나라 사람들에게는 단백질 섭취의 주된 근원이 되기 때문에 콩은 생명의 버팀목이 되고 있다. 따라서 우리 나라 사람들은 하루라도 콩 제품을 먹지 않는 날이 없도록 식단을 짜야 한다.

잣은 성질이 따뜻하며 오장육부를 튼튼하게 하는 효능이 있다. 성질이 부드러워 아무리 오랫동안 사용해도 부작용이 별로 없다. 폐를 포함한 호흡기 계통의 기능을 강화하는 효능이 있어 만성 기관지염이 있을 때 기침과 가래를 없애 준다. 또 평소 피부가 거칠고 잘 트는 사람이나, 노인인 경우 대장 기능이 약해서 나타나는 변비 증상에 효과적이다.

평소 얼굴이 붉고 머리가 어지러운 사람의 중풍 전조증에도 효과가 있으며, 손발이 저리고 관절이 약할 때도 효과를 발휘한다.

범벅떡은 찹쌀을 비롯 밤, 대추, 호두, 잣이 어울려서 기운이 없고 나른한 사람의 영양 보충으로 더없이 좋은 음식이다.

대개 밤이나 대추, 호두, 잣 등은 날것으로 먹는데, 범벅떡에서처럼 한꺼번에 익혀서 먹으면 성질이 따뜻한 쪽으로 변화를 일으킨다. 그래서 날것으로 먹었을 때보다 소화력이 좋아지고 흡수도 잘된다. 범벅떡은 지방질이 많아 대변을 잘 소통시키는 호두와 잣, 그리고 설사를 막아 주는 밤 등이 잘 조화된 요리이다.

원추리 무침

❖ **준비할 재료** : 원추리, 간장, 된장, 고추장, 마늘 다진 것, 파 다진 것, 설탕, 통깨, 참기름

❖ **이렇게 만드세요**

① 원추리를 깨끗이 씻은 다음, 끓는 물에 소금을 약간 넣고 살짝 데쳐 찬물로 헹구어 꼭 짠다.

② ①에 준비된 양념을 넣고 무친다. 취향에 따라 된장이나 고추장을 더 넣거나 빼도 된다.

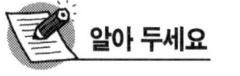
알아 두세요

원추리 무침은 된장과 고추장이 어우러져 성질이 어느 한쪽으로 치우치지 않는 요리이다.

원추리는 각 지역의 들판이나 산지에 절로 나는데, 요즘은 재배하기도 한다. 맛은 달고 성질은 차며, 소화 기관과 호흡 기관에 좋다. 실제, 결핵균에 대해 항균 작용이 있는 것으로 실험 결과 밝혀졌다.

소변 장애, 만성 간염이나 담낭염으로 황달이 있을 때, 젖몸살이 났을 때, 부인과 질환 등이 났을 때 하루 6~9g 정도 달여 마시면 좋다. 부인과 질환을 치료할 때는 원추리 생즙을 내 먹기도 한다.

원추리는 보통 나물이 갖고 있는 평균 정도의 섬유소를 갖고 있고, 칼륨이 많다. 카로틴이 풍부하고, 비타민도 각각 비타민 B_2 0.08mg, 비타민 C 39mg으로 많은 편이다. 류머티즘이나 위장병, 황달이 났을 때 민간 요법으로 원추리 잎과 뿌리, 꽃을 함께 달여 먹기도 한다.

된장은 성질이 차서 열을 내리고 가슴이 답답하고 위가 그득한 것

을 없애 준다. 또 여러 가지 해독 작용을 하기 때문에 생선이나 채소, 버섯을 먹고 나서 중독이 되었을 때 효과가 있다. 우리 선조들이 생선이나 채소를 이용해 국을 끓이거나 음식을 만들 때 소금으로 간을 맞추지 않고 된장으로 간을 맞춘 것이 바로 된장이 해독 작용을 한다는 것을 알고 있었기 때문이다.

실제 연구 조사에서도 된장을 먹은 사람이 먹지 않은 사람보다 암 발생 확률이 낮은 것으로 나타났는데, 이것은 된장이 여러 가지 음식에서 나오는 독소를 없애는 능력을 갖고 있어 이상 조직의 생성을 억제하기 때문이다.

된장은 우리 나라 사람처럼 곡류에서 대부분의 열량을 얻고 있는 경우 단백질의 주요 공급원이며, 세포와 조직 성분의 보충원이라고 볼 수 있다.

돌나물 물김치

❖준비할 재료 : 돌나물, 고춧가루, 찹쌀가루, 생강, 마늘, 실파, 붉은 고추, 풋고추, 통깨, 액체육젓, 소금

❖이렇게 만드세요

① 돌나물은 깨끗이 씻어 소금을 뿌려 살짝 절인다.
② 고춧가루와 생강은 다져서 미지근한 물에 30분 정도 우려낸 후 가제로 꼭 짜 놓는다.
③ 찹쌀가루풀을 묽게 쑨다.
④ 실파는 7~8cm의 길이로 썬다.
⑤ ③에 ④를 넣고 소금을 넣어 간한다.

⑥ ①을 한 번만 살짝 씻어 낸 후 물기를 뺀다.
⑦ 항아리에 ⑤와 ⑥을 넣고 국자로 양념을 떠 넣은 후, 다시 돌나물을 넣고 양념 국물을 떠 넣으며 켜켜이 담는다.
⑧ 적당히 익으면 골고루 섞어서 그릇에 담아 낸다.

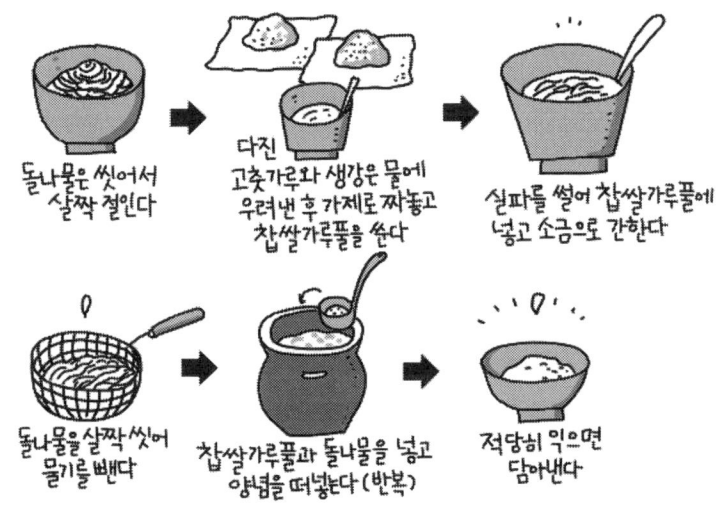

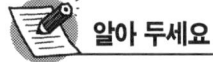 알아 두세요

돌나물 물김치는 고혈압을 비롯, 당뇨병, 비만증, 심장병 등 성인병이 있는 사람이나, 이런 병을 내력으로 갖고 있는 집에서는 자주 만들어 먹는 것이 좋다.

돌나물 물김치는 성질이 서늘하고 맛이 시원하다. 이런 돌나물에 생강이나 고추처럼 향취가 있고 매운맛이 강한 양념을 추가하면 음식의 성질이 중화돼 누구든지 먹을 수 있는 음식이 된다. 몸에 열이 많은 사람이 먹으면 속의 열을 풀어 주고, 대소변을 잘 나가게 한다.
 또, 성질이 급하고 허리가 약한 사람이나, 기관지가 약해 기침을 자주 하고 목이 잘 붓는 사람이 먹으면 좋다.
 얼굴에 여드름이 많이 나고, 육식을 먹고 나면 얼굴에 종기가 생기는 사람도 돌나물 물김치를 먹으면 좋아진다. 또, 목이 자주 마르고 입이 쓴 사람도 돌나물 물김치가 좋다. 평소 육식을 많이 하고, 매운 음식을 좋아하는 사람은 돌나물 물김치가 기운에 조화를 준다.
 돌나물의 맛은 달고 슴슴하며 성질은 서늘하고 차다. 열을 내리고 독을 풀며 부기를 내리는 데 효과가 있다. 목안이 붓고 아플 때, 소변볼 때 요도나 방광이 뻐근하고 아프며 소변이 잘 나오지 않을 때도 좋다. 성질이 차기 때문에 종기가 나서 아프고 화끈거릴 때, 화상으로 피부가 아플 때, 뱀에 물렸을 때 효과적이다.
 전염성 간염에도 효과가 있다. 실제, 만성 간염 환자에게 돌나물을 먹였더니 간의 효소 가운데 하나인 GPT가 정상으로 회복되었다. 약으로 먹을 때는 하루 15~30g을 달여서 마시거나, 신선한 돌나물 60g을 즙을 내 먹으면 좋다. 외용약으로 쓸 때는 짓찧어 붙이거나 즙을 짜 바르면 된다.
 돌나물에는 칼슘이 212mg이나 들어 있어 다른 나물보다 칼슘량이 상당히 많은 편이다. 또한 돌나물은 바쁘게 살아가는 현대인들에게 부족한 비타민과 무기질, 섬유질을 섭취할 수 있는 매우 좋은 식품이다.
 외식을 자주 하는 사람은 특히 이런 돌나물을 먹는 것이 좋다. 성질이 급해서 일일이 손이 가는 나물 반찬을 만들기 싫어하는 주부라고 할지라도 1주일에 한 번 정도는 돌나물과 같은 나물 반찬을 만들어 먹어야 한다. 기름에 지지고 볶는 것만이 좋은 게 결코 아니다.

두릅적

❖ **준비할 재료** : 두릅, 쇠고기, 밀가루, 식초, 고추장
❖ **이렇게 만드세요**
① 두릅은 깨끗이 다듬어 끓는 소금물에 데친다.
② 두릅과 쇠고기를 번갈아 꼬챙이에 끼운다.
③ 계란에 소금을 약간 넣고 풀어 놓는다.
④ ②를 밀가루에 묻혀 ③에 넣었다가 프라이팬에 식용유를 두르고 지진다.
⑤ ④를 초고추장과 함께 내놓는다.

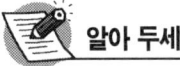 두릅적은 두릅을 약간 데쳐서 길이로 쪼개 양념을 한 것과 쇠고기를 꼬챙이에 꿰어 밀가루를 묻히고 달걀을 씌워 지져 낸 것으로서 동물성과 식물성이 서로 조화를 이루는 식품이다. 그러나 고혈압 등 성인병이 있는 경우에는 쇠고기를 빼는 것이 낫다.

두릅적은 전분으로 되어 있는 밀가루와 감자를 섞어 만들기 때문에 3대 영양소가 골고루 들어 있는 매우 우수한 요리이다.

두릅의 성질은 평이해 기운을 보해 주고 뼈를 튼튼하게 한다. 이른봄, 나른하고 피곤하고 입맛이 없을 때 먹으면 입맛이 난다. 뿐만 아니라 겨우내 부족하기 쉬운 비타민을 보충해서 활기차고 건강한 몸을 만들어 준다. 아침에 잘 일어나지 못하고 활력이 없는 사람이 먹으면 좋고, 정신적으로 긴장이 지속되는 사무직 종사자와 공부하는 학생들이 먹으면 머리가 맑아지고 잠을 편안히 잘 수 있다.

위를 튼튼하게 하는 효능이 있어 건위제로 이용되기도 하며, 어린

잎은 식용으로 쓰인다. 두릅을 삶아 나물이나 김치를 만들어 먹는데, 떫고 쓴맛을 우려내기 위해 껍질을 까서 물에 담갔다 먹어야 한다. 껍질에는 독성이 있으므로 반드시 잎만 사용해야 한다.

당뇨병 환자에겐 열량이 적어 혈당치를 떨어뜨리며 배고픔을 막아주고, 신장이 약한 사람이나 만성 신장병이 있어 몸이 붓고 소변을 자주 보는 사람이 먹으면 신장 기능이 강해진다.

두릅은 특유의 향과 맛이 있으므로 살짝 데쳐 초고추장으로 무치거나 찍어 먹는 것이 좋다.

미나리전

❖준비할 재료 : 미나리, 밀가루, 굴, 소금, 식용유, 간장, 통깨, 식초

❖이렇게 만드세요
① 밀가루에 소금 간을 해서 반죽한다.
② 미나리를 한 가닥씩 떼어 기름 두른 프라이팬에 뿌리 부분과 잎 부분이 차례로 엇갈리게 놓고, 밀가루 반죽을 붓는다. 이때 굴이 적당히 들어가도록 해서 조금 두껍게 부쳐 낸다.
③ 간장, 식초, 통깨를 넣어 초간장을 만든다(초간장 만들기).
④ ②를 초간장에 찍어 먹는다.

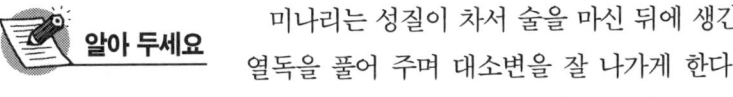

미나리는 성질이 차서 술을 마신 뒤에 생긴 열독을 풀어 주며 대소변을 잘 나가게 한다. 미나리는 간 기능을 좋게 하는 효과가 있어서 급, 만성 간염으로 인

한 황달을 치료한다. 우리 나라에서는 민간 요법으로 간질환에 미나리와 당근을 같이 먹는 경우가 많다. 그러나 실제적으로 간 기능을 회복시키는 효과가 뛰어난 것인지는 알려지지 않고 있다. 단지 미나리의 성질이 차기 때문에 몸 속의 열을 없애 주고, 갈증을 멎게 하고, 소변을 많이 나가게 하기 때문에 2차적으로 간 기능이 좋아지는 것으로 보인다. 따라서 간이 아주 심하게 나빠진 다음에 미나리를 먹기보다는 미리미리 간을 보호하고 간염을 예방하고, 술독을 풀어 주기 위해서 먹는 것이 바람직하다.

미나리의 주요 성분은 여느 채소와 다를 바가 없지만 카로틴은 많은 편이다. 독특한 향기 성분이 있어서 상큼한 맛이 일품이다. 미나리에는 영양적인 효과는 적고, 다른 채소처럼 식물성 섬유의 공급이란 면에서는 좋은 야채이다. 미나리는 이른봄에 어린 잎을 데치거나 생것으로 나물을 만들어 먹는데, 미나리 나물의 성분을 제대로 이용하기 위해서는 산과 들의 연못가나 산골짜기의 도랑에 흔히 자라는 돌미나리를 뿌리째 캐어서 사용하는 것이 더 효과적이다.

미나리는 몸에 열이 많으면서 짜증이 날 때, 얼굴이 달아오를 때 정신적인 긴장이 많은 사람의 머리를 맑게 하고, 정수를 보충시켜 피부에 윤기가 돌게 만들어 준다.

또 식욕을 돋우어 주고, 창자의 활동을 좋게 하여 변비를 없애 준다. 이것은 미나리 속에 들어 있는 식물성 섬유가 내장의 벽을 자극해서 운동을 촉진시키기 때문이다.

미나리는 동물성 단백질과 지방질을 지나치게 많이 섭취하는 현대인들의 만성 질환, 고혈압, 동맥경화증, 중풍 등의 성인병 예방과 치료에도 보조적인 요법으로 사용하여 도움을 받을 수 있다. 따라서 입맛이 떨어지고 소화력이 약한 사람은 미나리전을 만들어 먹고, 집안 노인들 가운데 고혈압, 당뇨병, 중풍 등의 성인병이 많은 사람은 돌미나리전보다 미나리 강회를 만들어 먹는 것이 좋다.

그러나 소화 기관이 약하고, 몸이 찬 사람이 많이 먹으면 설사를 하므로 주의한다.

가끔 독미나리를 잘못 복용하여 중독 사고를 일으키는 경우가 있는데, 독미나리는 키가 보통 미나리보다 커서 90cm에 이른다.

만성 간염이 있어서 간 기능 검사를 했을 때 간의 효소인 GOT, GPT가 높은 사람이나 황달 증세가 있어서 눈동자가 노랗게 나타나는 경우에는 생즙을 짜서 먹거나 돌미나리전이 좋다. 그러나 평소 직업상 술을 많이 마시거나, 술을 좋아하는 애주가로서 소주나 양주처럼 알코올 도수가 높은 독한 술을 많이 마시는 사람에게는 안주나 반찬으로 미나리 강회를 만들어 먹으면 일석이조가 될 수 있다. 미나리를 데쳐 초고추장에 찍어 먹는 미나리 강회는 술독을 풀어 주기 때문에 간 기능 회복에 도움을 준다.

능이버섯탕

❖**준비할 재료** : 능이버섯, 돼지고기, 당근, 오이, 죽순
❖**이렇게 만드세요**
① 능이버섯을 물에 불렸다가 꼭 짜서 물기를 뺀 다음 식용유를 넣고 프라이팬에 볶는다.
② 당근, 오이, 죽순도 먹기 좋은 크기로 썬 다음 같이 볶는다.
③ 돼지고기는 손가락 굵기로 잘라서 토막내 익힌다.
④ ①, ②, ③에 물을 붓고 끓이다가 간장, 설탕으로 간을 맞추고,

녹말을 푼다.
⑤ 걸쭉해지면 참기름, 깨소금을 뿌려 낸다.

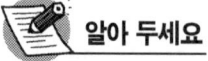
능이버섯은 말리면 강한 향기가 나며, 식용 버섯이지만 날것으로 먹으면 중독이 된다. 그렇기 때문에 반드시 익혀서 요리해야 한다.

능이버섯은 성질이 평이하다. 버섯은 피 속의 콜레스테롤 수치를 떨어지게 하는 구아닐산이 있고, 비타민 B_2와 D의 모체인 에르고스테린이 풍부하다. 그래서 모든 버섯 종류는 고혈압, 심장병에 좋은 효능을 가진다. 버섯의 일반 성분은 채소류와 비슷하며, 효소가 많기 때문에 변질되기 쉽다. 최근에는 암을 방지하는 물질이 포함되어 있음이 알려져 크게 각광을 받고 있다. 버섯은 성질이 차거나 평이해서 위와 장에 독기가 뭉친 것을 풀어 주며, 피 속에 뭉친 열을 내려 준다. 또 버섯에는 여러 가지 비타민과 무기질이 포함되어 있어서 기운을 보해 주고 정신을 맑게 한다.

버섯에는 당질과 지방질이 적어서 칼로리가 거의 없는 음식물이기 때문에 아무리 많이 먹어도 살이 찌지 않으며 옛날부터 몸을 가볍게 한다고 했다. 폭군 네로 황제는 음식을 즐기는 미식가였는데 너무 많이 먹어서 살이 쪄 고민이었다. 그러나 버섯은 아무리 먹어도 살이 찌지 않았기 때문에 아주 좋아했다. 그래서 맛있는 버섯을 따 오는 사람에게 버섯만큼의 금을 주었다고 한다.

반면 나무나 땅에서 돋은 버섯은 모두 다 축축하고 따뜻한 기운이 합쳐져서 이루어진 것이기 때문에 몸이 잘 붓는 사람은 많이 먹어서는 안 된다.

죽순의 성질은 약간 차기 때문에 몸에 열이 많은 사람의 가래와 어지러움을 없애 준다. 죽순에는 칼륨이 많이 들어 있기 때문에 체내의 염분을 조절하고 또한 고혈압을 예방한다. 죽순에는 섬유가 2~3%나 들어 있어서 대장의 운동을 촉진하기 때문에 변비를 없애 주고, 장을 깨끗하게 해 주는 효과가 있다. 또 열량이 적기 때문에 피 속의 콜레스테롤을 떨어뜨리는 효과가 있어서 고혈압, 동맥경화, 심장병 등에 좋다. 또 죽순은 성질이 차고 소화율이 낮기 때문에 평소에 설사를 자주 하는 사람이나, 몸이 찬 사람, 소화 장애가 많은 사람은 많이 먹지 않는 것이 좋다.

또 당근과 오이 속에는 비타민 C를 파괴하는 아스코르비나제가 들어 있어서 생채를 만들 때 당근과 오이를 섞으면 좋지 않다고도 한다. 그러나 한꺼번에 채소를 많이 먹는 우리 나라 사람들에게 있어서는 별문제가 없다. 능이버섯과 죽순을 주재료로 한 능이버섯탕은 정신적 안정을 찾아 주는 효과가 있어서 정신 노동을 많이 하는 사람이나 학생들의 심리적 안정에 좋고, 장년기의 사람들에게 스태미나 강화 효과가 있다. 또한 몸에 열이 많고 소화력이 좋아서 육식을 지나치게 좋아하고 물을 많이 마시는 사람들, 뚱뚱해서 몇 가지 음식만 먹으며 다이어트에 열심인 젊은 여성들에게 절대적으로 필요한 음식이다.

홋잎나물 무침

❖**준비할 재료** : 홋잎나물, 고추장, 파 다진 것, 마늘 다진 것, 식초, 통깨, 소금

❖**이렇게 만드세요**

① 홋잎나물을 물에 씻어 끓는 물에 살짝 데쳐 찬물에 헹구어 꼭 짠다.
② 고추장에 파 다진 것, 마늘 다진 것, 식초, 통깨, 소금을 넣고 양념장을 만들어 무친다.

알아 두세요 홋잎나물은 화살나무의 잎을 말하는데 한방에서는 귀전우, 귀전이라 하여 화살나무의 껍질을 약재로 사용하고 있다. 홋잎나물은 성질이 차고 맛이 약간 쓴 편에 속한다.

홋잎나물은 혈액 순환을 촉진하고 뭉친 피를 흩어 주며 생리 불순과 생리통을 치료하며, 옛날부터 출산 후 아랫배가 꼬이듯이 아플 때, 몸에 열이 많아서 입이 쓰고 어지러울 때, 얼굴이 달아오르고 머리가 아플 때 사용하면 좋다고 했다.

또 폐경기도 아닌 젊은 나이에 생리가 끊기거나 생리량이 줄었을 때도 좋다. 아랫배에 뭉친 것이 만져지고 때때로 통증을 일으키는 경우에도 홋잎나물을 먹으면 서서히 풀어진다고 했다.

그러나 홋잎나물은 성질이 차기 때문에 주의해야 할 사람도 있다. 혈액 순환을 촉진하고 뭉친 피를 풀어 주는 기능이 있기 때문에 몸이 너무 허약하면서 생리량이 많거나 자주 어지러운 사람, 또 임신 중인 사람은 많이 먹어서는 안 된다.

한편 최근의 약리 실험에서는 주요 성분인 싱아초산 나트륨이 피 속의 혈당량을 낮추어 준다는 사실이 밝혀졌고, 세균 활동을 억제하는 효과도 있음이 입증됐다. 또 암세포의 활성을 억제하는 효능이 있음도 보고 되었다. 이런 사실을 볼 때 옛날 사람들이 여러 가지 산나물을 자주 먹었기 때문에 오늘날보다도 각종 암 발생이 적었던 것으로 추정되고 있다. 옛날에는 현모양처의 덕목 가운데 사람들이 먹을 수 있는 산나물을 많이 아는 것도 포함된다고 했던 것이 바로 이런 이유에서인 듯하다.

우리 나라 식생활의 특성 가운데 가장 탁월한 것이 바로 나물을 많이 먹는 습관이다. 그러나 산업 사회의 발달로 간편한 음식을 좋아하다 보니 점점 나물 반찬을 기피하고 서양식 음식 습관이 보편화되고 있는 실정이다. 따라서 우리의 좋은 전통을 잃지 않는 범위 안에서 서양식 습관의 장점만 이용하는 지혜가 필요하다.

홋잎나물을 데치거나 삶으면 찬 성질이 많이 약화된다. 그리고 나물을 무칠 때 생강, 고추, 마늘 등의 매운맛이 많은 양념을 섞으면 홋잎나물의 성질이 중화된다. 따라서 홋잎나물을 반찬으로 곁들여서 먹을 때 김치처럼 성질이 따뜻한 반찬을 함께 먹거나 하면 그 성질이 중화되어 누구나 먹어도 커다란 피해는 없을 것이다. 따라서 몸에 열이 많아서 물을 많이 마시고 얼굴색이 붉은 사람은 홋잎나물 무침을 많이 먹고, 몸이 찬 사람은 많이 먹지 않는 것이 좋다.

방아 된장찌개

❖ **준비할 재료** : 방아나물, 된장, 표고버섯 가루, 멸치, 실파, 마늘, 빨간 고추, 파란 고추

❖ **이렇게 만드세요**

① 된장을 풀고 표고버섯 가루와 멸치를 넣은 뒤 국물을 끓인다.

② ①에 실파, 마늘, 빨간 고추, 파란 고추 등의 갖은 양념을 넣고 팔팔 끓인다.

③ 마지막에 방아나물을 넣고 한 번 끓어오르면 불을 끈다.

알아 두세요 　방아나물은 꿀풀과에 속하는 다년생 풀이다. 관상용, 식용으로도 쓰는데 한방에서는 곽향(藿香)이라고 해서 약재로 많이 쓰며, 말리면 향긋한 냄새가 나서 먹기에도 좋다.

성질은 약간 따뜻하고 맛은 달면서 조금 맵다. 독이 없어서 누구나 먹을 수 있다. 방아나물은 주로 호흡기 질환을 치료할 목적으로 나물 전체를 말렸다가 한번에 10g 정도씩 달여서 먹는다. 방아나물은 소화 기관을 튼튼하게 해서 구역질이 나거나 위 기능이 약할 때 주로 사용한다. 그래서 주로 입맛이 없고 속이 울렁거릴 때, 메스껍고 설사를 자주 할 때 사용한다. 또 땀을 나게 하므로 감기가 시작될 무렵에 달여서 마시면 좋다. 또 목이 아플 때, 기관지염이 있어서 기침과 가래가 나올 때, 만성 기관지성 천식이 있거나 생리 불순이 있을 때, 신경통이 있을 때 사용한다.

방아를 넣고 죽을 쑤어 먹기도 하는데 주로 노인들이 여름철에 더위 먹었을 때 효과적이다. 또 평소에 몸이 약해서 감기에 잘 걸리고 팔다리에 쥐가 자주 나는 사람, 한숨을 쉬어야 가슴이 시원하다고 느끼는 사람이 방아죽을 쑤어 먹어도 좋다.

민간에서는 허약한 아이들을 위해 기운을 보충할 목적으로 방아나물을 먹였는데 한방 관련 서적에도 이런 효능에 대한 기록이 있다. 실험적으로는 대변과 소변 배설을 촉진하는 효과가 증명되었는데 주로 기운이 부족해서 몸이 붓는 여성들에게 좋다.

그러나 방아풀은 성질이 따뜻하고 몸을 보해 주는 효과가 있어서 소화력이 지나치게 좋아 매운 음식을 자주 먹는 사람, 열이 많아 물을 자주 마시는 사람, 얼굴색이 붉고 눈이 자주 충혈되는 사람, 살이 찐 사람은 많이 먹어서는 도움이 되지 않는다.

또 방아나물은 머리를 맑게 하고 가슴속의 답답함을 없애 주며 상기가 되었을 때 먹으면 기운 순환이 정상적으로 된다. 그래서 정신적 긴장을 지나치게 많이 해서 신경증이 있거나 히스테리를 부릴 때 효과가 좋다. 깊은 잠을 이루지 못하고 꿈이 많은 사람이나 고민과 짜증이 많고 집중력이 떨어질 때 좋다. 이런 효과 때문에 밤이 늦도록 잠을 이루지 못하다가 새벽녘에야 비로소 잠이 드는 사람들에게 좋다.

또 항상 불안해 하면서 식욕이 없고 음식 투정을 많이 하는 사람, 성적과 공부에 대한 부담감이 많은 학생이나, 승진 시험에 대한 부담감 때문에 입에서 냄새가 많이 나는 사람에게 좋다. 체질적으로는 수척한 소음인 체질에게 좋다.

또한 방아 된장찌개는 방아나물과 된장, 고추가 함께 어우러진 요리이므로 몸이 차고 설사를 자주 하는 사람은 고추장을 더 많이 넣는 것이 좋고, 몸에 열이 많은 사람은 된장을 더 많이 넣어서 먹는 것이 좋다.

가죽나물 튀김

❖ **준비할 재료** : 가죽나물, 고추장, 찹쌀가루
❖ **이렇게 만드세요**
① 가죽나물을 다듬어 깨끗이 씻어서 물기를 뺀다.
② 찹쌀가루를 묽게 반죽한다.

③ ②에 ①을 묻혀서 튀김 기름에 튀겨 낸다.
④ ③이 식으면 고추장을 살짝 발라서 햇볕에 말린다.
⑤ ④를 먹기 좋도록 잘라서 접시에 내온다.

알아 두세요

가죽나무는 '가짜 대나무'라는 뜻인데 잎 사귀의 생김새가 대나무, 옻나무와 비슷하다. 소태나무과에 속하는 교목으로 키가 큰 편이다. 중국이 원산지이지만 우리 나라에도 널리 퍼져 있는데, 빨리 자라며 대기 오염이나 병충해에도 저항력이 강해서 가로수나 조경수로 널리 이용된다.

가죽나무는 카로틴과 비타민 B_1, B_2가 특히 풍부하며, 열량이나 그 외 나머지 성분 함유량은 보통 다른 나물과 비슷하다. 가죽나무는 비타민이 풍부하기 때문에 기력이 약하고 소화기 계통 질환으로 고통을 받는 사람에게 좋다. 예전에는 계절의 별미로 먹어 왔으나 요즘 주부들은 가죽나물을 아는 사람이 드물 정도로 먹는 사람이 별로 없다. 그러나 나이가 많은 사람들은 기름에 튀겼을 때 바삭바삭한 그 맛을 잊지 못하고 있다.

가죽나무의 성질은 서늘하고 맛이 쓰며 고약한 냄새가 난다. 한방에서는 가죽나무의 뿌리 껍질을 벗겨서 저근백피라고 부르며 설사나 피 나는 것을 치료한다. 이질, 치질, 피가 나오는 설사병 등에 쓰는데 효과가 좋은 편에 속한다. 또한 위궤양에 뿌리를 진하게 달여서 복용하기도 한다.

가죽나물은 성질이 차서 몸에 열이 많고 습기가 많아서 잘 붓고 소변 배설에 장애가 있는 사람에게 좋다. 실험을 통해서도 세균의 활동을 억제하고 염증을 없애면서 설사를 멈추게 하는 효과가 있음이 입증되었다. 뚱뚱하면서 대변을 하루에 여러 번 보는 사람에게 가장 뛰어난 효과가 있다. 특히 물냉면, 차가운 우유 등을 먹고 나서 설사를 하는 사람에게 좋다. 또한 만성 장염, 위염, 치질의 출혈, 자궁 출혈 등에도 사용한다. 약용으로 사용할 때는 하루에 10g 정도가 가장 적당한데 달이거나 가루로 만들어 먹어도 좋다.

가죽나물은 볶으면 찬 성질이 중화되기 때문에 소화력이 약하거나 식욕이 없는 사람에게 좋다. 더구나 가죽나물을 볶을 때 고추장을 넣으면 가죽나물과 고추가 적절한 궁합을 이루어 아주 뛰어난 요리가 될 수 있다. 고추는 성질이 뜨거워서 몸을 따뜻하게 하고 입 안과 위 안의 벽을 자극하여 소화액을 분비시킨다. 또한 가죽나무의 독특한 냄새를 없앨 수 있어서 더욱 좋다.

한편 가죽나물은 겉절이를 해서도 먹는데, 줄기를 없애고 연한 잎만 사용하기 때문에 먹기에 부드럽고 본래의 성질을 잘 이용할 수 있다. 그래서 과민성 대장 증상으로 여러 번 대변을 보는 사람에게 좋은 약이 될 수 있다. 특히 숙변을 보지 못해 신경을 쓰는 사람은 며칠만 겉절이를 해 먹어도 어느 정도 좋아지는 효과를 볼 수 있을 것이다. 가죽나물 겉절이는 음식보다는 약으로 먹을 만큼 효과가 탁월하다.

산초 장아찌

❖**준비할 재료** : 씨가 벌어지지 않은 9월 이전에 채취한 산초, 간장, 설탕, 식초

❖**이렇게 만드세요**

① 산초를 하루 동안 물에 담가둠으로써 독성을 제거한다.

② ①을 건져 물기를 없앤다.

③ 간장, 설탕, 식초를 넣고 팔팔 끓인 물을 뜨거운 상태에서 ②에 붓고 7일 동안 둔다.

④ 7일이 지난 다음 ③의 간장을 따라 내 팔팔 끓인 후 다시 산초에 붓는 것을 7번 되풀이한다.

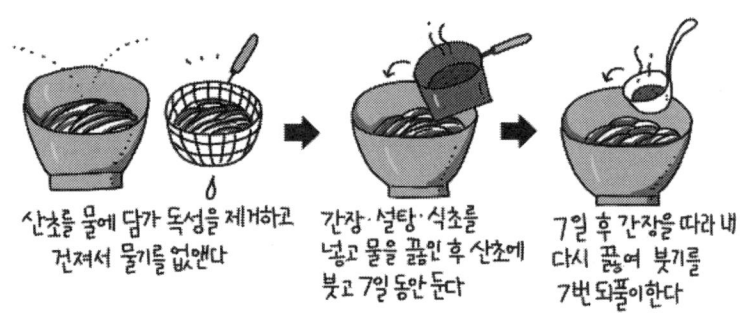

알아 두세요   산초는 중국 요리에 많이 들어가는 향신료 가운데 하나로 우리 나라에서는 추어탕에 주로 쓰이는데 미꾸라지의 비린 맛과 찬 성질을 중화시켜 주는 역할을 한다.

산초의 성질은 따뜻하고 맛은 맵다. 한방에서는 산초나무의 씨를 산초라고 부르고, 씨 껍질을 천초라 부른다. 산초의 성질은 매우 뜨거운 편이어서 그 약효는 몸을 따뜻하게 데워 주는 데 있다. 손발이 차고 아랫배가 시리고 관절이 아플 때 산초는 기운의 순환을 좋게 하여 몸을 따뜻하게 해 주기 때문이다.

산초는 주된 약재보다는 보조약으로 사용되고, 식용으로 쓸 때도 조미료로 이용한다. 산초의 주성분은 산쇼올인데 이 성분은 자극이 강해 미각과 후각을 마비시켜 어류의 비린내를 소실시킴으로써 식욕을 나게 한다.

전통적으로 유명한 추어탕집에서 반드시 산초를 사용하는 것은 바로 이런 효과를 이용해서 추어탕 맛을 더하고, 부작용을 방지하기 위한 것이다.

간장은 동맥의 노화를 방지하는 효과가 있고, 심장의 관상 동맥 순환을 정상화시키는 효과도 있다. 특히 육식을 좋아하는 사람은 간장의 섭취량을 늘리는 것이 필요하다. 임상적으로 볼 때 피 속의 지방질이 높은 사람들에게 좋은데 간장량의 20%가 소금으로 이루어져 있으므로 고혈압인 사람은 간장을 적게 먹는 것이 좋다.

산초 장아찌는 마늘 장아찌와 비슷한 효능을 갖고 있지만 그 효과는 마늘 장아찌보다 월등히 크고, 빨리 나타날 수 있다. 그러나 몸에 열이 많고 오후가 되면 얼굴과 머리가 달아오르는 사람에게는 좋지 않고, 임산부는 특히 주의해야 한다.

서리가 내리기 전에 산초를 따서 만든 장아찌는 기운이 약하고 손발이 차면서 목소리에 힘이 없고, 항상 피로를 호소하는 사람에게 좋다. 체질적으로는 소음인에게 가장 좋은데, 변비가 있거나 잠들기가 어려운 경우, 그리고 아침에 잘 일어나지 못하는 어린이에게도 좋다.

망초나물 무침

❖ **준비할 재료** : 어린 망초나물, 맛살, 간장, 식초, 깨소금, 참기름, 소금

❖ 이렇게 만드세요

① 망초나물을 끓는 소금물에 살짝 데치고, 찬물에 헹궈서 물기를 꼭 짠다.
② 맛살을 길고 가늘게 찢는다.
③ ①과 ②에 갖은 양념을 넣고 무친다.
④ 먹기 직전에 참기름을 뿌려 낸다.

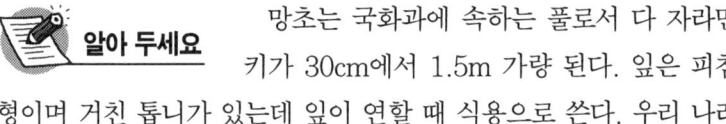 망초는 국화과에 속하는 풀로서 다 자라면 키가 30cm에서 1.5m 가량 된다. 잎은 피침형이며 거친 톱니가 있는데 잎이 연할 때 식용으로 쓴다. 우리 나라에는 길가나 들판 어디에나 있다.

망초나물은 성질이 차고 맛이 약간 쓴 편이다. 따라서 몸이 뜨겁고 열이 많아서 염증이 자주 나타나는 사람에게 좋다. 무리를 하면 만성적으로 중이염, 결막염, 구강염이 나타나는 사람이 이 나물을 먹으면 몸의 기력을 돋우어 줄 수 있다.

또 몸이 뚱뚱하고 무릎이나 허리 주위에 신경통이 있을 경우에도 망초나물을 먹는데 하루에 10~40g 정도 먹는 것이 좋다. 민간에서는 피부염으로 가려움증이 심할 경우에 사용하는데 날것을 짓찧어서 붙이기도 하고 달여서 마시기도 한다.

망초나물의 잎사귀에는 휘발 성분이 들어 있어서 어린이들이 우유를 먹고 일으키는 과민성 설사나 장출혈에 사용하면 효과적이라는 임상 보고가 있었다. 그리고 보통 비빔냉면이나 매운탕처럼 지나치게 매운 음식이나 카레처럼 자극성이 강한 음식을 먹고 나면 속이 불편하고 설사를 하는 사람에게 좋다. 그러나 하루에 200g 이상 먹는 것은 바람직하지 않다. 소량씩 오랫동안 먹는 것이 좋다.

망초나물은 성질이 급하고 소변의 색이 진하면서 배뇨시 때때로 통증이 있는 사람에게 좋다. 그래서 오줌소태나 방광염에 자주 걸리는 중년 여성들이 오랫동안 먹으면 상당한 효과를 볼 수 있다. 또 깊은 잠을 이루지 못하고 꿈을 많이 꾸거나 하룻밤 사이에 소변을 여러 번 보면서 변비가 있는 사람에게도 효과가 있다.

망초나물을 반찬으로 먹을 때는 깨소금과 참기름이 들어갔을 때 더 강한 효과를 나타낼 수가 있는데 소화력이 약한 사람은 파, 마늘, 생강, 고춧가루 등을 넣어서 먹으면 별탈이 없다.

고수 겉절이

❖ 준비할 재료 : 고수, 다진 마늘, 오이, 실파, 간장, 고춧가루, 설탕, 식초, 통깨, 참기름

❖ 이렇게 만드세요

① 고수는 길게 자른다.
② 실파는 7~8cm 되게 자르고, 오이는 길쭉하고 가늘게 자른다.
③ 간장과 고춧가루를 5:1의 비율로 넣은 다음 설탕, 식초, 통깨를 넣어서 양념장을 만든다.
④ ③에 ①과 ②를 넣고 무친다.
⑤ 참기름을 먹기 직전에 뿌려 낸다.

알아 두세요   고수(Coriandrum Sativum)는 미나리과에 속하는 한해살이 풀이다. 우리 나라에서는 각지에서 저절로 자라고 있다. 약으로 쓸 때는 늦은 여름 옹근 풀을

베어 그늘에서 말린다.
 맛은 맵고 성질은 따뜻한 편이다.
 고수에는 데카날, 리나룰, 노나날 등의 성분이 들어 있으며, 감기 초기에 약 40g 정도 달여 마시면 기침과 가래를 없애 주고 열을 떨어뜨리는 작용을 한다. 주로 땀을 나게 하고 몸 속의 열기를 없애 주는 작용을 하며 소화를 돕는다. 입맛이 없으며 소화 장애가 있거나 구역질이 날 때 쓴다. 또한 매운맛이 있어서 생선이나 고기를 먹고 나서 식중독이 걸렸을 때도 사용하는데, 민간에서는 요리를 할 때 같이 넣어 예방적인 차원에서 먹기도 한다.
 또한 머리 부위, 목 부위에 종기가 나서 헐거나 진물이 날 때, 치질이 있어서 통증이 있을 때에도 사용한다. 특히 몸이 차고 소화력이 약해서 편식을 자주 하는 사람이나 자주 체하는 사람에게 좋다. 약으로 쓸 때는 하루 3~6g을 달여서 먹는다.
 한편 고수는 매운 성질이 강해서 몸에 열이 많은 사람이나 머리가 무겁고 얼굴이 붉은 사람은 너무 많이 먹으면 허리가 아프고 양기가 떨어진다는 속설도 있다. 그러므로 물을 많이 마신 후나 성질이 급한 사람 그리고 술을 마신 다음에 먹을 때는 참기름과 통깨를 많이 넣고 먹는 것이 바람직하다.
 고수는 영양적인 측면에서 여느 채소와 다른 점이 없다. 그러나 성질이 따뜻하여 몸이 차고 손발이 저리고 시린 사람에게 좋다. 또 아랫배가 차고 피로를 자주 느끼는 사람에게 좋다. 날씨가 차면 머리가 자주 아픈 사람에게도 좋다. 특히 몸이 찬 사람 가운데 소변이 시원하게 나오지 않거나 치질이 있어서 고생하는 사람은 먹을 때 고춧가루를 듬뿍 넣으면 좋다. 고수는 향기가 특이해서 많이 먹을 수는 없다.

야채쇠고기 만두

❖ **준비할 재료** : 애호박, 쇠고기, 오이, 표고버섯, 밀가루, 깨소금, 후추, 참기름

❖ **이렇게 만드세요**

① 애호박은 채 썰고 오이는 돌려 깎아 속은 버리고 나머지를 채 썬다.

② 채 썬 애호박과 오이를 소금에 절여 놓았다가 물기를 꽉 짠다.

③ 물기를 짠 애호박과 오이를 프라이팬에 기름을 두르고 센 불에 볶는다.

④ 표고버섯도 채 썬다.

⑤ 채 썬 표고버섯에 간장, 참기름 양념을 한 다음 볶다가 채 썬 쇠고기도 같이 넣고 볶는다.

⑥ 볶은 것들을 식힌 뒤 깨소금, 후추, 참기름을 넣어 무친다.

⑦ ⑥을 만두피에 넣고 빚어 쪄 낸다.

⑧ ⑦을 초간장에 찍어 먹는다.

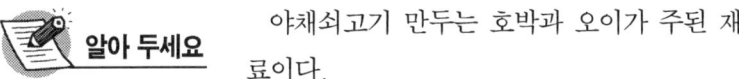 야채쇠고기 만두는 호박과 오이가 주된 재료이다.

호박은 성질이 차면서도 소화 흡수가 잘되는 특성이 있다. 또한 채소 가운데 녹말이 가장 풍부하며 칼로리가 높다. 또한 비타민 A를 비롯 비타민 B, 비타민 C도 많아서 비타민 공급원으로 훌륭한 식품이다.

한방에서는 부기가 있을 때 호박을 사용하곤 했는데, 이런 특성은 분만 후 늙은 호박을 달여서 먹는 것이 전통이 되었을 정도이다.

호박은 소변 배설이 시원하지 않고 피로하면 얼굴과 손발이 잘 붓는 사람에게 이뇨 효과가 있어서 좋다.

오이는 성질이 차서 몸에 열이 많은 사람에게 좋은 음식이다. 참외도 같다. 소주에 오이를 넣으면 나쁜 냄새도 없앨 뿐더러 소주의 술독을 약화시켜서 숙취를 예방하는 효과가 있다. 오이는 가슴속에 열이 많고 화를 잘 내는 사람에게 좋은 음식이다. 그러나 성질이 차기 때문에 소화 기관이 약하고 설사를 자주 하는 사람이 너무 많이 먹으면 소화력을 떨어뜨리는 부작용이 생기기도 한다. 이런 사람은 야채쇠고기 만두를 만들 때 고추나 후추의 양을 늘려서 넣는 것이 바람직하다.

야채쇠고기 만두는 호박과 오이를 주재료로 삼아서 만든 음식이기 때문에 무더운 여름철에 입맛이 없고 물을 많이 찾는 사람에게 더할 나위 없이 좋다. 특히 입이 자주 마르고 쓰면서 입내가 심하고 혀가 갈라진 사람에게 도움이 된다.

야채쇠고기 만두는 몸에 열이 많거나 장운동이 떨어져서 변비가 심한 사람에게도 좋다. 또한 야채를 싫어하고 육식을 좋아하는 여성이나 어린아이에게 권할 만한 음식이다.

몸이 비대하고 식욕이 너무 강한 사람은 오이냉국과 함께 야채쇠고기 만두를 먹는 것도 좋은 방법이다.

토란 튀김

❖ **준비할 재료** : 쇠고기, 토란, 다시마, 간장, 다진 파, 다진 마늘, 후춧가루, 참기름

제2장 중풍을 예방하는 음식   169

❖이렇게 만드세요

① 토란은 껍질을 벗겨서, 큰 것은 반으로 자르고 작은 것은 그대로 소금을 넣은 뜨물에 살짝 삶아 찬물에 헹군다.

② 쇠고기는 채 썰어 갖은 양념을 하여 볶는다.

③ 다시마는 골패 모양으로 썰어 ②의 살코기와 함께 끓인다.

④ 여기에 토란 삶은 것과 파를 4cm 정도로 썰어 넣고, 다시 한 번 끓인다.

⑤ ④를 그릇에 담아 낸다. 명절 음식이 아니면 토란국에 쇠고기 대신 붕어를 넣고 끓이면 맛이 더 좋다.

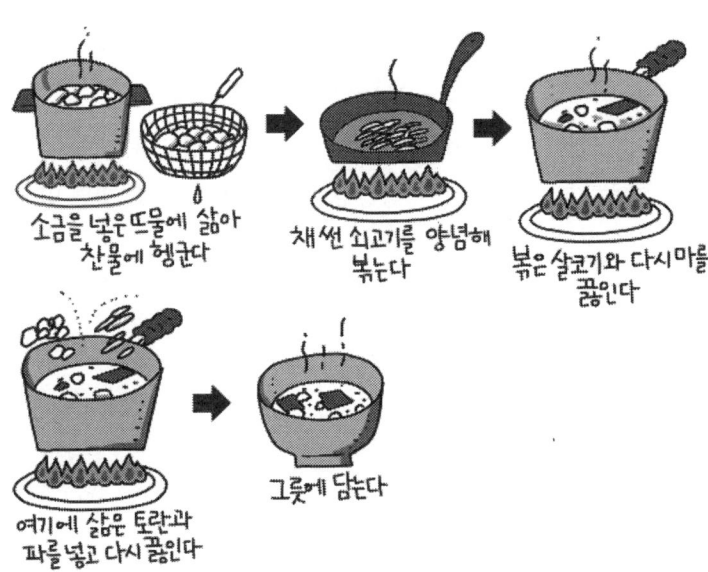

📝 **알아 두세요**   토란의 성질은 차고, 맛은 맵고 아리다. 토란은 성질이 차서 몸에 열이 많은 사람들의 급성적인 염증에 사용할 수 있다. 그래서 예전부터 급성적인 임파선염, 젖몸살, 넘어지거나 부딪혀서 붓고 멍이 들었을 때, 종기, 피부염, 기타 여러 종류의 벌레에게 물렸을 때에도 토란을 짓찧어서 붙이곤 했다.

토란은 탄수화물이 15~17%를 차지한다. 그래서 주식으로 사용하는 민족도 있다. 토란은 몸에 열이 많아서 여름철이 되면 갈증이 많고 가슴속이 답답해지는 경우, 선천적으로 비뇨기의 기능이 약한 사람, 식욕이 없고 몸이 나른하고 허리가 시큰거릴 때도 토란 튀김을 꾸준히 먹으면 증상이 호전된다.

그러나 몸이 찬 사람, 반찬 투정이 많은 사람, 혈압이 낮고 기운이 약한 사람은 적게 먹는 것이 바람직하다.

토란국은 열량이 적어서 뚱뚱하고 혈액 순환 장애가 있거나 중년 이후에 중풍, 고혈압과 같은 성인병을 예방하기 위해 자주 먹으면 좋은 음식이다.

가지 양념구이

❖ **준비할 재료** : 가지, 다진 마늘, 풋고추, 간장, 물엿, 생강즙, 참기름

❖ **이렇게 만드세요**
① 가지를 반으로 갈라 찜통에 살짝 찐다.
② 다 쪄진 가지를 손으로 꼭 짜서 물기를 빼 준다.

③ 간장에 다진 마늘, 씨를 빼고 채 썬 풋고추, 생강즙, 물엿, 참기름을 넣고 잘 섞어서 양념장을 만든다.
④ 물기를 뺀 가지에 ③의 양념장을 발라 프라이팬에 굽는다.
⑤ 구운 가지에 양념장을 더 발라 낸다.

알아 두세요 가지는 여름철에 나오는 야채로서 성질이 아주 찬 편에 속한다. 그래서 날것으로 먹기보다는 반드시 열을 가해서 요리를 하는데, 열을 가하면 가지의 찬 성질을 약화시킬 수 있다. 특히 생가지는 아린 맛이 있기 때문에 그냥 날것으로 먹기에는 좋지 않으며, 양념을 하지 않고는 먹지 않는다.

가지에는 비타민의 함량이 의외로 적은데, 특히 비타민 C는 채소류 가운데 가장 적은 편이다.

가지는 몸에 열이 많아서 나타나는 여러 가지 병 증상에 사용할 수 있다. 대표적인 것은 만성 기관지염으로 밭은기침을 자주 하는 사람에게 좋다. 특히 말을 조금만 해도 목이 마르고 목소리가 갈라지며, 목이 자주 쉬는 사람에게 좋다.

생가지는 버섯 중독을 해독하며, 등창이 났을 때 생가지를 쪼개어 붙이면 효과가 있다. 또한 피부에 이상이 있을 때도 사용하는데, 피부가 윤기 없고 거친 사람이라든지, 두드러기가 자주 나타나는 사람에게 좋다. 한편 여성들의 경우 가슴속에 열이 많아서 나타나는 기미에도 사용하는데 이럴 때는 장기간 복용해야 한다. 피부에 이상이 생기는 사람은 대부분 몸에 열이 많은 사람인데, 채식보다 육식을 많이 하는 사람이 몸에 열이 많은 편이다. 따라서 예전보다 육식을 많이 하게 되는 요즈음 더욱 필요한 음식이다.

가지는 여름철의 더운 열기를 식혀 주는 데는 그만이다. 그래서 여름철에 땀을 많이 흘리는 사람과 열이 많아서 땀띠가 자주 나고, 계절적으로 여름철에만 피부염이 발생하는 사람에게 좋다.

가지 양념구이는 가지의 찬 성질을 어느 정도 중화시킨 요리이다. 생강과 마늘, 풋고추는 성질이 뜨거워서 기운 소통을 잘 시키는 특성이 있다. 그래서 가지 요리를 할 때 몸이 찬 사람은 생강과 마늘, 풋고추가 들어간 양념장을 듬뿍 발라서 먹으면 좋고, 입이 마르고 땀이 많으면서 더위를 많이 타는 사람은 조금만 발라서 요리하면 좋다.

수박 껍질 겉절이

❖ **준비할 재료** : 수박 껍질, 소금, 고추장, 된장, 통깨
❖ **이렇게 만드세요**
① 수박 껍질 중 흰 부분을 채 썰어 소금에 절인다.
② 다 절여진 수박 껍질을 꼭 짠 다음 고추장, 된장, 통깨를 넣고 무친다.

알아 두세요   수박은 성질이 차고 맛이 달아서 거의 모든 사람들이 좋아한다. 수박은 90% 이상이 물로 이루어져 있기 때문에 갈증이 심한 사람에게 좋다. 수박의 원산지가 아프리카인 것도 이런 사실을 잘 말해 준다. 수박은 찬 성질 때문에 목마름을 없애 주고, 가슴속에 쌓인 열기를 풀어 준다. 따라서 여름철에 땀을 많이 흘리고 더위를 타는 사람에게 좋다. 또한 수박

에는 소변을 잘 나가게 하는 시트룰린이 들어 있어서 부종이 있는 사람에게도 좋다. 수박의 이뇨 효과는 만성 신장염과 부종 환자에게 도움이 되며, 방광염이 자주 나타나는 사람도 수박을 많이 먹으면 좋다.

또한 시트룰린과 아르기닌 성분은 간에서 효소의 생성을 빠르게 하므로 혈압을 떨어뜨리고, 알코올 분해를 촉진한다. 그래서 술을 많이 마신 후 수박을 먹으면 술이 빨리 깨고 술독을 없애 주기도 한다.

그러나 수박은 몸이 차고 소화 기능이 약한 사람이나 설사를 자주 하고, 평소에 물을 많이 마시지 않는 사람에겐 별도움이 되지 않는다. 특히 손발이 차고 생선 비린내를 싫어하는 사람은 적당하게 먹는 것이 좋다.

수박 껍질은 당도가 떨어져서 아무런 맛이 없다. 그러나 그 성질은 수박 속에 비해 더 찬 편이다. 따라서 몸에 열이 많은 사람은 수박 껍질을 절여서 먹는 것이 좋다. 옛날에는 수박 껍질을 절이거나 정과로 만들기도 했다.

호박잎 쌈밥

❖ **준비할 재료** : 호박잎, 쇠고기, 쌈장 재료(된장, 표고버섯, 마늘, 생강, 실파, 풋고추, 감자)

❖ **이렇게 만드세요**
① 호박잎을 깨끗이 씻어 물기를 잘 뺀 뒤 찜통에 넣고 찐다.
② 표고버섯 우려낸 물을 뚝배기에 담고 끓인다.

③ 풋고추, 마늘, 생강, 실파를 다져서 된장과 함께 으깬 뒤 표고버섯 물이 끓으면 넣는다.
④ 감자를 강판에 갈아 된장국에 넣고 끓여 국물을 걸쭉하게 만든다.
⑤ 쇠고기를 구워서 ①에 싸서 ④를 넣고 쌈을 싸 먹는다.

알아 두세요 호박은 성질이 차다. 원산지가 동남 아시아의 습기가 많고 더운 지방으로 우리 나라의 여름철과 같은데, 바로 원산지와 같은 계절에 먹으면 좋은 음식이다.

호박은 소변을 잘 나가게 하는 성질이 있어 옛부터 출산 후 몸이 부은 산모들이 많이 늙은 호박을 먹었고, 오늘날도 이 전통이 전해져 내려오고 있다. 일반 요리에서는 애호박을 많이 쓰는데 영양적인 면에서는 애호박이 늙은 호박보다 뛰어나다.

호박은 몸이 뚱뚱하고 땀을 많이 흘리는 태음인 체질에 좋은 음식이다. 태음인 체질은 호흡 기관이 약하고 소화 기관이 튼튼해서 살이 찌는 경우가 많다. 이런 체질의 사람이 호박을 많이 먹으면 호흡 기관이 튼튼해지는데, 최근에는 호박을 자주 먹으면 폐암을 예방해 준다는 연구 보고도 있었다. 따라서 뚱뚱한 사람은 호박 요리를 자주 먹는 것이 좋다.

애호박은 녹황색 채소로서 카로틴이 많이 들어 있어 요즘 더욱 각광받고 있는데, 카로틴은 체내에 들어가면 비타민 A의 효력을 나타낸다.

한편 호박의 연한 잎은 나물로 많이 먹는데, 다른 야채와 마찬가지로 신선한 비타민과 섬유질이 풍부하다. 그래서 변비가 심하고 허기를 빨리 느끼는 사람이 먹으면 좋다. 호박은 말리지 않고 먹을 때는 녹말이 풍부해서 열량이 높은 데 비해 호박나물은 열량이 낮아서 체중이 많이 나가는 사람들이 먹으면 좋다.

호박잎 쌈밥에는 쌈장을 빼 놓을 수 없다. 쌈장에 들어가는 된장과 표고버섯은 호박나물에 부족하기 쉬운 단백질을 풍부하게 갖고 있으며, 풋고추와 감자는 호박나물의 찬 성질을 중화시켜 줄 수 있기 때문에 이상적인 음식 궁합을 이루고 있다. 더구나 쇠고기를 같이 넣어서 먹는 쌈밥은 태음인 체질처럼 땀을 많이 흘리는 사람에게 많은 도움이 된다. 그러나 호박은 다른 야채와 마찬가지로 성질이 차기 때문에 소화 기관이 약하고 설사를 자주 하는 사람은 많이 먹지 않는 것이 좋다.

비름나물 무침

❖**준비할 재료** : 비름나물, 된장, 고추장, 깨소금, 참기름
❖**이렇게 만드세요**
① 비름을 끓는 물에 살짝 데친 후 물기를 꼭 짠다.
② ①에 된장, 고추장을 넣고 무친다.
③ ②에 깨소금과 참기름으로 맛을 낸다.

알아 두세요   비름나물은 성질이 차기 때문에 몸 속에 열이 많아서 나타나는 여러 가지 증상을 치료한다. 그 중에서도 종기, 뾰루지 등이 생겼을 때 효과가 있어 얼굴이나 피부에 종기가 자주 나고, 뒷목이나 뺨에 여드름이 많이 나는 사람

들이 비름나물을 많이 먹으면 피부가 깨끗해진다. 또 기운 순환과 혈액 순환을 촉진하기 때문에 대소변도 잘 나가게 한다. 이 비름나물은 갈증이 심하고, 입이 쓰면서 성질이 급한 사람에게 더욱 좋아 시간에 쫓기는 현대인에게 필요한 음식이다. 비름나물은 최근 연구 결과 각종 발암 물질에 대해서 강력한 억제 효과를 발휘하는 것으로 보고되었다.

주요 성분으로는 칼슘, 칼륨, 철 등의 무기질이 많은 편이고, 잎과 줄기에는 혈액 내의 콜레스테롤 수치를 낮추고 심장 혈액 순환을 촉진시키는 물질도 있는 것으로 알려지고 있다.

그러나 비름나물은 성질이 차기 때문에 설사를 자주 하고 식욕이 없는 사람은 많이 먹어서는 안 된다. 또 몸에 열이 없으면서 피부가 나쁜 사람도 먹어서는 안 된다.

비름나물을 만들 때 없어서는 안 될 것이 된장, 고추장인데 된장과 고추장은 비름나물의 찬 성질을 중화시켜서 누구나 먹어도 별탈이 없게 만들어 준다. 더구나 참기름과 참깨가 들어가면 피 속의 콜레스테롤과 중성 지방을 없애 주는 효과가 있다.

우리 나라 사람이 구미 사람에 비해 심장병이 적은 이유가 바로 이런 나물 반찬을 많이 먹기 때문이다. 따라서 40대 이후의 중장년층은 비름나물 무침 같은 나물 반찬을 많이 먹는 것이 좋다.

고구마순나물 무침

❖ **준비할 재료** : 고구마순, 된장, 고추장, 통깨, 붉은 고추, 들기름
❖ **이렇게 만드세요**

① 고구마순 껍질을 벗기고 끓는 물에 삶아 찬물에 헹궈 꼭 짠다.
② 물기를 짠 고구마순을 적당한 크기로 잘라 된장, 고추장을 넣고 무친다.
③ 팬에 기름을 두르고 뜨거워지면 고구마순을 넣고 볶다가 채 썬 붉은 고추를 넣고 한 번 둘러 볶은 후 통깨를 뿌려 낸다.

알아 두세요 고구마는 성질이 약간 차고 맛이 달아서 거의 모든 사람이 대부분 좋아한다. 고구마에는 곡류에는 없는 비타민 C가 많이 들어 있는데, 특히 비타민 C는 조리 과정에서도 70~80%가 남는 장점이 있다. 고구마와 같은 짙은 오렌지색 야채에는 베타카로틴이라는 물질이 들어 있는데 이것은 폐암을 예방하는 효과가 있다. 따라서 담배를 많이 피우는 사람은 이런 짙은 오렌지색 야채를 많이 먹는 것이 좋다.

고구마에는 산화 작용을 늦추는 물질이 들어 있고, 피 속의 콜레스테롤 수치를 떨어뜨리는 물질도 있는데 식물성 섬유 중에서는 그 능력이 가장 뛰어나다. 고구마의 풍부한 섬유질은 특히 대변 소통을 도와 주기 때문에 변비가 있는 사람에게 좋다. 고구마순은 그 효과가 더 뛰어나 소화 기관을 튼튼하게 하고, 혈액을 보충해 준다.

고구마의 주성분은 전분이기 때문에 100g당 열량이 130칼로리로 아주 높은 편이다. 그래서 비만, 당뇨병 환자들은 많이 먹지 않는 것이 좋다. 또 고구마에 검은 색의 반점이 생기면 이포메아마론이란 물질이 생기는데 이 물질은 특유의 향기와 쓴맛이 있으며, 독성과 항생 작용이 있으므로 먹어서는 안 된다.

고구마순은 무엇보다 섬유질이 풍부해서 변비가 심하거나 피가 탁한 사람에게 좋다. 몸에 열이 많으면 얼굴이 달아오르고, 짜증이 나며 눈이 붉게 충혈될 수 있는데 이런 사람에게 좋다. 고구마에는 전분이 많아서 열량이 높지만 고구마순은 그렇지 않다. 고구마를 중풍이나 고혈압, 고지혈증이 있는 사람이 먹으면 성인병을 예방하는 효과가 있다.

보리밥과 열무김치

❖ 준비할 재료 : 보리, 쌀, 열무, 고춧가루, 소금, 풋고추, 마늘, 생강 간 것, 오이

❖ 이렇게 만드세요

① 보리를 먼저 삶는다.
② ①에 보리의 1/3정도의 쌀을 넣고 보리밥을 짓는다.
③ 열무를 소금물에 살짝 절여 둔다.
④ 오이를 어슷하게 썰어 둔다.
⑤ ③의 절여진 열무를 꼭 짜고 고춧가루, 생강 간 것, 마늘, 풋고추, 오이를 넣고 김치를 무친다.
⑥ ②와 ⑤를 함께 낸다.

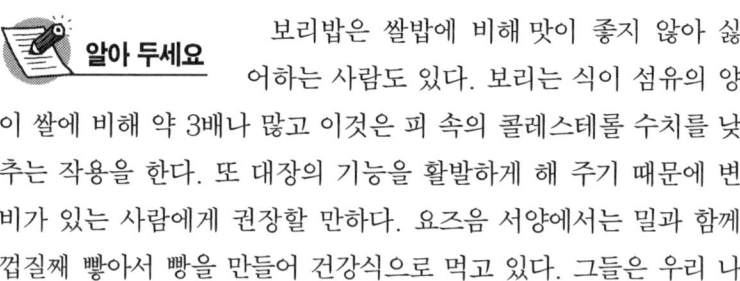

보리밥은 쌀밥에 비해 맛이 좋지 않아 싫어하는 사람도 있다. 보리는 식이 섬유의 양이 쌀에 비해 약 3배나 많고 이것은 피 속의 콜레스테롤 수치를 낮추는 작용을 한다. 또 대장의 기능을 활발하게 해 주기 때문에 변비가 있는 사람에게 권장할 만하다. 요즈음 서양에서는 밀과 함께 껍질째 빻아서 빵을 만들어 건강식으로 먹고 있다. 그들은 우리 나

라 사람들처럼 채소류를 많이 먹지 않기 때문에 보리나 밀 속의 섬유질을 섭취하기 위해 국가적으로 이런 방식을 권장하고 있다.

또 보리의 싹을 틔워 말린 엿기름은 위를 편안하게 하고, 소화 작용을 돕는데 설사병이나 식체에 효과가 있다. 또 소변 배설을 촉진하여 부종을 다스리고, 오장육부를 튼튼하게 해 준다.

비타민 B 복합체는 짙은 색의 홈에 들어 있기 때문에 보리쌀의 맛이나 소화를 돕기 위해서 납작보리로 만들거나 둘로 쪼개면 비타민이 줄어든다.

열무의 성질은 따뜻하고 약간 매운맛이 있다. 열무에는 디아스타제가 많이 들어 있는데 이것은 녹말 분해 효소로서 음식 소화를 촉진시키기 때문에 옛날부터 국수나 보리를 먹고 체하거나 식중독이 발생하면 열무를 먹었다. 소화 장애가 있거나 체했을 때는 열무를 날로 씹어 먹어도 좋다. 또 지방 분해 효소도 들어 있다.

열무는 기를 내리고, 담을 삭히기 때문에 기침이 나고 가래가 많을 때 사용된다. 열무에는 비타민 C와 식이 섬유가 풍부하여, 변비가 있는 사람에게 필요한 음식이다.

보리밥과 열무김치는 냉면이나 메밀국수에 무를 넣어서 먹는 것처럼 조화를 이루는 음식이다. 그래서 이 두 음식은 옛사람들의 지혜를 이어 가는 먹거리 문화의 한 예라고 할 수 있다.

도토리 수제비

❖**준비할 재료** : 도토리 가루, 밀가루, 애호박, 표고버섯, 다시마, 붉은 고추, 풋고추, 마늘, 간장, 소금, 들기름

❖이렇게 만드세요

① 다시마와 표고버섯은 들기름으로 볶은 다음 물을 붓고 다시마 국물을 만든다.

② 도토리 가루와 밀가루를 잘 섞은 다음 수제비 반죽을 한다.

③ 애호박은 채 썰어 둔다.

⑤ 다시마 국물이 끓으면 수제비 반죽을 떼어 넣는다.

⑤ ④가 끓기 시작하면 채 썬 호박을 넣고 끓인다.

⑥ 간장에 풋고추, 붉은 고추, 마늘을 다져 넣고 깨소금을 뿌려서 양념장을 만든다.

⑦ 다 끓인 수제비에 양념장을 넣어서 먹는다.

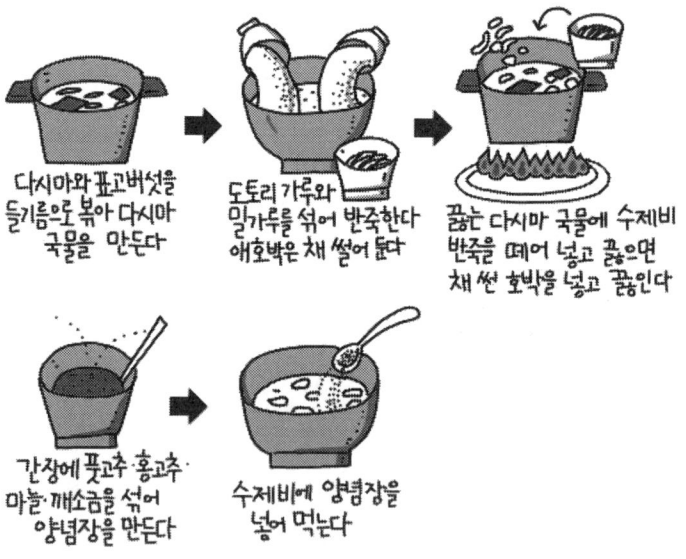

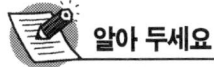 　도토리는 성질이 따뜻하고 맛은 떫다. 그래서 어려서 먹어 보지 않은 사람은 별로 좋아하지 않는다.

　도토리에는 타닌 성분이 들어 있어서 설사를 그치게 하는데, 평소에 몸이 차고 설사를 자주 하는 사람이 먹으면 좋다. 특히 입 안이 잘 헐고 잇몸에서 피가 나는 사람에게 좋다. 목구멍이 아프고 침을 삼킬 때 거북한 사람, 감기를 자주 앓는 사람이 먹어도 좋다. 성질이 따뜻하므로 속이 차고 몸이 약한 사람이 먹어도 설사하지 않기 때문에, 먹을 것이 없던 시절에는 구황 식품으로 이용되었다. 그러나 성질이 따뜻해 몸에 열이 많은 사람이 한꺼번에 너무 많이 먹으면 변비가 생기고 혈액 순환 장애가 생길 수 있다.

　밀가루는 도토리 가루와 반대로 성질이 찬 편이라서 우리 나라 사람처럼 밀을 주식으로 하지 않는 사람에게는 소화 장애가 많이 생길 수 있다. 그래서 도토리 가루와 밀가루를 섞어 두 성질을 중화시켜 음식을 만들면 좋다.

　밀가루는 인산화물과 약간의 유기산이 있어서 위산이 많이 분비되는 사람이 먹으면 생목이 오르고 소화가 잘 되지 않는 부작용이 올 수도 있다.

　다시마는 동양 삼국을 제외한 다른 나라에서는 별로 먹지 않았으나 요즈음 들어 다시마와 같은 해조류에 대한 영양학적 평가가 좋아지고 있고, 그에 대한 약리 작용도 속속 밝혀지면서 다른 나라에서도 식용하고 있다.

　해조류에는 칼슘, 나트륨을 비롯한 미네랄이 많이 들어 있다. 물론 다시마도 예외일 수는 없다. 그 중에서도 다시마에는 요오드가 다량으로 들어 있어서 신진 대사를 활발하게 하고 동맥경화의 예방 및 콜레스테롤을 낮추는 약효도 있다.
 그래서 고혈압 증세가 있는 사람, 중풍 전조증이 있는 사람, 동맥경화가 우려되는 사람, 그에 동반한 심장 장애 등의 성인병에 불안을 느끼는 사람에게 적당하다. 또한 피를 맑게 하고 비만증을 예방하며 변비 치료 및 체온을 조절한다. 또 피부를 매끄럽게 해 주는 효과가 있어서 피부가 거칠고 잘 트는 사람에게 좋다.
 도토리 수제비는 성질이 따뜻하고 찬 재료들이 잘 배합되어 이루어진 음식이다. 그래서 변비가 심한 사람은 다시마, 호박, 표고버섯을 많이 넣고, 설사를 하거나 대변이 묽은 사람은 도토리 가루를 많이 넣어 먹으면 약으로도 효과가 있을 것이다.
 결국 우리가 매일 먹는 음식도 잘 알고 이용하면 얼마든지 약이 될 수도 있다.

차조기전

❖**준비할 재료** : 차조기, 밀가루, 간장, 고춧가루, 설탕, 식초, 통깨, 참기름

❖**이렇게 만드세요**
① 차조기를 깨끗이 씻어 다듬은 다음 물기를 털어 놓는다.
② 밀가루 반죽을 한다.
③ 차조기 잎을 통째로 밀가루 반죽에 묻혀 달군 번철에 부쳐 낸다.
④ 간장에 고춧가루, 설탕, 식초, 통깨, 참기름을 넣고 양념장을 만들어 ③을 찍어 먹는다.

차조기는 한방에서 소엽 또는 자소라고 부르는데, 맛은 약간 맵고 성질은 따뜻하다. 땀을 나게 해서 감기를 물리치기 때문에 감기 초기 증상, 특히 평소에 손발이 차고 땀이 많지 않으면서 수척한 사람은 몸살이나 감기로 몸이 아플 때 차조기만 먹어도 좋아질 수 있다.

또한 만성 기관지염으로 기침이 잦고 가래를 많이 뱉는 사람이나, 숨이 차서 헐떡이는 사람에게도 좋다. 한방에서는 중장년기에 만성 기관지염이 생겨서 기침과 가래가 많고 가슴이 답답하면서 숨이 찰 때 차조기 씨를 넣고 죽을 쑤어서 먹이기도 했다. 기침이나 가래를 없애기 위해서 약용으로 쓸 때는 차조기 잎보다는 씨앗이 달린 부분을 같이 복용하는 것이 좋다.

차조기는 성질이 따뜻해서 소화 기관의 기능을 튼튼하게 만들어 주며, 기운을 잘 돌게 한다. 그래서 헛배가 부르고 그득할 때, 구역질을 하고 설사를 할 때도 좋다. 또한 돼지고기나 오리고기를 먹을 때 상추나 깻잎 대신 차조기 잎으로 싸서 먹으면 소화 흡수율을 높일 수 있다.

임신 초기에 입덧이 심할 때, 기운이 약하여 피가 비치거나 아랫배가 아플 때, 태루·태동에 효과가 있다. 이때는 어린 잎을 사용하는 것이 더욱 효과적이다.

대부분의 물고기나 생선들은 성질이 차다. 그래서 회를 먹은 다음 배가 아프거나 설사를 하는 사람들은 회를 먹을 때 차조기전을 함께 먹으면 소화 장애와 설사를 없앨 수 있다. 차조기는 임상 결과 물고기의 독을 풀어 주는 효과도 있음이 밝혀졌다.

차조기를 약용으로 사용할 때는 하루에 10장 정도는 복용해야 한다. 자주색을 띠는 것이 효과가 좋다.

버섯 잡채

❖**준비할 재료** : 당면, 표고버섯, 느타리버섯, 목이버섯, 팽이버섯, 쇠고기, 미나리, 양배추, 홍피망, 청피망, 당근, 오이, 참기름, 간장, 깨소금, 소금, 후추, 흑설탕

❖**이렇게 만드세요**

① 미나리를 다듬어 적당한 크기로 썰고, 양배추, 당근, 오이, 피망은 채 썰고, 오이는 돌려 깎기 한다.

② 표고버섯은 채 썰어 간장, 들기름, 깨소금을 넣어 무치고, 목이버섯은 꼭지를 떼 내어 찢어 놓고, 팽이버섯은 다듬고, 느타리버섯은 끓는 물에 소금을 넣고 데친 후 꼭 짜서 물기를 뺀다.

③ 양배추와 미나리는 센 불에 볶아 내고 소금으로 간을 한다.

④ 오이, 피망, 당근, 느타리버섯, 목이버섯, 표고버섯은 볶으면서 간장을 뿌려 간을 한다.

⑤ 쇠고기를 손가락 굵기로 잘라서 볶는다.

⑥ 표고버섯 불린 물에 간장과 흑설탕을 넣고 간을 한 후 당면을 잠길 정도로 넣는다.

⑦ 표고버섯 국물이 없어질 때까지 당면을 조린다.

⑧ 당면이 다 조려지면 참기름, 후추, 깨소금을 넣고 버무린다.

⑨ 당면과 야채, 쇠고기, 버섯을 접시에 함께 차려 낸다.

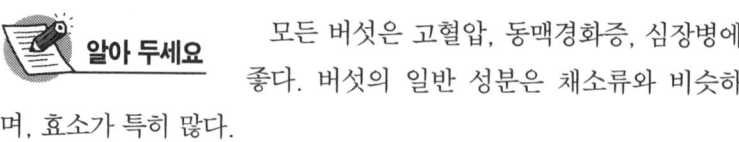

모든 버섯은 고혈압, 동맥경화증, 심장병에 좋다. 버섯의 일반 성분은 채소류와 비슷하며, 효소가 특히 많다.

최근에는 암을 방지하는 물질이 포함되어 있음이 알려져 크게 각

광을 받고 있다. 또 버섯에는 여러 가지 비타민과 무기질이 포함되어 있어 기운을 보해 주고 정신을 맑게 한다.

표고버섯과 팽이버섯은 성질이 평이하고 향기가 뛰어나서 정신을 맑게 하고, 느타리버섯과 목이버섯은 소화 기관을 튼튼하게 한다. 그래서 음식 소화를 촉진시키고, 구토와 설사를 멎게 한다. 또 버섯은 피 속의 당을 낮추는 역할을 한다.

일반 잡채 요리는 단백질이 부족한데 버섯 잡채는 이것을 보충해 준다.

당근에는 비타민 A가 풍부하여 시력을 보호하는 데 좋다. 꾸준히 먹으면 비타민 A가 부족해서 나타나는 피부건조증이나, 병균에 대한 저항력이 약해진 사람에게 좋다. 허약한 사람이나 병후의 환자에게도 도움을 주고, 피로를 쉽게 느끼는 사람에게도 좋다.

미나리는 성질이 차서 술을 마신 뒤에 생긴 열독을 풀어 주며 대소변을 잘 나가게 한다. 간 기능을 좋게 하는 효과가 있어서 급, 만성 간염으로 인한 황달을 치료한다. 그래서 우리 나라에서는 민간 요법으로 간질환에 미나리와 당근을 같이 먹는 경우가 많다. 간 기능이 심하게 나빠졌을 때는 효과가 별로 없으므로 예방 차원에서 미리 먹는 것이 바람직하다.

몸에 열이 많으면서 짜증이 날 때 먹으면 마음이 안정되고 식욕을 돋우어 주며, 창자의 활동을 좋게 하여 변비를 없애 준다. 이것은 식물성 섬유가 내장 벽을 자극해서 운동을 촉진시키기 때문이다.

미나리는 열량이 적으므로 잡채에 들어가서 당면과 기름 때문에 높아진 열량을 줄여 주는 역할을 한다.

버섯에는 당질과 지방질이 적어서 칼로리가 거의 없는 음식물이기 때문에 아무리 많이 먹어도 살이 찌지 않는다. 따라서 영양적인 효과와 더불어 다양한 채소가 들어간 잡채 요리는 비타민과 식물성 섬유의 공급이란 면에서 좋은 요리이다.

잡채는 이름 그대로 갖은 양념과 다양한 채소를 섞은 요리이다. 잡채에 들어가는 주재료는 당면이라고 할 수 있는데 당면은 감자나 고구마의 전분을 원료로 만들기 때문에 탄수화물이 주성분이다. 거기에 쇠고기와 버섯이 들어가서 단백질을 보충해 주고, 피망과 고춧가루가 미나리, 오이, 버섯의 찬 성질을 중화시켜 준다. 버섯 잡채는 이런 다양한 재료를 섞은 것이라서 영양적으로 우수하다. 따라서 성장기 어린이나 노약자, 편식을 하는 사람에게는 적극적으로 권할 만한 음식이다.

건강 송편

❖준비할 재료 : 쑥, 포도, 쌀가루, 참깨, 풋콩, 껍질 벗긴 팥, 소금, 참기름

❖이렇게 만드세요

① 포도를 삶아 체에 거른 물을 쌀가루와 반죽한다.
② 멥쌀가루만 따로 반죽해 둔다.
③ 쑥을 삶은 후 믹서에 갈아 놓은 물로 쌀가루를 반죽한다.
④ 반죽해 놓은 것을 적당한 크기로 떼 내어 참깨, 풋콩, 껍질 벗긴 팥을 속에 넣고 빚는다.
⑤ 쟁반에 기름을 바른 후 빚어 놓은 송편을 얹어 쪄 낸다.
⑥ 송편이 식으면 참기름을 발라 색깔을 맞춰 접시에 담아 낸다.

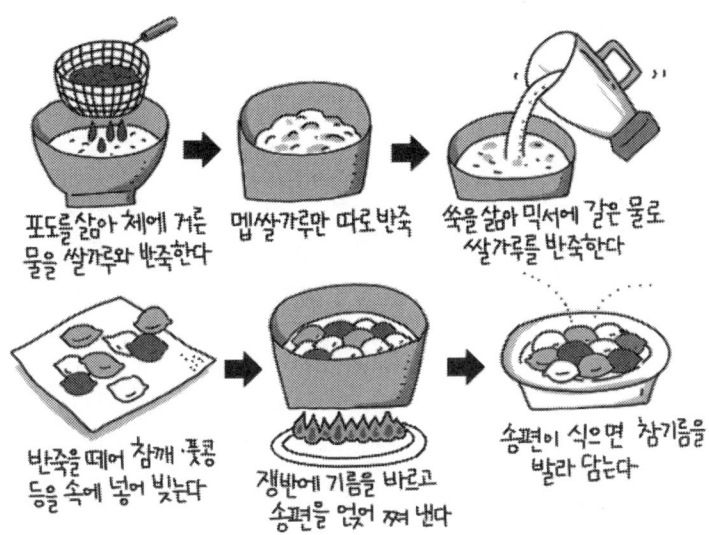

> **알아 두세요**

포도는 기운을 나게 하고 힘을 배양시켜 준다. 바이러스와 암세포의 활성화를 억제하는 효과가 있으며 충치를 예방한다. 소화 불량에도 좋고, 신진 대사를 촉진하며, 만성 호흡기 질환에도 유용한 것으로 알려지고 있다.

포도에는 혈액 순환을 촉진하는 효과도 있어서 포도주를 매일 먹는 사람은 심장병에 걸릴 확률이 그렇지 않은 사람보다 적은 것으로 알려져 있다.

쑥은 성질이 따뜻하여 몸이 차서 나타나는 복통과 설사를 그치게 한다. 손발과 아랫배가 항상 차면서 생리통이 있고, 때때로 생리 불순이 있는 여성에게 좋으며 몸이 차서 결혼 후 몇 년이 지나도록 임신이 되지 않을 때도 도움이 된다.

또 쑥을 지속적으로 먹으면 추위를 타지 않고 소화 기관이 튼튼해진다. 쑥에는 무기질과 비타민의 함량이 많은 것이 특색이다. 특히 비타민 A가 많아 약 80g만 먹어도 하루에 필요한 양을 공급할 수 있다.

콩에는 필수 지방산인 리놀레산이 들어 있어서 혈관 벽에 들러붙는 콜레스테롤을 없애 주고, 인체의 구성 성분이 된다. 동맥의 노화를 방지하는 효과가 있어서 중풍을 예방하고, 심장의 관상 동맥 순환을 정상화시키는 효과도 있다. 특히 육식을 좋아하는 사람들은 콩의 섭취량을 늘리는 것이 필요하다. 임상적으로 볼 때 혈액 속의 지질이 높은 사람들에게 콩을 먹인 결과 전체적으로 호전되었다. 또 콩은 인슐린 수치를 떨어뜨리는 효과가 있어서 당뇨병 환자에게 좋다.

팥에는 비타민 B_1이 많이 들어 있어서 쌀밥을 많이 먹을 때 부족하기 쉬운 비타민 B_1을 보충한다. 그래서 옛날부터 각기병에 효과가 있다고 알려져 왔다. 팥 속에 들어 있는 비타민 B_1은 녹말질의 소화엔 꼭 필요한 성분이다. 그래서 팥을 섞어서 밥을 지으면 소화가 잘 된다. 팥은 밥을 많이 먹어서 생긴 소화 불량과 식욕 부진에 아주 좋은 식품이다. 소변을 잘 나가게 하는 효과가 있어서 부기를 치료하고 만성 신장염이나 뚱뚱한 사람들의 혈액 순환 장애를 도와 주기도 한다.

팥에는 여러 종류의 사포닌이 들어 있는데 이 성분은 장을 자극하며 섬유와 서로 화합하여 대변을 잘 나가게 한다.

참깨는 성질이 평이하여 강장 효과가 있고 대소장을 부드럽게 해 변비를 없애 준다. 주요 성분은 리놀산과 레시틴으로 동맥경화와 고혈압 환자에게 좋다. 참기름은 위의 점막을 보호해서 위궤양과 위염 환자에게도 좋다.

　이렇게 상호 보완적인 재료를 이용해서 삼색 송편을 만들어 먹으면 다양한 영양소들이 골고루 들어 있어서 누구나 먹어도 좋은 요리가 될 수 있다. 그러나 열량이 높기 때문에 비만, 당뇨병, 고지혈증 환자들은 적당히 먹어야 한다.

고춧잎 무침

❖**준비할 재료** : 고춧잎, 고추장, 된장, 참기름, 소금
❖**이렇게 만드세요**
① 고춧잎을 끓는 소금물에 살짝 데쳐 찬물에 헹군 후 물기를 꼭 짠다.
② 된장과 고추장을 체에 걸러 양념장을 만든다.
③ 양념장에 고춧잎을 무치고, 참기름을 뿌려서 낸다.

알아 두세요　고추는 말초 혈관의 혈액 순환을 촉진하여 몸을 데워 주고, 피부를 자극하는 효과가 있다. 성질이 뜨겁고 맛이 아주 매워서 몸이 차고 소화 기관이 약한 사람에게 좋다. 고추의 매운맛은 침샘과 위샘을 자극하여 위산 분비를 촉진시키며 소화를 잘 시킨다. 그러나 많이 먹을 때는 말초 혈관을 수축시키므로 좋지 않다.
　우리 나라에서는 약용보다는 식용으로 많이 사용하고 있으며, 거의 모든 음식에 다 들어가는 편이다. 주로 생선이나 고기의 나쁜 냄새와 비린내를 없앤다.

고추의 매운맛을 내는 성분은 캡사이신으로서, 비타민 A와 C가 많이 들어 있다. 고춧잎에는 단백질도 비교적 많이(4.1%) 들어 있다.

고추는 카로틴이 포함된 녹색 채소이므로 된장과 곁들여 먹는 것이 좋다. 특히 기름을 써서 가열하면 카로틴이 잘 흡수되므로 맛이 좋다.

그러나 고추는 매운맛이 심해서 많이 먹으면 피부에 반점이 일어난다. 위궤양, 십이지장궤양이 있는 사람은 적게 먹는 것이 좋다. 우리 나라 사람들은 평균 하루 5g 정도를 먹고 있는 것으로 추정되는데 너무 많이 먹지 않는 것이 좋다.

된장은 성질이 차서 열을 내리며, 가슴이 답답하고 위가 그득할 때 먹으면 좋다. 또 여러 가지 독을 해독한다. 특히 생선, 채소, 버섯을 먹고 나서 중독이 되었을 때 해독 작용이 있다. 우리 선조들이 생선이나 채소를 사용해서 국을 끓이거나 음식을 만들 때 소금으로 간을 맞추지 않고 된장으로 간을 맞춘 이유가 바로 여기에 있다.

된장은 여러 가지 음식에서 나오는 독소를 없애기 때문에 이상 조직의 생성을 억제하는 효과도 있다.

우리 나라 사람들처럼 곡류에서 대부분의 열량을 얻고 있는 상황에서는 된장이야말로 단백질의 공급원이자 세포와 조직 성분의 보충원이라 할 수 있다. 된장은 콩의 단백질이 효소에 의해 아미노산으로 분해된 것인데 영양가는 낮아지지만 콩의 조직은 미생물에 의해 부드럽게 변하므로 소화율은 좋아진다.

고춧잎은 된장과 어울리면 성질이 중화되어 부작용을 없애 주고, 영양면에서도 좋다.

고춧잎 무침은 신체적으로 허약하고 입맛이 떨어지고, 아침에 잘 일어나지 못하는 사람이나, 얼굴이 창백하고 맥박이 느린 사람이 먹으면 기운을 보강할 수 있다. 몸에 열이 많고 갈증이 심하고 성질이 급한 사람은 참기름과 된장을 많이 넣고, 손발이 차고 아랫배가 찬 사람은 고추장을 많이 넣어 무쳐 먹는 것이 좋다. 그러나 싱겁게 만들어 먹어야 한다.

메밀잎 무침

❖**준비할 재료** : 메밀잎, 식초, 간장, 무즙, 실파, 김 부스러기, 풋고추, 마늘 다진 것, 깨소금, 참기름, 설탕

❖**이렇게 만드세요**
① 메밀잎을 잘 손질해서 뜨거운 물에 살짝 데친다.
② 간장에 식초, 깨소금, 참기름, 실파, 무즙, 설탕을 넣고 양념장을 만들어 김 부스러기를 넣은 후 메밀잎을 찍어 먹는다.

알아 두세요 메밀은 장과 위를 튼튼하게 한다. 음식을 먹고 나서 속이 좋지 않을 때, 즉 아침에 먹은 것이 저녁때가 되어서 넘어오거나, 저녁에 먹은 것이 아침까지 울렁거리는 증상이 있을 때 사용한다. 또 설사, 곽란, 딸꾹질, 뱃속의 장이 자주 뭉칠 때도 효과가 좋다.

메밀은 성질이 서늘해서 몸에 열이 많은 사람이나, 가슴이 답답하고 변비가 있는 사람에게 좋다. 또 고기를 많이 먹으면 몸에서 후끈거리는 열감을 느끼는 사람에게 좋다. 이런 사람이 메밀을 먹으면 기운이 난다.

또 몸에 열이 많아서 피부에 종기가 자주 나고, 가려움증을 느끼

는 사람에게 좋다. 화상이 있을 때도 치료 효과가 있다.

메밀에는 단백질이 12.5%나 들어 있고, 곡물에 부족한 필수 아미노산이 함유되어 있다. 비타민 B군 특히 B_1이 많이 함유되어 쌀이나 보리보다 영양가가 높다.

또한 혈관의 저항을 떨어뜨리는 루틴이 들어 있어서 고혈압, 중풍 전조증, 동맥경화증 환자에게 적합하다. 민간에서는 만성 간염에도 쓴다.

메밀은 소화기가 약하고 속이 찬 사람이 많이 먹으면 풍기를 일으킬 수 있다. 메밀을 많이 먹어서 어지럽고 손발이 떨릴 때는 무국을 먹으면 좋아진다.

우리 나라에서는 메밀을 이용한 요리가 많은데 메밀의 찬 성질을 중화시키기 위해서라도 간장, 무즙, 풋고추, 다진 마늘, 실파, 김부스러기 등을 넣고 먹는 것이 좋다.

메밀잎의 성질도 찬데, 지혈 작용이 있고 해독 작용을 한다.

메밀잎 무침은 열량이 적은 반면에 장의 운동을 촉진하는 식이 섬유가 많고, 간장과 무즙이 함께 어우러지기 때문에 몸이 뜨겁고 변비가 있는 사람에게 좋다. 또한 가슴속에 열기가 많아서 깊은 잠을 이루지 못하는 사람과 지나치게 높은 열량을 섭취하는 사람의 체중 조절에도 도움이 된다.

늙은 오이 무침

❖ 준비할 재료 : 늙은 오이, 풋고추, 깨소금, 참기름, 소금
❖ 이렇게 만드세요

① 오이의 껍질을 얇게 벗기고 썰어서 살짝 삶아 낸다.
② ①에 참기름, 풋고추, 소금, 깨소금을 넣어 무쳐 낸다.

알아 두세요   오이에 포함된 칼륨은 소변을 잘 나가게 하기 때문에 고혈압과 신장병이 있는 사람에게 좋다. 오이는 신진 대사를 활발하게 하고 피로를 풀어 준다. 또한 칼륨이 많은 알칼리성 식품이므로 체내의 노폐물을 배설시킨다.

오이는 성질이 차기 때문에 목이 마르고 목구멍이 아프고 가슴이 답답할 때나, 여름에 더위 먹었을 때 사용하면 좋다. 그러나 뱃속이 차고 아프면서 설사를 자주 하는 사람은 오이를 많이 먹지 않는 것이 좋다.

오이에는 엽록소와 비타민 C가 들어 있어 피부 미용에도 좋다. 얼굴에 오이를 얇게 썰어 붙이는 것도 비타민 C를 이용하려는 데에 있다. 그 밖에 이뇨제 역할도 한다. 오이의 쓴맛은 머리 부분에 많이 있는데 그 주성분은 쿠쿠르비타신이다. 이 물질에는 설사를 일으키는 성분과 항암 성분이 있다.

땀띠나 화상에 오이즙을 바르면 즉효이며, 종기에 찧어 붙여도 효과가 바로 나타난다. 또 피로에 지친 근육을 활성화시키는 효과도 있다.

참깨는 성질이 평이하며 강장 효과가 있고 대소장을 부드럽게 해 주어서 변비를 없애 준다. 오랫동안 먹으면 머리가 빨리 하얗게 되는 것을 막아 주고, 산모들의 유즙 부족을 치료하는 효과도 있다.

성분으로는 리놀산과 레시틴이 많이 들어 있어서 동맥경화와 고혈압 환자에게 좋다. 칼슘과 철분이 많고 뇌 활동을 원활하게 해 주므로 성장기의 어린이나 노인에게도 필요한 음식이다. 참기름은 위의 점막을 보호하므로 위궤양과 위염 환자에게 도움을 준다.

최근 참기름에는 항암 작용이 있다는 것이 밝혀졌다. 그러나 대변이 묽은 사람은 많이 먹어서는 안 된다.

참깨에는 45~55%의 지방질이 들어 있고 단백질, 탄수화물, 비타민 A, B_1, B_2, C 등이 풍부하다. 오이 무침은 전체적으로 성질이 차기 때문에 가슴이 답답하고, 변비가 있거나 소변이 진한 사람에게 좋다. 또 입 안이 쓰고 마르거나, 피부가 건조한 사람, 불면증이 심한 사람이 먹으면 좋다.

늙은 오이 무침은 가슴속의 열기를 식혀 주고 장 기능을 도와 주기 때문에 변비가 심하거나 소변이 진한 사람이 먹으면 좋다. 또 성질이 차기 때문에 공부하는 수험생이나 생각이 많아 머릿속이 복잡한 사람이 먹으면 좋다. 목이 말라서 물을 많이 마시고, 땀을 많이 흘리는 사람도 좋다.

근대 된장국

❖**준비할 재료** : 근대, 된장, 표고버섯가루, 풋고추
❖**이렇게 만드세요**
① 근대의 껍질을 벗겨 낸다.
② 껍질을 벗긴 근대를 썰어서 반으로 찢어 놓는다.
③ 된장을 체에 걸러서 풀고, 표고버섯가루와 풋고추를 채 썰어 넣고 끓여서 국물을 만든다.
④ 끓고 있는 된장 국물에 근대를 넣는다.

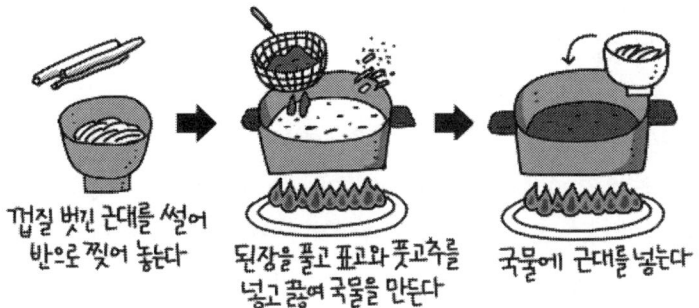

알아 두세요

근대는 소화 기관이 약하여 식욕이 없고, 봄철에 춘곤증을 느끼는 사람, 구역질을 자주 하고 심하면 잘 토하는 사람에게 좋다. 또 음식을 먹고 나서 잘 체하거나 비위가 약해서 설사를 자주 하는 사람에게 좋다. 머리에 피부염이 있어 비듬이 많은 사람에게도 좋다.

무기질과 비타민의 함량이 비교적 많고 필수 아미노산이 많아 질이 우수하다. 근대만 주로 먹으면 배가 아플 수 있으므로 반드시 된장국에 넣어 먹는 것이 좋다.

된장은 성질이 차서 열을 내리는 효과가 있고, 가슴이 답답하고 위가 그득한 것을 내려 준다. 또 여러 가지 독을 해독한다. 특히 생선, 채소, 버섯을 먹고 나서 중독이 되었을 때 해독 작용이 있다.

된장은 여러 가지 음식에서 나오는 독소를 없애는 성분과 이상 조직의 생성을 억제하는 효과가 있다.

우리 나라 사람처럼 곡류에서 대부분의 열량을 얻고 있는 상황에서는 된장이야말로 단백질의 공급원이자 세포와 조직 성분의 보충원이라 할 수 있다.

표고버섯은 향기가 뛰어나서 정신을 맑게 하고, 소화 기관을 튼튼하게 한다. 소화를 촉진하고, 구토와 설사를 멎게 한다. 식욕 부진, 소화 불량, 유즙 부족 및 신체가 피곤할 때 먹으면 효과가 있다.

표고버섯은 기운이 약한 사람의 기운을 북돋운다. 버섯류 가운데서 비타민 C가 가장 많이 들어 있으며, 면역 기능에 대해서 비교적 강한 강화 작용이 있어 여러 가지 종류의 면역 기능 저하의 질병에 쓰인다. 또 표고버섯은 균 억제 작용이 있으며, 혈당량을 낮추는 효능이 있다. 그러나 설사를 자주 하는 사람은 많이 먹어서는 안 된다.

근대 된장국은 비타민과 식물성 단백질을 공급하므로 쌀밥과 잘 어울리는 요리이다. 또한 열량이 적어서 몸무게가 많이 나가고 혈액 순환 장애가 있는 사람에게 좋다. 성인병을 예방할 목적으로 먹어도 좋다.

박나물 무침

❖ 준비할 재료 : 어린 박, 된장, 깨소금, 참기름, 식초
❖ 이렇게 만드세요
① 어리고 연한 박의 껍질을 벗기고 채 썬다.
② 뜨거운 물에 살짝 데쳐서 물기를 꼭 짠다.
③ 된장, 참기름, 깨소금, 식초를 넣고 무친다.

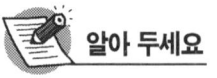 알아 두세요

박의 성질은 찬 편이다. 그래서 옛부터 가슴속에 쌓인 열기를 없애 주고 갈증을 멎게

하는 목적으로 사용해 왔다. 한방에서는 소변 배설에 이상이 있고, 소변 색깔이 진한 사람에게 사용한다. 약리 실험에서도 이뇨 효과가 인정되었는데, 팔다리와 얼굴이 붓는 사람이 복용하면 좋다. 또한 황달이 있거나 입이 쓰고 목이 자주 마르는 사람과 불면증에도 종종 사용한다. 약효를 기대하려면 하루에 10~20g씩 5일 이상 달여 먹어야 한다.

박나물은 식물성 섬유가 풍부하므로 변비가 심하고 피 속에 지방질이 많은 사람에게 좋다. 또 기관지가 약한 사람에게도 좋은데, 만성 기관지염으로 기침이 나고 가래가 많은 사람이 먹으면 효과가 크다. 피부 질환에도 효과가 있어 닭고기나 옻닭을 먹고 나서 두드러기, 가려움증, 발진 등이 생겼을 때 약효를 나타낸다.

박은 다른 채소와 마찬가지로 무기질과 비타민 조성이 비슷하지만 전분의 양이 적기 때문에 열량이 떨어진다. 이런 단점을 보충하기 위해서는 깨소금과 참기름을 적절하게 넣고, 된장을 넣어 단백질을 보강하면 된다. 된장은 소화율이 좋다. 그래서 박나물을 무칠 때 된장이 들어가면 맛을 더해 주고 박나물의 찬 성질에서 발생하는 부작용을 줄여 주기도 한다.

이런 박나물 무침은 우리 주위에서 먹는 어떤 음식보다도 열량이 적다. 그런 반면 대장 운동을 촉진시키는 식이 섬유가 많이 들어 있어서 변비가 있는 사람이나 다이어트를 하는 사람, 성인병이 있는 사람에게 좋다.

박나물은 또한 가슴속에 열기가 많아서 깊은 잠을 이루지 못하는 사람, 지나치게 높은 열량을 섭취하는 사람이 먹으면 좋다. 특히 기름진 음식을 좋아하면서 채소를 싫어하는 사람이나, 성질이 급해서 반찬을 적게 먹고 식사 속도가 빠른 사람에게 좋다. 그러나 신체가 수척한 사람은 깨소금과 참기름을 많이 넣어 먹어야 한다.

싸리버섯 무침

❖**준비할 재료** : 싸리버섯, 배추속대, 오이, 청피망, 홍피망, 깨소금, 참기름, 식초

❖**이렇게 만드세요**

① 싸리버섯을 잘 찢어 놓는다.
② 배추속대, 오이, 청피망, 홍피망 등의 야채는 채 썬다.
③ 싸리버섯은 뜨거운 물에 살짝 데쳐서 물기를 꼭 짠다.
④ ②와 ③을 섞고 된장, 참기름, 깨소금, 식초를 넣고 무친다.

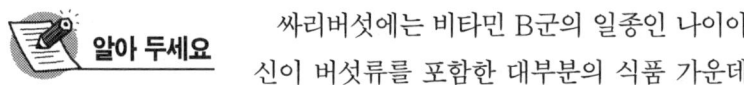 싸리버섯에는 비타민 B군의 일종인 나이아신이 버섯류를 포함한 대부분의 식품 가운데서 가장 많다. 그래서 싸리버섯 40g만 먹어도 하루에 필요한 나이아신 양이 충분할 정도다. 싸리버섯은 씹히는 맛이 좋아서 전골이나 장국의 재료로 많이 사용되고 있다.

일반적으로 버섯에는 혈액의 콜레스테롤 수치를 떨어뜨리는 구아닐산이 있어, 고혈압, 심장병에 좋다. 성질이 차서 위와 장에 독기가 뭉친 것을 풀어 주며, 피 속에 뭉친 열을 내려 준다.

배추는 우수한 비타민과 섬유질로 우리 민족의 식탁을 풍성하게 만든 필요 불가결한 채소이다. 배추는 성질이 차기 때문에 가슴속에 있는 열기를 없애고 술 마신 뒤에 생긴 갈증을 멎게 한다. 또한, 침분비를 원활하게 하고, 비타민과 섬유질의 보충원이 된다. 배추는

몸에 열이 많은 사람에게는 음식을 소화시키고 가슴 위로 올라간 기운을 내리며 위, 소장, 대장을 잘 통하게 한다. 이런 효과 때문에 배추를 많이 먹으면 결장암에 대한 항암 작용이 나타난다고 보고되었다. 변비 치료에도 효과적이다.

배추는 성질이 차다. 그러므로 찬 성질을 없애고, 부작용을 줄이기 위해서는 피망처럼 성질이 뜨거운 양념을 첨가하는 것이 좋다. 피망은 몸이 찬 사람의 속을 데워 주고, 추위를 없애 주며, 위가 차서 아프고 설사를 자주 하는 사람에게 좋다. 또 소화 기관을 튼튼하게 해 주기 때문에 소화력이 떨어지고, 밥맛이 없는 사람에게 좋다.

피망은 비타민 A의 작용으로 혈관 속에 불필요한 지방의 침착을 방지하여 동맥경화나 고혈압을 예방하고 증상을 완화시킨다. 피망을 기름과 함께 볶아서 섭취하면 비타민 A를 효율적으로 흡수할 수 있다.

싸리버섯과 배추의 찬 성질을 중화시켜 주는 피망이 들어간 싸리버섯 무침은 비타민과 무기질의 공급이란 측면에서 좋은 요리이다. 소화력이 약한 사람은 피망을 곁들이면 좋고, 비만이나 당뇨병이 있는 뚱뚱한 사람은 적게 넣는 것이 좋다. 싸리버섯 무침은 육식을 좋아하고 채식을 싫어하는 사람에게 영양의 균형을 이루게 하는 요리이다.

참마 조림

❖**준비할 재료** : 마, 잣, 건포도, 물엿, 간장, 고추장
❖**이렇게 만드세요**

① 마를 적당히 썰어 놓는다.
② ①에 간장, 물엿을 넣고 조린다.
③ ②에 잣, 땅콩, 건포도를 넣고 버무린다.

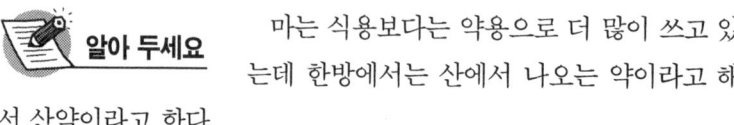 마는 식용보다는 약용으로 더 많이 쓰고 있는데 한방에서는 산에서 나오는 약이라고 해서 산약이라고 한다.

정기를 끌어 모으는 성질을 갖고 있어 남성의 정력을 강하게 하거나 몽정이나 조루증을 치료할 때 여성의 대하나 냉증을 치료하는 데 이용된다.

마는 먹어도 잘 체하지 않기 때문에 소화 기능이 떨어진 사람의 소화력을 보강시키고, 음식을 먹고 나서 속이 더부룩한 사람이나 방귀를 많이 뀌는 사람의 보약이 된다. 음식을 먹고 나서 트림을 자주 하는 사람이나 위 운동이 떨어져서 답답한 사람에게도 좋다.

기운을 보충해 주기 때문에 다리가 약해서 조금만 걸어도 종아리와 허벅지가 무겁고 다리가 아픈 사람의 기운을 회복시켜 준다.

또 뚱뚱해서 땀을 많이 흘리고 가슴이 두근거리는 사람의 혈액 순환을 촉진시키는 효과가 있어서 고혈압, 중풍, 당뇨병, 비만, 심장병 등의 환자에게 좋다. 가래를 많이 뱉어 내는 사람이 건강 보조 식품으로 이용하면 많은 효과를 볼 수 있다.

특히 성분 중 아밀라아제는 녹말의 소화를 촉진시키므로 밥을 비롯한 녹말 성분이 많은 음식을 먹었을 때 소화율을 높여 준다. 그러나 튀기면 비타민의 손실이 많은 편이다.

건포도는 기운을 늘려 주고 힘을 배양하며 의지를 굳게 한다. 또 살을 찌게 하는 성분도 있다. 건포도에는 페놀류와 타닌이 고농도로 농축되어 있어서 바이러스의 활동 및 충치와 암세포의 활성화를 억제하는 효과가 있다.

잣은 오장육부를 튼튼하게 하는 효능이 있다. 폐를 포함한 호흡기 계통의 기능을 강화하는 효능이 있어서 만성 기관지염이 있을 때 기침과 가래를 없애 준다. 또 노인들의 대장 기능이 약해서 나타나는 변비 증상에도 좋다.

평소 얼굴이 붉고 머리가 어지러운 사람에게 중풍 전조증이 나타났을 때도 중풍 예방 효과가 있고, 손발이 저리고, 관절이 약할 때도 효과를 발휘한다.

땅콩은 콩과 비슷하지만 단백질은 콩보다 적고, 지질 함량은 많다. 당질은 콩 종류 가운데 가장 적은 편이며 떫은 껍질 부분에는 비타민 B_1이 2.3mg%나 들어 있어서 하루 50g만 먹어도 충분할 정도이다. 그러나 가열하거나 까서 먹으면 대부분 없어진다. 또한 비타민 B군의 일종인 판토텐산과 엽산도 많은 편이다.

참마 조림은 참마를 주성분으로 하면서 여러 가지 재료가 들어가, 단백질을 원활하게 공급할 수 있는 요리이다.

풋콩 새알심

❖ **준비할 재료** : 풋콩, 찹쌀가루, 녹말가루, 소금, 깨소금, 설탕
❖ **이렇게 만드세요**
① 찹쌀가루에 물을 부어 반죽한다.
② ①로 동그란 새알을 만든다.
③ ②에 녹말가루를 묻힌다.

④ ③을 끓는 물에 삶는다.
⑤ 새알이 다 익으면 건져서 찬물에 담가 식힌다.
⑥ 풋콩은 까서 살짝 삶는다.
⑦ ⑥을 깨소금과 함께 믹서에 넣고 간다.
⑧ ⑦을 ⑤에 부어서 접시에 낸다.

알아 두세요   콩은 동맥의 노화를 방지하는 효과가 있어서 중풍을 예방하고, 심장의 관상 동맥 순환을 정상화시키는 효과가 있다. 특히 육식을 좋아하는 사람은 콩의 섭취량을 늘리는 것이 필요하다. 유전적으로 혈액 속의 지질이 높은 사람이 고기와 우유 제품 대신 콩을 먹으면 대체로 호전된다.

또 콩은 인슐린 수치를 떨어뜨리는 효과가 있어서 당뇨병 환자에게 좋다. 또한 밥을 많이 먹고, 술을 많이 먹는 사람이나, 비만한 사람이 콩을 먹으면 피 속의 중성 지방 수치를 떨어뜨리기 때문에 고지혈증을 막아 준다.

콩은 성질이 차서 몸 속에 열이 많은 사람의 식품으로서는 가장 뛰어난 효과를 지닌다. 또한 피를 맑게 하고 뭉쳐 있는 피를 풀어 주며, 열이 많아서 나타나는 여러 가지 독성을 풀어 준다. 콩은 영양면에서는 우수하지만 조직이 단단해서 생것으로 먹으면 거의 소화가 되지 않는다. 그래서 반드시 열을 가해서 먹어야 하는데 소화율을 보면 볶은 콩은 60%, 삶은 콩은 70%, 콩가루는 83%, 두부는 95%에 이른다.

주성분은 단백질과 지질 및 당질이다. 콩은 성질이 차기 때문에, 몸이 차고 소화 기관이 약해서 설사를 자주 하는 사람은 많이 먹어서는 안 된다. 또 감기에 걸렸거나 땀을 많이 흘리는 사람도 많이 먹어서는 안 된다.

 콩은 삶으면 생리적 저해 물질이 파괴되어 소화율이 높아지지만 너무 오랫동안 삶으면 아미노산의 일부가 파괴되어 영양가가 낮아질 수 있다.

 찹쌀은 성질이 따뜻하여, 몸을 보하고 원기를 도와 주는 작용이 있다. 그래서 소화기가 약하고 몸이 찬 사람이나 선천적으로 기운이 약한 사람의 기운을 보강하여 주는데, 특히 땀이 많이 흐르고 설사를 자주 하는 사람에게 좋다. 찹쌀은 성질이 따뜻하여 소화가 잘 되기 때문에 위가 약해서 속이 거북한 사람에게 좋다.

 콩과 찹쌀이 섞이면 성질이 중화된다. 따라서 위장이 나빠 설사를 하고 위궤양이 있는 사람은 찹쌀을 많이 넣어서 풋콩 새알심을 만들고, 몸에 열이 많은 사람은 풋콩을 더 많이 넣어서 먹으면 좋은 음식이 될 수 있다.

 찹쌀 새알에 풋콩 국물을 부어서 먹는 풋콩 새알심은 쌀 단백질에 부족한 리신, 트립토판 등을 보충하므로 노약자, 어린이 및 성인병 예방에도 좋은 음식이다.

더덕 구이

❖준비할 재료 : 더덕, 진간장, 참기름, 실파, 고추장, 고춧가루, 물, 다진 파, 다진 마늘, 설탕, 깨소금

❖이렇게 만드세요

① 더덕의 껍질을 벗겨서 길게 반으로 갈라 방망이로 두들긴 다음 물에 담가 쓴맛을 우려낸다.

② ①을 건져 물기를 닦아 낸 다음 넓은 그릇에 담고 진간장과 참기름을 넣고 주물러서 맛이 배도록 잠시 재워 둔다.
③ 고추장에 고춧가루와 물, 진간장을 섞어 풀고 파, 마늘, 설탕, 깨소금을 넣고 고루 섞어 양념장을 만든다.
④ 달군 석쇠에 알루미늄 호일을 깔고 기름장에 재워 둔 더덕을 가지런히 놓아 타지 않게 살짝 굽는다.
⑤ 앞뒤로 구워 익으면 양념장을 발라 가며 양념장이 마를 정도로 구워 접시에 담고 송송 썬 실파를 뿌려 낸다.

알아 두세요

더덕은 성질이 약간 차서 폐의 기운을 보충해 준다. 그래서 옛날부터 기관지염을 앓거나 기침이 많을 때 사용했다. 또 고름을 빨아내고, 가래를 없애 주는 효과가 있어서 호흡기 계통의 여러 질환에 다양하게 사용하고 있다. 여성의 유선염, 젖분비 부족, 산후 몸조리에 효과가 있으며 해열, 거담, 해독, 배농, 소종 등에도 효험이 있는 것으로 알려져 왔다.

그 밖에 뱀이나 벌레에 물린 경우 해독약으로도 쓰이고 위장 기능을 보강하기 때문에 강장약으로도 사용한다.

우리 나라에서는 약용보다 식용으로 많이 쓰고 있다. 몸이 찬 사람이 너무 많이 먹으면 소화 장애가 일어날 수 있으므로 주의하고, 더덕 향기가 역겹게 느껴지는 사람도 많이 먹지 않는 것이 좋다.

더덕 구이는 더덕의 유효 성분을 이용할 수 있는 요리이기 때문에 몸이 뚱뚱하고, 땀이 많으면서 호흡기가 약한 사람이 먹으면 좋다. 특히 가래가 많고 담배를 많이 피우는 사람에게 좋다.

미나리숙주나물 무침

❖ **준비할 재료** : 미나리, 숙주나물, 고추장, 설탕, 식초, 다진 파, 다진 마늘, 깨소금, 참기름

❖ **이렇게 만드세요**

① 미나리는 잎과 지저분한 뿌리를 다듬어 끓는 물에 소금을 조금 타서 파랗게 데친 다음, 찬물에 재빨리 헹궈 물기를 꼭 짜 5cm 길이로 자른다.

② 숙주는 머리와 꼬리를 떼고 끓는 물에 삶아 건진 다음 물기를 꼭 짠다.

③ 고추장과 식초를 2 : 1의 비율로 푼 다음 나머지 양념을 넣고 고루 섞어 초고추장을 만든다.

④ 그릇에 미나리와 숙주를 담고 초고추장을 끼얹어 먹기 직전에 무친다.

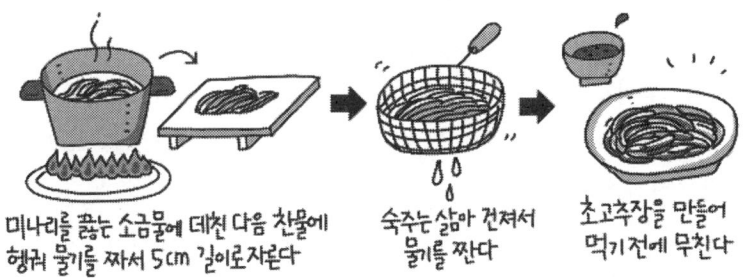

 알아 두세요

미나리는 성질이 차서 술을 마신 뒤에 생긴 열독을 풀어 주며 대소변을 잘 나가게 한다. 미나리에는 간 기능을 좋게 하는 효과가 있어서 급, 만성 간염으로 인한 황달을 치료한다.

미나리는 몸에 열이 많으면서 짜증이 날 때, 얼굴이 달아오를 때 효과가 있으며, 정신적인 긴장이 많은 사람의 머리를 맑게 하고, 정수를 보충시켜 피부에 윤기가 돌게 만들어 준다.

또 미나리는 식욕을 돋우고, 창자의 활동을 좋게 하여 변비를 없애 준다. 이것은 미나리에 들어 있는 1.0%의 식물성 섬유가 내장의 벽을 자극해서 운동을 촉진시키기 때문이다.

녹두는 소화 흡수가 빠르고, 입 안이 쓰고 식욕이 없을 때 먹으면 기운이 나고 입이 개운하다. 오장육부의 기운을 조화롭게 하여 정신을 안정시키는 효과가 있어서 옛부터 병약한 사람들이 녹두죽을 먹곤 했다. 그러나 성질이 차기 때문에 몸이 차서 고생하는 사람이 오랫동안 먹으면 오히려 소화 기능을 약하게 만들 수도 있다. 대신 몸에 열이 많은 사람의 몸 속 열기를 없애주며 머리가 무겁고 목이 뻣뻣한 사람에게도 좋다.

여름철 햇빛에 살갗이 익었을 때 녹두를 갈아서 물에 개어 얼굴에 바르면 오이로 맛사지하는 것보다 피부가 더 고와진다. 그래서 옛날부터 녹두가루로 화장품을 만들어 사용하기도 했었다. 실제로 한방 화장품의 원료 가운데 상당 부분이 녹두이다.

녹두 삶은 물을 종기가 난 자리에 바르면 종창이 낫는다. 또 녹두를 갈아서 마시면 몸에 열이 많은 사람의 설사가 그치기도 한다.

미나리숙주나물 무침은 동물성 단백질과 지방질을 지나치게 많이 섭취하는 현대인의 만성 질환, 고혈압, 동맥경화증, 중풍 등 성인병 예방과 치료에도 효과적이다. 따라서 입맛이 떨어지고 소화력이 약한 사람은 미나리숙주나물 무침을 만들어 먹고, 집안 노인들 가운데 고혈압, 당뇨병, 중풍 등 성인병이 있는 경우에는 때때로 만들어 먹는 것이 좋다.

표고버섯흰자찜

❖준비할 재료 : 달걀흰자, 표고버섯, 소금, 후춧가루
❖이렇게 만드세요
① 달걀흰자에 소금과 후춧가루를 조금 넣고 물을 섞어서 푼 다음 체에 거른다.
② 표고는 불려서 기둥을 떼고 가늘게 채 썬다.
③ 체에 거른 흰자를 찜할 그릇에 부어 김이 오르는 찜통에서 찌다가 흰자가 반쯤 익으면 표고 채를 얹어 익힌다.

알아 두세요 표고버섯은 성질이 약간 차고 향기가 뛰어나서 정신을 맑게 하고, 소화 기관을 튼튼하게 한다. 그래서 소화를 촉진시키고, 구토와 설사를 멎게 한다. 식욕부진, 소화 불량, 유즙 부족 및 피곤할 때 먹으면 좋다. 표고버섯은 인체 세포에 작용하여 인터페론이라는 물질을 만들어 내는데 이것은 암 치료제일 뿐만 아니라 모든 바이러스 병의 특효약으로 각광받는 물질이다.

표고버섯은 버섯류 중에서도 비타민 C가 가장 풍부하며, 표고버섯 삿갓에는 햇빛을 받으면 비타민 D로 변하는 에르고스테롤이 많

이 들어 있다.

표고버섯에서 분리된 다당 고분자 물질인 렌티난은 세포성 면역과 체액성 면역을 강화시키고, 항암 작용을 한다. 또 표고버섯 다당은 정상적인 생체 면역 기능에 대해서는 거의 반응이 없지만 암 상태에서 면역 기능이 억제 받을 때는 면역 강화 작용을 확실하게 나타낸다. 이것은 기운이 약한 사람에게 기운을 도와 주는 것과 매우 관련이 높다. 그래서 암뿐만 아니라 여러 가지 종류의 면역 기능 저하 질병에 효과적이다. 또 표고버섯에는 균 억제 작용과 혈당량을 낮추는 효능이 있다.

달걀흰자는 성질이 차서 몸에 열이 많은 사람의 눈병과 황달을 치료한다. 또 가슴이 답답하고 열이 나는 것을 없애 주고, 기침과 기운을 조절해 준다. 달걀흰자는 유기물 흡수력이 있는데, 술에 취했을 때 달걀을 날것으로 먹으면 알코올 성분을 흡수한다.

달걀노른자에는 지방이 많이 들어 있는데 소화 흡수가 잘되며, 레시틴이 많아 간에 쌓이기 쉬운 지방을 제거하기도 한다.

달걀은 마음을 진정시키고 오장과 태를 편하게 하며 목구멍을 열어 준다. 달걀을 날것으로 약에 넣으면 기운 뭉친 것을 열어 주고, 묽게 삶으면 담 결린 것을 풀어 주며 목소리를 부드럽게 한다.

달걀 단백질의 아미노산 조성은 식품 가운데 가장 우수하다. 달걀흰자는 알부민, 노른자는 비텔린 등을 비롯해서 생명 합성의 기본 물질이 되는 양질의 단백질이 들어 있다. 달걀흰자에는 비타민 A, B_1, B_2, E 등이 거의 없다.

표고버섯흰자찜은 우수한 단백질 공급이란 측면에서 우리 나라 사람들에게 필요한 음식이다. 특히 반찬을 적게 먹고 짜게 먹는 사람들은 이 표고버섯흰자찜을 때때로 먹는 것이 좋다.

죽순 조림

❖ **준비할 재료** : 죽순(통조림), 마른 다시마, 물, 맛술, 간장, 설탕
❖ **이렇게 만드세요**
① 죽순을 깨끗이 씻은 후 빗살 모양을 살려 한 입 크기로 썬다.
② 마른 다시마는 3mm 폭으로 채 썬 후 컵에 담가 충분히 우려낸 다음 체에 받친다.
③ 냄비에 ②의 국물과 맛술, 간장, 설탕을 넣어 한소끔 끓인 후 죽순을 넣어 조린다.
④ ③의 국물이 3분의 2 정도로 줄면 채 썬 다시마를 넣고 은근히 졸여 맛을 낸다.

알아 두세요 죽순은 대나무의 땅속줄기의 마디에서 돋아 나는 어린 순으로, 성장한 대나무에서 볼 수 있는 형질은 다 갖추고 있다.

죽순은 성질이 차서 몸에 열이 많은 사람의 가래와 어지럼증을 없애 준다.

칼륨을 많이 포함하고 있기 때문에 체내의 염분을 조절하며 고혈압을 예방한다.

죽순에는 섬유가 2.3%나 들어 있는데 주로 헤미셀룰로오스, 펜토산 등으로 에너지원으로서는 가치가 적은 대신 대장 운동을 촉진한다. 따라서 변비를 없애고, 장을 깨끗하게 하는 효과가 있다. 또 피 속의 콜레스테롤을 떨어뜨리는 데 효과가 있어서 고혈압, 동맥경화, 심장병 등에 좋다.

죽순의 맛은 옥살산 등의 유기산 맛이다. 아린 맛은 쌀겨나 쌀뜨

물로 삶으면 없어진다. 죽순을 삶으면 물이 희고 흐리게 되는데 이것은 죽순의 단백질인 티로신이 열탕에 의해 녹아 녹말과 섞이면서 침전되기 때문이다.

 죽순은 정신적 안정을 찾아 주는 효과가 있어서 정신 노동을 많이 하는 사람이나 학생들의 심리적 안정에 좋고, 장년기의 사람에게 스태미나 강화와 함께 중풍, 고혈압, 당뇨병 등을 예방하고 치료하는 효과가 있다.

 그러나 성질이 차기 때문에 평소 설사를 자주 하거나, 몸이 찬 사람은 많이 먹지 않는 것이 좋다. 죽순의 결점은 딱딱하고 소화가 잘 안 되는 점이다. 따라서 반드시 익혀서 요리를 해야 이 결점을 보완할 수 있다.

고등어자반찜

❖ 준비할 재료 : 고등어자반, 쌀뜨물, 무, 붉은 고추, 풋고추, 파, 고춧가루, 다진 마늘, 깨소금, 참기름, 물

❖ 이렇게 만드세요

① 자반고등어는 먹기 좋은 크기로 토막낸 다음 쌀뜨물에 담가 간기를 충분히 뺀다.

② 무, 붉은 고추, 풋고추, 파, 마늘 다진 것에 고춧가루, 깨소금, 참기름을 넣고 물을 조금 섞어 양념을 만든다.

③ 냄비에 자반고등어를 앉히고 양념을 뿌린 후 냄비 가장자리에 쌀뜨물을 붓고 약한 불에서 끓인다.

알아 두세요 고등어, 꽁치, 방어, 정어리와 같은 등 푸른 생선은 핵산을 많이 함유하고 있어서 뇌 활동을 자극한다. 핵산은 특히 신경 조직과 두뇌 발달에는 필요 불가결한 영양소로서 성장기의 어린이들에게는 꼭 필요한 성분이다.

고등어는 기운과 혈액 순환을 좋게 한다. 또 성질이 급하고 맥이 강한 사람의 혈맥을 부드럽게 한다. 이런 효능 때문에 몸에 열이 많은 사람이 먹으면 동맥 경화와 중풍, 고혈압 등의 성인병을 예방한다.

성격이 급하고 쉽게 짜증을 내고 피로하면 잘 어지럽고 신경성 두통이 있는 사람에게 좋다. 또 물을 많이 먹는데도 불구하고 변비가 심한 사람과 소변 색이 진하고 밤중에 소변을 자주 보는 사람에게 좋다.

참고등어는 가을에서 겨울에 걸쳐 지질 함량이 최대가 된다. 이 시기에 35cm 이상의 대형 고등어의 지질 함량은 20%이고, 지질의 구성 지방산은 고도의 불포화 지방산이 많아서 산화, 산패되기 쉽다.

고등어는 단백질과 회분이 많고, 비타민 A가 풍부하다. 고등어에 들어 있는 히스티딘은 부패가 시작되면 히스타민으로 바뀌고 면역 조절 기능이 떨어진 사람이 먹으면 두드러기를 일으킬 수도 있다. 특히 몸이 차고 소화 기관이 약한 사람은 주의해야 한다.

오이쇠고기 볶음

❖**준비할 재료** : 오이, 쇠고기 다진 것, 설탕, 파, 마늘 다진 것, 통깨, 고춧가루

❖**이렇게 만드세요**

① 오이는 깨끗이 씻어 소금에 살짝 절였다가 물에 헹궈 꼭 짠다.

②①을 프라이팬에 기름을 두르고 볶다가 고춧가루를 넣는다.
③ 쇠고기는 간장, 설탕, 파, 마늘, 후추, 깨소금, 참기름으로 양념해 둔다.
④③을 센 불에 재빨리 볶고 ②와 실고추, 통깨를 넣어 완성한다.

알아 두세요 오이에 포함된 칼륨은 소변을 잘 나가게 하기 때문에 고혈압과 신장병이 있는 사람에게 좋다. 오이는 신진 대사를 활발하게 하고 피로를 풀어 준다. 또한 칼륨이 많은 식품이므로 체내의 노폐물을 배설시킨다.

오이는 성질이 차기 때문에 목이 마르고 목구멍이 아프고 가슴이 답답할 때나, 여름에 더위 먹었을 때 사용하면 좋다.

또 엽록소와 비타민 C가 들어 있어 피부 미용에도 좋다. 얼굴에 오이를 얇게 썰어 붙이는 것도 비타민 C를 이용하려는 데에 있다. 그 밖에 이뇨 효과가 있으며, 오이의 쓴맛을 내는 쿠쿠르비타신은 설사를 일으키는 작용과 항암 효과가 있다.

땀띠나 화상, 종기에 오이즙을 바르면 즉효이다. 또 피로에 지친 근육을 활성화시키는 효과도 있다. 그러나 뱃속이 차고 아프고 설사를 자주 하는 사람은 오이를 많이 먹지 않는 것이 좋다.

쇠고기는 성질이 평이하여 소화 기관을 튼튼하게 하고, 기운을 돋우며, 토하거나 설사하는 것을 멈추게 하고, 부종을 낫게 한다. 또 적절히 먹으면 힘줄과 뼈, 허리, 다리를 튼튼하게 한다. 그래서 몸이 찬 사람이나 허약자에게 최고의 음식이 될 수 있다.

오이쇠고기 볶음은 오이의 무기질과 쇠고기의 단백질이 어우러진 요리로 쌀밥을 주식으로 할 때 좋은 반찬이다. 몸이 뚱뚱하면서 무기력하고 피로가 심하며, 단백질을 많이 필요로 하는 노인이나 병후 회복기 사람에게 좋다.

가지쇠고기찜

❖**준비할 재료** : 가지, 쇠고기 다진 것, 간장, 다진 파, 설탕, 후추, 깨소금, 참기름, 육수, 소금

❖**이렇게 만드세요**

① 가지는 가는 것으로 골라 끓는 물에 소금을 약간 넣어 데친다.

② 쇠고기 다진 것에 파, 마늘, 간장, 설탕, 후추, 깨소금, 참기름을 넣고 양념한다.

③ 가지에 양념한 고기를 채운 다음 냄비에 육수를 넣고 간장과 소금으로 간을 맞춘 뒤 안쳐 끓인다.

④ 불을 줄이고 서서히 찜을 한 다음 고명을 올려 완성한다.

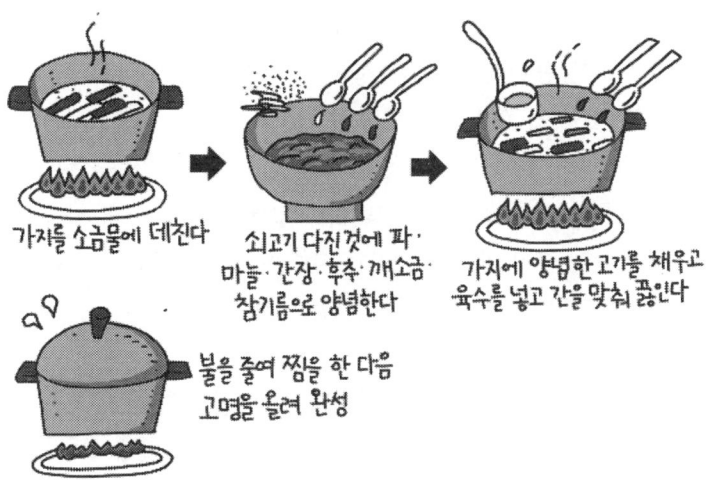

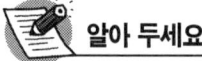 알아 두세요

　가지는 여름철에 나오는 야채로 성질이 아주 찬 편에 속한다. 그래서 날것으로 먹기보다는 반드시 열을 가해서 요리를 하게 된다. 열을 가하면 가지의 찬 성질을 약화시킬 수가 있다. 더구나 생가지는 아린 맛이 있기 때문에 그냥 날것으로 먹기에는 좋지 않다.

　가지에는 비타민의 함량이 의외로 적은데, 특히 비타민 C는 채소류 가운데 가장 적은 편이다.

　가지는 몸에 열이 많아서 나타나는 여러 가지 증상에 사용할 수 있다. 대표적인 것은 만성 기관지염으로 밭은기침을 자주 하는 사람에게 좋다. 특히 말을 조금만 해도 목이 마르고 목소리가 갈라지고, 목이 자주 쉬는 사람에게 좋다. 생가지를 먹으면 버섯 중독을 해독해 주며 등창에 생가지를 쪼개어 붙여 효과를 보기도 한다. 또한 피부에 이상이 있어 윤기가 없고 거친 사람이라든지, 두드러기가 자주 나타나는 사람에게도 사용한다.

　한편 여성들의 경우 가슴속에 열이 많아서 나타나는 기미에도 사용하는데 이럴 때는 장기간 복용해야 한다. 피부에 이상이 생기는 사람은 대부분 몸에 열이 많은 사람일 수가 있고, 채식보다 육식을 많이 하는 사람도 몸에 열이 생길 수 있다. 따라서 예전보다 육식을 많이 하게 되는 요즈음에 더욱 필요한 음식이다. 가지는 여름철의 더운 열기를 식혀 주는 데는 그만이다. 그래서 여름철에 땀을 많이 흘리는 사람과 열이 많아서 땀띠가 자주 나고, 계절적으로 여름철에만 피부염이 발생하는 사람에게 좋다. 가지는 맛이 뛰어나지 못하기 때문에 양념을 하지 않고서는 먹지를 못한다.

　쇠고기는 성질이 평이하여 소화 기관을 튼튼하게 하고, 기운을 돋우며, 토하거나 설사하는 것을 멈추게 하고 부종을 낫게 한다. 또 적절히 먹으면 힘줄과 뼈, 허리, 다리를 튼튼하게 한다. 그래서 몸이 찬 사람이나 병후의 허약자에게 최고의 음식이 될 수 있다.

가지쇠고기찜은 가지의 찬 성질을 어느 정도 중화시키면서 단백질을 보강한 요리이다. 생강과 고춧가루는 성질이 뜨거워서 기운 소통을 잘 시키는 특성이 있다. 그래서 가지 요리를 할 때 몸이 찬 사람은 생강과 고춧가루가 들어간 양념장을 듬뿍 발라서 먹으면 좋고, 입이 마르고 땀이 많으면서 더위를 잘 타는 사람은 조금만 발라서 요리하면 좋다.

중풍을 예방하는 차 10가지

차로 만들어 마시는 한방 약재의 효능에는 여러 가지가 있으나 그 중 두드러진 것은 대변과 소변의 배설을 촉진시킴으로써 혈액 순환을 돕고 피 속의 지방질을 제거하는 것이다. 그 외에는 정신적 안정 등의 효과가 있다.

차로 달여 마시는 방법은 각각의 약재에 따라 다르지만, 공통점이 있다. 첫째, 여러 가지 약재가 섞여 있는 것은 1시간 정도 달여 마신다. 둘째, 씨앗과 딱딱한 줄기가 있는 약재는 30분~1시간 정도 달여서 마신다. 셋째, 열매나 껍질이 들어 있는 약재는 20~30분 정도 달여서 마신다. 넷째, 잎은 녹차를 우려내듯 5분 이내의 시간만 달여서 마신다. 각각의 방법대로 하지 않고 지나치게 오랫동안 달이면 유효성분이 달아나 아무 의미가 없으므로 시간을 맞추는 것이 중요하다.

약재의 분량은 물 800ml에 약재 10g 내외로 달이는 것이 좋다. 약재의 양이 너무 많거나 너무 오랫동안 달여서 양이 적어지면 맛이 쓰고 역겨워서 마실 수 없게 된다. 맛이 쓸 때는 꿀이나 설탕을 넣기보다는 대추나 감초를 2~3개 정도 넣어 달이는 것이 좋다.

한방 약재를 이용하여 중풍 등 질병을 예방하고 치료하는 데는 몇 가지 주의할 점이 있다. 첫째, 한약을 차로 이용하는 것은 대부분 약효가 강한 것보다는 성질이 부드럽고 강하지 않은 것들이다. 예를 들면 오미자, 영지, 결명자 등은 매우 부드러운 성질을 가진 것들이다. 따라서 급성 질환이나 효과를 빨리 보기 위해서 한방차를 마시는 것은 바람직하지 않다. 그 효과가 매우 원만하기 때문이다.

둘째, 꾸준하게 오랫동안 마셔야 한다. 성질이 급한 사람은 차 마시기를 좋아하지 않는다. 차는 음미하면서 분위기를 마셔야 하는데, 성질이 급하기 때문에 그렇지 못하는 것이다. 차를 마실 때 약효에만 집착하지 말고 차 마시는 것 자체를 즐길 줄 알아야 한다. 그런 다음 효과를 기대해야 한다.

셋째, 다른 사람이 어떤 차를 마신다고 해서 무조건 따라 하는 것은 아무런 도움이 되지 않는다. 전세계적으로 알려진 우리 나라의 인삼만 하더라도 그 강장 효과는 매우 뛰어난 것이다. 그러나 모든 사람에게 다 효능이 있는 것은 아니다. 오히려 상당수의 사람들이 인삼을 먹고 나서 가벼운 부작용을 호소하기까지 한다. 한방차는 체질에 맞는 것을 찾아 마셔야 하는 것이다.

한방차 가운데서 가장 대표적인 것이 쌍화차다. 이것은 음과 양, 기운과 피, 여자와 남자의 부조화를 조화롭게 해 주는 약이다. 몸과 마음이 피곤하고 기혈이 모두 상한 경우, 또는 부부 관계를 갖고 난 후 감기 몸살이 오거나, 힘든 일을 하고 난 다음 잠자리를 했을 때, 또는 큰 병이 난 다음 기운이 약해서 식은땀이 날 때 사용한다.

쌍화차는 한약의 하나인 쌍화탕을 차로 변용한 것이다. 쌍화탕은 젊은 부부가 너무 무리를 했을 때 나타나는 감기를 풀어 주는 약이다.

쌍화차는 백작약 10g, 숙지황, 황기, 당귀, 천궁 각각 4g씩, 계피, 감초 각각 3g, 생강 3쪽, 대추 2개를 넣고 끓이면 된다.

한방차는 쌍화차처럼 여러 가지 약재를 섞어서 만든 것이 있는가 하면 구기자차, 오미자차, 녹차, 칡차처럼 한 가지 약재만으로 만들기도 한다.
구체적으로 중풍에 직접적인 도움을 주는 차와 만드는 법을 알아보자.

생강차

❖준비할 재료 : 생강 10쪽, 대추 5개, 감초 4g
❖이렇게 만드세요
① 물 800cc에 다듬은 생강, 대추, 감초를 넣고 센 불에 끓인다.
② ①이 끓기 시작하면 불을 줄여 다시 1시간 정도 은근한 불로 끓인다.
③ 물이 절반인 400cc로 줄어들면 뜨거운 상태에서 찌꺼기를 걸러 낸다.
④ 한 번에 약 80~100cc 정도씩 하루에 3~4회 마신다.

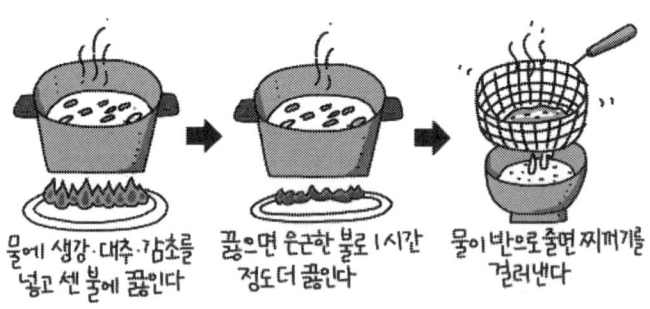

물에 생강·대추·감초를 넣고 센 불에 끓인다 끓으면 은근한 불로 1시간 정도 더 끓인다 물이 반으로 줄면 찌꺼기를 걸러낸다

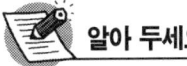 생강차는 평소 식욕이 없고 소화 기관이 약한 사람이 팔다리가 저리고 시리면서 어지러울 때 마시면 좋다. 평소 물을 거의 마시지 않고 감기에 걸려도 열이 높지 않은 사람, 땀을 흘리면 피곤하고 식욕이 떨어지는 체질에 좋다.

생강의 성질은 따뜻하다. 그래서 차로 만들어 마시면 뱃속을 따뜻하게 데워 소화 기관을 튼튼하게 하고, 구역질을 멈추게 한다. 혈액 순환을 좋게 해서 기운 순환을 촉진하고, 추위를 덜 타게 하며, 통증을 멎게 한다.

생강은 한방 감기약에도 처방되는데, 열을 내리고 땀을 나게 하는 역할을 한다. 흔히 보약을 지을 때 '생강 3쪽에 대추 2쪽'이라고 하는데, 이것은 약의 흡수를 돕고 약 기운을 강하게 하기 때문이다.

대추는 성질이 따뜻하여 위장을 보하고 튼튼하게 한다. 그래서 몸이 차고 소화 기관이 약한 사람은 항상 복용하는 것이 좋다. 강장제로도 쓰이고 원기 회복에도 이용되며, 이뇨 작용을 한다.

감초는 모든 약재를 중화시키고 맛을 좋게 한다.

녹차

❖ 준비할 재료 : 녹차
❖ 이렇게 만드세요
① 먼저 물 800cc를 강한 불에 끓인다.
② ①이 끓으면 불을 줄여서 은근하게 2~3분 정도 더 끓인다.
③ 다기에 녹차를 넣고 ②를 따라, 한 번에 약 70~100cc 정도 수

시로 나누어 마신다.

 **알아 두세요** 평소 성질이 급하고 편두통이 심한 사람, 어지럼증을 잘 느끼는 사람이 귀에서 소리가 나거나 울리는 증상이 있을 때 녹차를 마시면 효과가 있다. 또, 평소 감기에 걸리면 고열이 나는 사람이나, 목욕탕에 들어가면 어지럼증을 느끼는 사람에게도 좋다.

칡차

❖**준비할 재료** : 말린 칡 10g

❖**이렇게 만드세요**

① 말린 칡에 물 800cc를 넣고 센 불로 끓인다.
② 물이 끓으면 불을 줄여서 물의 양이 절반인 400cc 정도가 될 때까지 은근한 불로 달인 후, 뜨거운 상태에서 찌꺼기를 걸러 낸다.
③ 한 번에 약 70~100cc씩 하루 3~4회 나누어 마신다.

알아 두세요 평소 호흡기가 약한 사람이 뒷목이 뻣뻣하고 눈동자가 빡빡한 경우, 평소 물을 많이 마시고 감기에 자주 걸리는 사람, 땀을 많이 흘리면 기분이 상쾌한 사람에게 좋다.

성질이 평이하고 서늘하므로 몸에 열이 많으면서 식욕이 왕성한 사람에게 땀을 나게 하고 열을 내려 준다. 진액을 불려 주고 갈증을 멈추게 하며, 발진을 순조롭게 하고 술독을 풀어 준다. 특히 몸 속의 뭉친 열을 풀어 주는 효과가 뛰어나기 때문에 영양 과잉 상태에서 변비가 심하고 얼굴이 달아오르고 짜증을 자주 내는 사람의 만성 질환에 효과적이다. 고혈압, 중풍에도 매우 좋다.

열은 나면서 땀은 나지 않고 가슴이 답답하며 갈증이 나고 뒷목과 잔등이 뻣뻣해지는 데도 효과가 있으며, 그 외 감기 증상, 당뇨병, 홍역 초기, 설사, 이질, 협심증 등에도 좋다.

그러나 약성이 비교적 차므로 위장이 차서 구토를 하는 사람이나 감기 증상 중 땀을 많이 흘릴 때는 먹지 않는 것이 좋다.

하루 4~12g씩 칡뿌리를 달여 먹거나 생즙을 내 먹는다.

감즙차

❖ **준비할 재료** : 떫은 감 3개, 무 반 개
❖ **이렇게 만드세요**
① 감은 떫은 것을 준비, 1컵 정도로 즙을 낸다.
② 무도 즙을 내 1컵 준비한다.
③ ①과 ②를 섞어 하루에 3회씩 1주일 이상 마신다.

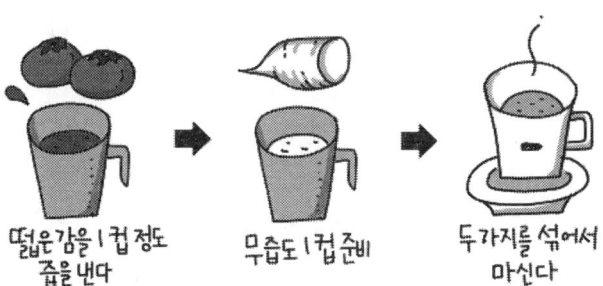

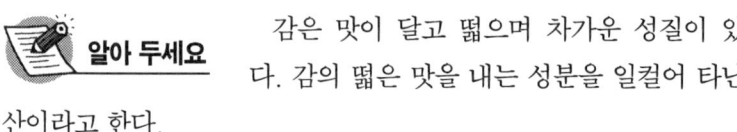 감은 맛이 달고 떫으며 차가운 성질이 있다. 감의 떫은 맛을 내는 성분을 일컬어 타닌산이라고 한다.

감에는 타닌산의 수렴 작용으로 체내에서 점막 표면의 조직을 수축시키는 약리 작용이 있어 설사를 멎게 한다. 감은 지혈 작용도 있어 피를 토하거나 뇌출혈 증세가 있는 환자에게도 좋다.

한방에서는 가슴이 답답할 때, 담이 많고 기침이 나올 때, 만성 기관지염 등에 사용된다. 열이 나고 목이 말라 물을 많이 마실 때 먹으면 좋다. 또한, 몸 안에 흡수된 알코올 성분을 빨리 산화시켜 주어 숙취에 좋다.

감잎을 여름에 따서 뜨거운 물에 잠깐 담그거나 증기에 찐 후 말려서 감잎차를 만든다. 감잎은 성질이 차고 맛이 쓴데, 혈압과 콜레스테롤을 낮추고 심장 관상 동맥을 넓게 해서 피의 순환을 촉진한다. 이런 이유로 감잎차는 고혈압과 심장병, 동맥경화증의 예방에도 사용된다.

뽕나무가지차

❖**준비할 재료** : 잎이 돋기 전의 뽕나무 가지 20g이나 서리 맞은 뽕나무 잎사귀 10g

❖**이렇게 만드세요**

① 뽕나무 가지를 4~5cm로 잘라 프라이팬에 넣고 약한 불 위에서 노릇노릇 할 때까지 살짝 볶는다. 뽕나무 잎사귀는 길쭉하게 잘라서 마찬가지로 볶는다.

② 물 1,000cc에 뽕나무 가지나 잎사귀를 넣고 강한 불로 끓인다.
③ 물이 끓으면 은근한 불로 물이 500cc 정도로 줄어들 때까지 달인다.
④ 이 물을 한 번에 100~150cc씩 하루에 3~4회 마신다.

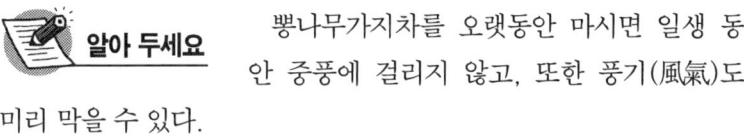 뽕나무가지차를 오랫동안 마시면 일생 동안 중풍에 걸리지 않고, 또한 풍기(風氣)도 미리 막을 수 있다.

한방 관련 서적에서는 뽕나무 가지가 모든 풍의 증상을 치료하는 것이라고 적고 있는데, 최근의 실험 보고에 의하면 뽕나무 가지와 뽕나무 뿌리 껍질이 동맥경화를 예방하고 치료하며, 중풍을 일으키는 뇌 혈관의 변성을 막아 주는 것으로 나타났다.

뽕나무 잎은 10, 11월에 첫 서리가 내린 다음에 따서 햇볕에 말려 사용한다. 뽕나무 잎은 몸에 열이 많은 사람의 중풍을 예방하고 열을 내려 주며, 두통을 치료하고 눈을 맑게 한다.

뽕나무 뿌리의 껍질을 한약명으로는 상백피라고 하는데 뽕나무 뿌리 껍질의 코르크 층을 제거한 비늘 같은 껍질이다.

채취 방법은, 겨울에 뿌리를 캐내 깨끗이 씻은 다음 신선할 때 코르크 층을 벗겨 내고 세로로 갈라서 나무망치로 두드린다. 목부와 피부를 분리시켜서 하얀 껍질만 사용한다. 껍질은 몸에 열이 많은 사람의 열을 내리고 기침을 치료하며 소변을 잘 보지 못하는 증상을 치료한다.

뽕나무의 열매인 오디는 한약명으로는 상심자, 상실이라고 하는데, 주요 성분으로는 카로텐, 비타민 B, 비타민 C 등을 함유하고 기타 유기산, 당류가 함유되어 있다. 오디는 4~6월에 열매가 붉은 색으로 익었을 때 따서 바로 말리거나 살짝 찐 후 햇볕에 말려 사용한다. 오디는 피를 보하고 진액을 생성하여, 입이 마르고 가슴이 두근거리며 밤잠을 이루지 못하는 증상을 치료한다.

국화차

❖ **준비할 재료** : 9~11월 사이에 꽃이 반쯤 피었을 때, 서리가 내리기 전에 따서 바람이 잘 통하는 응달에서 말린 국화잎 10g, 생강 6쪽, 대추 4개

❖ **이렇게 만드세요**

① 물 800cc에 위의 재료를 넣고 센 불에 끓인다.
② ①이 끓기 시작하면 불을 줄여서 다시 30분 정도 은근한 불로 끓인다.
③ 물이 400~500cc정도로 줄면 찌꺼기를 걸러 낸다.
④ 한 번에 100~150cc 정도씩 하루에 3~4회 복용한다.

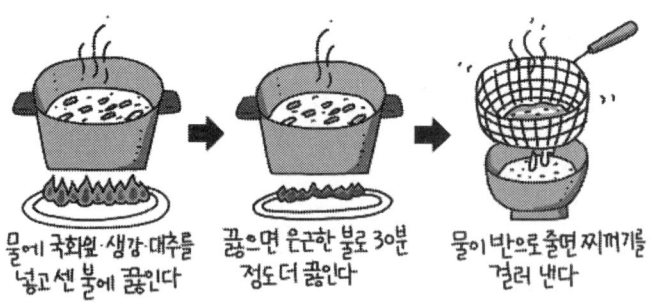

국화과에 속하는 다년생 초본인 국화 꽃잎 말린 것은 약으로 사용한다. 맛은 달면서 쓰고, 성질은 약간 차다. 국화에 들어 있는 주요 성분은 정유를 비롯한 알데닌, 콜린 등이다.

　국화는 팔다리의 어느 한 부분이 저리고 머리가 어지럽고 기억력이 떨어지는 증상이 있을 때 먹으면 좋다. 또 목구멍이 마르고 얼굴이 달아오르면서 붉어질 때 열을 헤쳐서 없애 준다. 또 간 기능을 좋게 하여 피로를 풀어 주고 해독 작용을 한다.

　오랫동안 먹으면 혈압을 떨어뜨리며, 심장의 관상 동맥을 확장하는 기능이 있어서 고혈압, 중풍, 협심증이나 심근경색증에 효과가 있다.

　목이 마르면서 머리가 무겁고 눈이 벌개지면서 눈물이 나오는 데 사용하면 좋다. 눈이 침침하다고 하는 사람이 먹으면 눈이 맑아진다. 또 귀가 울리고 귀에서 매미 우는 소리나 갈대 서걱거리는 소리가 날 때, 짜증이 자주 날 때, 정신이 혼란스럽고 기억력이 떨어질 때 먹으면 좋다.

형개차

❖**준비할 재료** : 형개 말린 것 10g
❖**이렇게 만드세요**
① 물 800cc에 형개를 넣고 센 불에 끓인다.
② ①이 끓기 시작하면 불을 줄여서 다시 30분 정도 은근한 불로 끓인다.

③ 물이 400~500cc정도로 줄면 찌꺼기를 걸러 낸다.
④ 한 번에 100~150cc 정도씩 하루에 3~4회 복용한다.

알아 두세요 형개는 꿀풀과에 속하는 일년생 풀로서 맛은 약간 맵고 가짜 차조기(假蘇)라고도 부른다. 어린 잎사귀는 야채로도 먹는데 요즘은 야채로 먹는 사람이 드문 편이다.

형개는 즙을 짜서 먹기도 한다. 오랫동안 먹어야 하므로 차로 만들어 먹는 것이 좋다. 형개차는 중풍을 예방하기에 좋은 차이며, 중풍으로 입이 비뚤어지고, 팔다리가 저릴 때 치료용으로도 좋다.

형개는 주로 가슴속에 열기가 쌓여서 흩어지지 못하고, 담이 자주 걸리고, 눈에 열기가 가득한 사람에게 좋다. 오장육부의 기운을 순환시키고, 기운을 보강해 주며, 풍기(風氣)를 없애 준다. 또 머리가 어지럽고, 눈앞이 캄캄한 증상도 없애 준다. 여성들의 경우 생리 불순과 생리통에도 효과가 있다. 감기가 시작될 때 입이 마르고, 머리와 허리가 아프고, 온몸의 관절이 아플 때도 사용할 수 있다.

체질적으로는 몸이 마르고, 비뇨기가 약하면서 소변이 붉은 사람에게 좋다.

도꼬마리차

❖**준비할 재료** : 도꼬마리 20g
❖**이렇게 만드세요**
① 도꼬마리를 프라이팬에 넣고 약한 불 위에서 노릇노릇할 때까

제2장 중풍을 예방하는 음식

지 살짝 볶는다.

② 물 1,000cc에 도꼬마리 20g을 넣고 강한 불로 끓인다.

③ 물이 끓으면 은근한 불로 물이 500cc 정도로 줄어들 때까지 달인다.

④ 이 물을 따뜻하게 데워서 한 번에 100~150cc씩 하루에 3~4회 마신다.

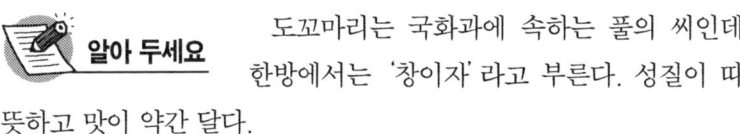 도꼬마리는 국화과에 속하는 풀의 씨인데 한방에서는 '창이자'라고 부른다. 성질이 따뜻하고 맛이 약간 달다.

오랫동안 복용하면 눈과 귀가 밝아지고 힘이 난다. 또한 머릿속의 혈액 순환을 좋게 해서 졸림을 방지하고 기억력을 좋게 한다. 또 중풍에서 오는 두통과 팔다리가 저리고 쥐가 날 때도 좋다.

도꼬마리는 중풍이 오기 전에 나타나는 중풍 전조증에 효과가 있으며 오랫동안 마시면 중풍에 걸리지 않는다. 또한 온몸이 저릴 때도 좋다.

구기자차

❖ 준비할 재료 : 구기자 20g
❖ 이렇게 만드세요
① 구기자 20g을 프라이팬에 넣고 약한 불 위에서 살짝 볶는다.
② 물 1,000cc에 구기자 20g을 넣고 센 불로 끓인다.
③ 물이 끓으면 은근한 불로 물이 500cc 정도로 줄어들 때까지 달

인다.

④ 이 물을 따뜻하게 데워서 한 번에 100~150cc씩 하루에 3~4회 마신다.

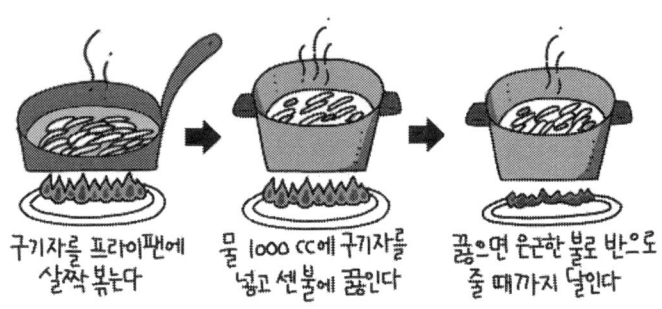

구기자를 프라이팬에 살짝 볶는다   물 1000 cc에 구기자를 넣고 센 불에 끓인다   끓으면 은근한 불로 반으로 줄 때까지 달인다

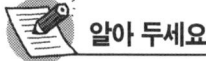 구기자는 신장 기능을 좋게 하고 폐와 호흡기를 원활하게 한다. 생각을 많이 해서 피로할 때 기운을 보해 준다. 정신적 스트레스를 많이 받는 직업에 종사하는 사람이 오랫동안 꾸준히 먹으면 피부에서 윤기가 흐르고 여유를 찾을 수 있다. 힘줄과 뼈를 튼튼하게 해서 걸음걸이가 가볍게 느껴지고, 추위를 타지 않게 된다.

남성의 양기를 강하게 만들어 주고, 여성의 아랫배 아픔과 허리 시림을 낫게 한다.

구기자는 약의 힘이 부드러워서 빠른 효과는 없지만 장기간 복용할 때 뚜렷한 효과를 볼 수가 있는데, 얼굴빛을 젊어지게 하고 흰머리를 검게 하며, 눈을 맑게 하고 오래 살게 한다.

구기자는 피로에 지친 사람의 간 기능을 회복시키므로 만성 간염 환자가 오래 복용하면 좋다. 어린 잎으로 국을 끓여 먹거나 나물을 만들어 먹으면 아주 좋다. 구기자의 뿌리 껍질은 지골피라 하여 코피가 나거나 얼굴이 달아오를 때 사용하는 한약재이다.

구기자는 몸이 마르고 성질이 급하면서 쉽게 피로한 사람에게 좋으므로 이런 사람이 구기자차를 만들어 마시면 피로 회복에 도움이 된다.

결명자차

❖**준비할 재료**: 볶은 결명자 2큰술, 물 6컵
❖**이렇게 만드세요**
① 물을 끓이다가 볶은 결명자를 넣는다.
② 붉은 빛이 우러나도록 약한 불에서 15분 정도 달인다. 차로 내거나 숭늉 대신 내기도 한다.

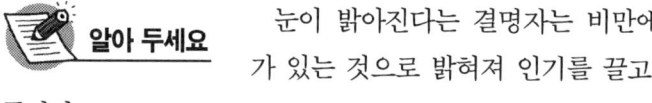 눈이 밝아진다는 결명자는 비만에도 효과가 있는 것으로 밝혀져 인기를 끌고 있는 식품이다.

성질이 약간 차서 평소 눈이 자주 충혈되고 눈동자가 바늘로 찌르듯 아프며, 눈자위를 위에서 잡아당기는 듯하고 눈물이 마를 때 결명자차를 먹으면 효과가 좋다. 눈 아픈 것을 사라지게 하고, 눈을 맑고 밝게 한다. 야맹증, 녹내장 등 안과 질환에도 효과가 있는데, 단기간에 효과를 기대하기보다는 오래도록 복용해야 효과를 볼 수 있다.

몸에 열이 많아 소변 색이 붉고, 소변볼 때 불쾌감을 느끼는 사람에게도 좋아 결명자차를 꾸준히 복용하면 소변 배설이 잘되고 장 운동도 활발해져 변비가 해결된다.

그러나 대변이 무르고 설사를 자주 하는 사람은 많이 먹으면 안 된다. 만일 이런 사람이 계속 결명자차를 먹게 되면 몸의 기운이 떨어지고 어지럼증을 느낀다.

중풍을 예방하는 약죽 14가지

나이가 들면 모든 기관과 근육의 탄력이 약해지고 기능이 저하된다. 대장과 소장의 전체 질량도 40세까지는 늘어나지만 그 이후는 점차 줄어든다. 그 결과 당분이나 지방의 흡수가 지연되고 칼슘과 철의 흡수도 지연된다. 40대 이후에는 위장관 계통의 기능 저하로 인해 쉬 배가 고프고, 정신적으로도 허탈감을 느끼게 된다. 따라서 장년기 이후에는 먹는 것에 대한 관심이 증가할 수밖에 없다.

이때 비스킷, 초콜릿, 사탕과 같은 고열량 음식을 먹게 되면 성인병의 발생이 우려된다. 그래서 소화에 부담이 없고 헛헛함을 보충하는 죽이 질병을 예방하기에 좋고, 특히 만성적인 질환에 보조 요법으로 사용하면 좋다. 또 차를 마시기 싫어하는 사람들의 대용식으로 좋다.

천마죽

❖ **준비할 재료** : 껍질을 긁어 낸 천마 10g, 쌀 100g, 검은 설탕 적당량

❖이렇게 만드세요

① 천마를 갈아 가늘게 만든다.
② ①에 깨끗이 씻은 쌀과 적당량의 물을 넣고 은근한 불에 끓인다.
③ 죽이 다되면 적당량의 설탕을 넣고 젓는다.
④ 아침저녁으로 공복시에 죽을 따뜻하게 데워 먹는다.

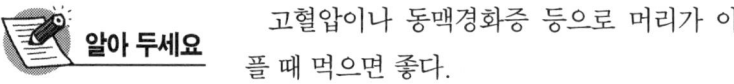 고혈압이나 동맥경화증 등으로 머리가 아플 때 먹으면 좋다.

건강한 사람이 평소 많이 먹어도 좋다. 그러나 단기간에 효과를 볼 수 있는 것이 아니라 최소한 서너 달 이상 계속 먹어야 효과를 볼 수 있다.

어떤 체질에나 좋다.

돼지콩팥죽

❖준비할 재료 : 돼지콩팥 1개, 구기자가루 5g, 쌀 100g, 방풍가루 10g, 소금 적당량

❖이렇게 만드세요

① 일단 쌀을 깨끗이 씻어 쌀죽을 쑨다.
② 준비한 구기자가루와 방풍가루를 돼지콩팥 속에 넣고, 다된 죽도 함께 넣어 약한 불에 삶는다.
④ 공복시에 썰어서 조금씩 먹는다.

제2장 중풍을 예방하는 음식   233

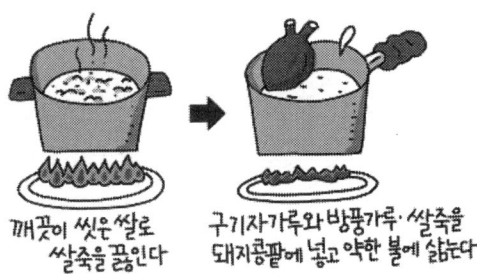

　　　　알아 두세요　　　노인들이 기운이 부족해 어지러울 때, 귓속
에서 소리가 날 때 효과가 있다. 평소 꾸준히
먹으면 성인병이 예방된다. 어떤 체질에나 맞다.

연밥죽

❖준비할 재료 : 연밥 15g, 용안육 10g, 쌀 30g
❖이렇게 만드세요
① 쌀을 깨끗이 씻어 연밥과 용안육을 넣고 죽을 쑨다.
② 죽이 다되면 따뜻한 상태에서 먹는다.

　　　　알아 두세요　　　부인들의 어지럼증, 빈혈, 기운 부족 등에
특히 효과가 있다. 평소 몸이 약한 사람이 꾸
준히 먹으면 기력이 회복된다.
　태음인 체질에 맞다.

구기자죽

❖준비할 재료 : 신선한 구기자잎 50g(구기자는 10g), 쌀 100g, 흑설탕 적당량

❖이렇게 만드세요

① 신선한 구기자잎이나 구기자를 물에 깨끗이 씻어 물 300cc를 넣고 끓이다가 물이 200cc 정도로 줄어들면 구기자잎을 건져 낸다.
② 씻어 둔 쌀에 설탕을 적당량 넣은 후 ①을 넣고 죽을 끓인다.
③ 아침저녁으로 따뜻하게 데워 먹는다.

알아 두세요 구기자죽은 허약한 사람들의 당뇨병 외에 고혈압, 동맥경화에 좋으며, 기운이 약한 사람이 열이 날 때, 머리가 어지럽고 눈동자가 붉어질 때 좋다. 병약자의 식욕 부진에도 효과가 있다.

인삼죽

❖준비할 재료 : 인삼 10g, 쌀 100g, 귤 껍질 10g, 생강 10g, 소금
                적당량

❖이렇게 만드세요

① 인삼과 귤 껍질, 생강을 물에 넣고 달인 후 찌꺼기는 건져 낸다.
② 쌀에 ①을 붓고 죽을 쑨다.
③ 죽이 다되면 소금으로 간한다.
④ 공복시에 따뜻하게 데워 먹는다.

제2장 중풍을 예방하는 음식

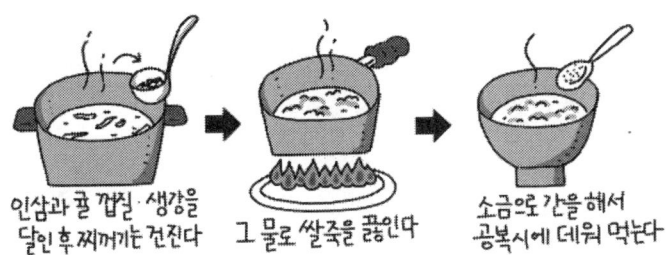

알아 두세요 노약자나 큰 병을 앓고 난 후 기운이 부족하여 손발이 저릴 때, 위가 불편하고 소화가 안 될 때, 밥맛이 없을 때, 몸이 말랐을 때 오랜 기간 먹으면 효과가 있다.

솔잎죽

❖ **준비할 재료** : 솔잎 5g, 쌀 100g, 꿀 적당량
❖ **이렇게 만드세요**
① 깨끗이 씻은 솔잎을 물에 넣고 끓여 즙을 우려낸 후 찌꺼기는 버린다.
② 쌀을 ①에 넣고 죽을 끓인다.
③ 죽이 다되면 적당량의 꿀을 넣고 젓는다.
④ 아침저녁 공복시에 따뜻하게 데워 먹는다.

 노약자가 큰 병을 앓고 난 후 기운이 부족할 때, 출산 후 체력이 약할 때, 폐가 약해서 기침을 심하게 하고 피를 토할 때 및 두통에 좋다.

둥글레죽

❖준비할 재료 : 둥글레 10~20g, 쌀 100g, 꿀 적당량
❖이렇게 만드세요
① 둥글레를 꿀에 묻혀 프라이팬에 놓고 약간 노랗게 될 때까지 약한 불에 살짝 볶는다.
② 볶은 둥글레를 빻아 가루로 만든다.
③ 쌀과 ② 그리고 둥글레가루의 7배 정도 물을 붓고 약한 불에 죽을 쑨다.
④ 아침저녁 공복시에 따뜻하게 데워 먹는다.

 기운이 약하고 쉽게 피곤을 느끼는 사람에게 좋다. 선천적으로 몸이 허약해서 손발이 저리고 찬 사람이 먹으면 효과가 있다. 어떤 체질에든 좋다.
　옛날부터 깊은 산 속의 신선들이 먹는 음식으로 알려진 둥글레는 오랫동안 먹으면 머리가 하얗게 세지 않고, 뼈가 굽지 않는다고 해서 노화를 예방하는 식품으로 알려졌다. 또, 먹을 것이 없던 시절에는 구황 식품으로 먹었다.
　대변을 부드럽게 하는 효능이 있어 변비가 있는 사람에게 효과가 좋고, 양기가 약해 소변을 자주 보는 남자가 먹으면 정력을 왕성하

게 해 준다.

특히 혈당 억제 작용을 하기 때문에 당뇨병 환자나, 식욕이 왕성해 음식을 먹어도 배가 고픈 사람에게 좋다. 장기간 복용하면 안색과 혈색을 좋게 한다.

마죽

❖ **준비할 재료** : 중간 크기의 참마 1개(약 200g), 꿀 적당량
❖ **이렇게 만드세요**
① 마는 껍질을 벗겨 믹서나 주서기에 간다.
② ①에 적당량의 꿀을 넣고 약한 불에 살짝 볶는다.
③ ②의 5~7배 정도의 물을 붓고 약한 불로 죽을 쑨다.
④ 아침저녁으로 공복시에 반 공기씩 데워 먹는다.

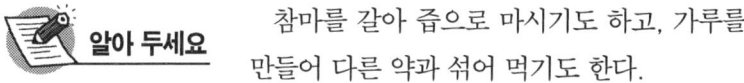
알아 두세요   참마를 갈아 즙으로 마시기도 하고, 가루를 만들어 다른 약과 섞어 먹기도 한다.

요즘은 식용보다는 약용으로 더 많이 쓰이는데, 주로 남성들의 정력을 강하게 하거나, 몽정이나 조루증 치료, 여성의 대하와 냉증 치료에 쓰인다.

마는 먹어도 잘 체하지 않기 때문에 소화 기능이 떨어진 사람의 소화력을 보강시키고, 음식을 먹고 나서 속이 더부룩하고 트림을 자주 하거나 방귀를 많이 뀌는 사람에게 좋다.

또 기운을 보충해 주기 때문에 다리가 약해서 조금만 걸어도 종아리와 허벅지에 피로를 느끼고 아픈 사람의 기운을 회복시키는 데

좋다.

  뚱뚱하면서 땀을 많이 흘리고 가슴이 두근거리는 사람의 혈액 순환을 촉진시키는 데에도 효과가 있어 고혈압, 중풍, 당뇨병, 비만, 심장병 등의 약재로 이용된다. 가래가 많은 사람이 먹어도 효과가 있다.

  신경이 예민해서 음식을 먹으면 설사를 자주 하고, 식사 후 반드시 대변을 봐야 속이 시원한 사람이 오랜 기간 먹으면 반드시 좋은 효과를 본다.

콩죽

❖**준비할 재료** : 흰콩 2큰술(혹은 두유 1컵), 쌀 100g
❖**이렇게 만드세요**
① 흰콩을 3시간 정도 불려 껍질을 벗긴다.
② 쌀은 1시간 정도 불린다.
③ ①과 ②를 믹서에 갈아 체에 받쳐 거른다.
④ ③의 양보다 6~7배의 물을 붓고 약한 불로 은근하게 끓인다.

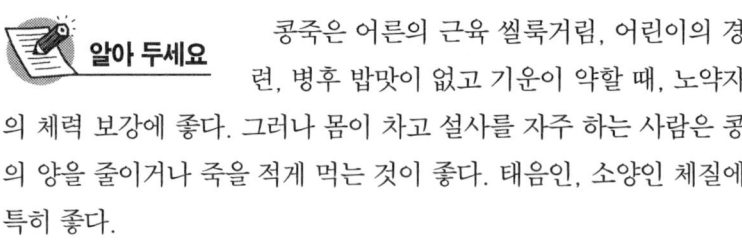

  콩죽은 어른의 근육 씰룩거림, 어린이의 경련, 병후 밥맛이 없고 기운이 약할 때, 노약자의 체력 보강에 좋다. 그러나 몸이 차고 설사를 자주 하는 사람은 콩의 양을 줄이거나 죽을 적게 먹는 것이 좋다. 태음인, 소양인 체질에 특히 좋다.

녹두죽

❖ **준비할 재료** : 녹두 3큰술, 쌀 100g
❖ **이렇게 만드세요**
① 녹두를 4시간 정도 불린다.
② 쌀은 1시간 정도 불린다.
③ ①과 ②를 믹서에 갈아 체에 받쳐 거른다.
④ ③의 6~7배 양의 물을 붓고 약한 불로 끓인다.

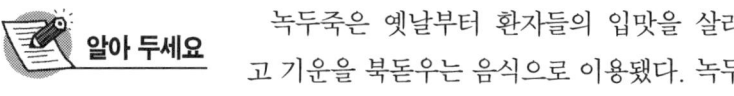

녹두죽은 옛날부터 환자들의 입맛을 살리고 기운을 북돋우는 음식으로 이용됐다. 녹두는 소화 흡수가 빠르고 기운을 나게 하며, 입 안을 개운하게 하기 때문이다.

그러나 성질이 차기 때문에 몸이 찬 사람이 오래 먹으면 오히려 소화 기능을 약하게 할 수 있으므로 주의한다.

우엉죽

❖ **준비할 재료** : 우엉, 쌀 100g
❖ **이렇게 만드세요**
① 우엉은 얇게 깎아 물에 담가 둔다.
② ①과 쌀을 냄비에 넣고 은근한 불로 1시간 정도 끓인다.
③ 죽이 다되면 소금으로 적당히 간을 하고 공복시에 먹는다.

우엉죽은 혈액 순환을 좋게 한다. 우엉에 들어 있는 이눌린이라는 성분이 신장의 기능을 도와 몸에 쌓여 있는 노폐물을 배설시키는 데 도움을 주기 때문이다.

또, 식물성 섬유가 많이 들어 있어 혈압을 높이는 변비 증세를 해소시켜 준다.

무죽

❖**준비할 재료** : 무 반 개, 쌀 100g
❖**이렇게 만드세요**
① 무는 깨끗이 씻어 껍질째 강판에 간다.
② ①에 불려 놓은 쌀을 넣고 4~5배의 물을 부은 후 끓인다.
③ 죽이 다되면 소금을 적당량 넣어 간한 후 아침저녁으로 따뜻하게 데워 먹는다.

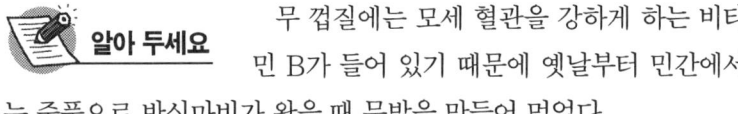 무 껍질에는 모세 혈관을 강하게 하는 비타민 B가 들어 있기 때문에 옛날부터 민간에서는 중풍으로 반신마비가 왔을 때 무밥을 만들어 먹었다.

무말랭이를 삶은 물도 혈관을 튼튼하게 한다. 무와 생강을 함께 갈아 마셔도 좋다.

국화죽

❖ **준비할 재료** : 멥쌀 200g, 국화 말린 잎 15~20g, 국화꽃 가루

❖ **이렇게 만드세요**

① 국화잎은 가늘게 빻은 후 찌꺼기는 버린다.
② 멥쌀 200g을 불린 후 물을 부어 죽을 쑨다.
③ 죽이 충분히 익으면 국화꽃 가루를 넣고 1~2번 끓어오르게 한다.
④ 아침과 저녁에 따뜻하게 데워 먹는다.

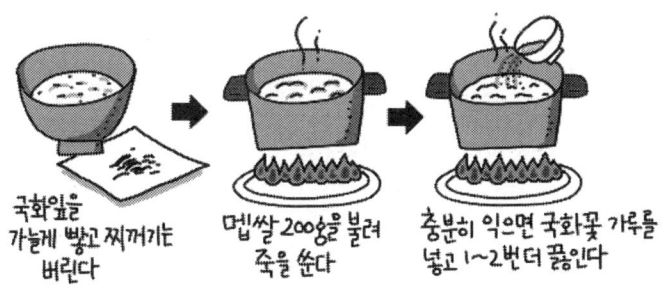

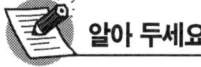 국화죽은 고혈압과 중풍 전조증이 있거나, 머리가 아프고 어지럽고, 눈이 잘 보이지 않고 벌겋게 충혈될 때 효과가 있다.

그러나 몸이 허약하고, 소화 기능이 약하고 설사를 하는 사람은 많이 먹지 않는 것이 좋다.

죽순죽

❖ **준비할 재료** : 쌀, 쇠고기, 죽순, 진간장, 다진 파, 다진 마늘, 소금, 설탕, 후춧가루, 참기름

❖ **이렇게 만드세요**

① 쌀은 충분히 불려서 분마기에 넣고 쌀알이 반쯤 부서지게 간다.

② 죽순은 껍질째 쌀뜨물에 삶아, 껍질을 벗기고 반으로 갈라 가운데 석회질을 도려낸 뒤 2cm 길이로 납작하게 썬다.

③ 쇠고기는 얄팍하게 썰어 진간장과 다진 파, 마늘, 소금, 설탕, 후추, 참기름으로 양념해서, 죽순과 함께 참기름을 두른 냄비에 넣고 살짝 볶는다.

④ 고기가 익고 죽순에 기름이 돌면 물 13컵을 붓고 거품을 걷어내며 끓인다. 장국 맛이 우러나면 갈은 쌀을 쏟아 넣는다.

⑤ 끓기 시작하면 뚜껑을 열고 불을 약하게 하여 죽맛이 어우러지도록 한 뒤 진간장으로 싱겁게 간을 한다.

알아 두세요 죽순의 성질은 약간 차기 때문에 몸에 열이 많은 사람의 가래와 어지럼증을 없애 준다. 칼륨을 많이 포함하고 있기 때문에 체내의 염분을 조절하고 고혈압을 예방한다. 섬유가 2.3%나 들어 있어서 대장의 운동을 촉진함으로써 변비를 없애 주고, 장을 깨끗하게 해 준다. 또 열량이 적고 피 속의 콜레스테롤을 떨어뜨리는 효과가 있어서 고혈압, 중풍, 동맥경화, 심장병 등에 좋다.

그러나 성질이 차고 소화율이 낮기 때문에 평소에 설사를 자주 하

는 사람이나, 몸이 찬 사람, 소화 장애가 잦은 사람은 많이 먹지 않는 것이 좋다.

쇠고기는 성질이 평이하다. 소화 기관을 튼튼하게 하고, 기운을 돋우며, 토하거나 설사하는 것을 멈추게 하고, 부종을 낫게 한다. 또 적절히 먹으면 힘줄과 뼈, 허리, 다리를 튼튼하게 한다. 그래서 몸이 찬 사람이나 병후의 허약자에게 최고의 음식이 된다.

따라서 죽순죽은 쇠고기와 죽순이 서로의 단점을 보충해 주기 때문에 혈압이 높고, 변비가 있으며 땀을 많이 흘리는 태음인들이 먹으면 성인병을 예방하는 데 도움이 된다.

중풍을 예방하는 민간 요법 17가지

생활 수준이 향상되고 평균 수명은 늘어났지만 중풍에 대한 위험이 높아짐에 따라 그 관심도 점차 증가하고 있다. 조금만 신경 써서 우리 주변에 널려 있는 약재와 음식물을 이용한다면 중풍 예방에 큰 도움을 받을 수 있다. 다음과 같은 방법은 오랫동안 사람들의 경험을 통해 민간에 전해 내려온 것이며, 최근에는 실험을 통해서도 그 효과가 입증되고 있다.

두림주(豆淋酒)

콩을 술에 담가 만든 두림주는 중풍을 예방하는 효과가 그 어떤 약재보다 뛰어나다. 뿐만 아니라 중풍에 걸려서 말을 하지 못하고, 눈과 입이 비뚤어지고, 팔다리를 쓰지 못하는 증상이 있을 때 두림주를 오랫동안 먹으면 증상이 서서히 좋아진다.

❖준비할 재료 : 검은콩, 술(소주나 정종)

❖ 이렇게 만드세요

① 알이 고르고 통통하며 색이 짙은 콩으로 골라 잘 씻은 후, 소쿠리에 담아 놓았다가 물이 빠지면 프라이팬에 타지 않을 정도로 살짝 볶는다.

② ①을 유리병 안에 3분의 1 가량 채운다.

③ 유리병의 3분의 2 정도까지 술을 붓고 뚜껑을 덮는다.

④ 콩이 술을 흡수해 병의 3분의 2 정도 높이로 올라올 때까지 그대로 둔다. 대개 햇빛이 안 들고 서늘한 곳에서 1~2일 정도 두면 된다.

⑤ 콩이 충분히 부풀었다고 여겨지면 콩이 잘 잠기도록 병의 10~20cm 정도 술을 더 붓는다.

⑥ 1~2일 정도 더 두었는데도 뜨는 콩이 있으면 다시 병의 10~20cm 정도 술을 보충한다.

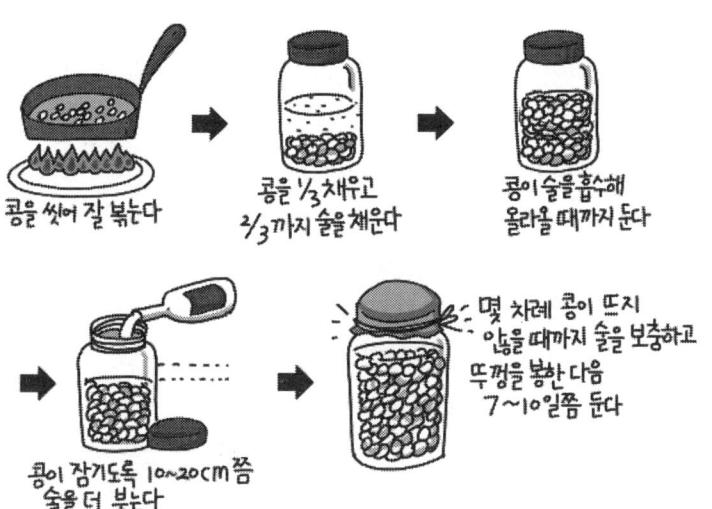

⑦ 이렇게 몇 차례 되풀이해서 콩이 더 이상 뜨지 않으면 뚜껑을 단단히 봉한 후 여름에는 1주일, 겨울에는 10일 정도 그대로 둔다.
⑧ 그 다음 콩을 꺼내 버리거나 씹어 먹고, 술은 따로 담는다.
⑨ 다 만들어진 두림주를 냉장고에 보관하면서 하루 세 번 식사 때마다 한두 잔씩 매일 마신다. 효과는 6개월 이상 경과한 다음에 나타난다.

초콩

초콩은 술을 마시지 못하는 사람을 위해서 두림주를 변형시킨 것이다. 식초는 성질이 따뜻해서 몸 속의 기운 순환을 도와 주기 때문에 출산 후에 어지럽거나 피부에 종기가 났을 때 효과적이다. 몸 속에 생긴 딱딱한 것을 없애 주고 생선이나 야채의 영양소 분해를 도와 준다. 또한 강력한 살균력을 갖고 있어서, 인후염이나 여러 가지 피부염에 효과가 있고, 여름철에 전염되기 쉬운 이질, 장티푸스 또는 식중독균의 발생을 예방해 준다.

또 육체 노동이나 정신 노동으로 몸 속, 뇌 속에 피로의 산물인 젖산이 쌓였을때 이를 분해시켜 피로를 가시게 하는 역할을 한다.

식초는 양조 식초와 합성 식초로 나뉘어지는데, 양조 식초는 곡물, 과일, 에탄올 등의 원료 용액을 초산 발효하여 만든 것이고, 합성 식초는 아세트산에 당류, 화학 조미료 등을 가해서 만든 것이다.

식초의 주성분은 아세트산으로 이것은 원료에서 유래되는 에탄올이 초산균의 작용을 받았을 때 만들어진다. 아세트산의 농도는 원료의 종류 등에 따라 차이가 있다. 식초는 2~3년 된 양조 식초가 가장 좋다.

❖ **준비할 재료** : 콩 500g, 식초(감식초 같은 양조 식초)
❖ **이렇게 만드세요**
① 콩은 알이 고르고 통통한 것으로 골라 잘 씻어 프라이팬에 타지 않게 살짝 볶는다.
② 유리병에 볶은 콩을 2분의 1 정도 채운다.
③ 콩이 들어 있는 유리병에 식초를 가득 채우고 뚜껑을 덮는다.
④ ③을 햇볕이 들지 않는 서늘한 곳에 둔다.
⑤ 10일에서 15일이 지난 다음 콩을 건져내 다른 용기에 넣어 냉장고에 보관한다. 식초는 다음에 다시 사용해도 좋다.
⑥ 초콩을 10알씩 하루에 세 번 복용한다.

알아 두세요   두림주와 초콩을 먹으면 식욕이 증진되고 소화력이 향상된다. 피로 회복 효과도 뛰어나다. 초콩의 효과는 두림주보다는 조금 늦지만 6개월 이상 지나면 스스로 느낄 수 있을 만큼 효과가 크다.

콩을 두림주와 초콩으로 만들어 먹으면 날콩에서 나는 비린내가 없어 먹기 편하고, 날콩이 갖고 있는 문제점인 혈구 응집 작용을 하지 않아 좋다.

단국화술

단국화술은 중풍으로 인해 나타나는 증상과 어지럼증을 치료한다.

노란색 국화를 달여서 먹거나, 술에 담가 먹으면 된다. 방법은 말린 국화 20g 정도를 물 400~500cc 정도에 넣고 반으로 줄어들 때까지 달여 2~3회 나눠 마시면 된다.
국화술 만드는 방법은 국화 말린 것 200g을 술 4*l*에 넣고 1~2개월 지난 후 걸러 내 매일 1~2잔씩 마시면 된다.

석창포술

옛날부터 석창포술은 36가지 중풍을 치료하는 것으로 알려졌다. 석창포 뿌리를 캐어 술을 담가 먹으면 된다.

흰삽주술

모든 중풍과 저리면서 감각이 없는 증상, 중풍으로 이를 악물고 정신을 차리지 못할 때 치료제로 쓰인다.
백출 160g을 술 3되에 넣고 그 양이 1되 정도 될 때까지 달여서 하루 1~2잔씩 마시면 된다.

따두릅(독활)주

따두릅주는 아랫도리에 생긴 중풍에 특히 좋다.
따두릅주를 만드는 방법은 따두릅 40g과 술 2되를 넣고 절반이 되도록 달인 후 검정콩 5홉을 뜨겁게 볶아 한참 동안 뚜껑을 덮어 두면

제2장 중풍을 예방하는 음식

된다. 따뜻한 것을 먹어야 효과가 있는데, 특히 중풍으로 이를 악물고 정신을 차리지 못할 때 효과가 있다.

방풍주

방풍의 노두, 몸통, 잔뿌리는 각각 상부, 중부, 하부에 생긴 중풍을 치료한다. 한방에서는 36가지 중풍을 치료하는 데 없어서는 안 될 약이다.
방풍 40g을 썰어서 물과 술을 각각 반씩 섞은 뒤 달여 마시면 된다.

솔잎주

중풍으로 입이 비뚤어진 것을 치료한다.
푸른 솔잎 600g을 짓찧어 즙을 낸 후 청주 1병과 섞어 하룻밤 정도 따뜻한 곳에 둔다. 처음에는 하루 1잔 정도 마시기 시작, 차츰 양을 늘려 한꺼번에 5잔까지 마시도록 한다. 술을 마신 후 땀을 내면 중풍 예방과 치료에 큰 효과가 있다.

천마차

천마는 중풍으로 몸이 저린 증상과 팔다리를 쓰지 못할 때 치료제로 쓰인다. 천마 싹을 '정풍초'라고 하기도 하고 '적전'이라고도 하는데, 바람에 흔들리지 않는다는 뜻에서 나온 이름이다. 물에 달여서 마시면 된다.

희렴(진득찰)

중풍이 오래돼 온갖 치료를 다해도 낫지 않을 때 치료제로 쓰인다. 음력 5월 5일에 잎과 연한 가지를 따서 술과 꿀에 버무려 아홉 번 쪄서 아홉 번 햇빛에 말려 가루를 낸다. 이것을 꿀에 반죽하여 벽오동씨만하게 알약을 만들어 한 번에 50~70알씩 데운 술이나 미음과 함께 먹는다. 오랫동안 먹으면 눈이 밝아지고 몸이 든든해지며 희어졌던 머리칼이 다시 검어진다.

오가피주

중풍을 예방하고 치료하며, 허약한 것을 보한다. 중풍으로 몸이 저리고 아픈 것도 치료한다.
눈이 비뚤어졌을 때 오가피를 가루 내 술에 담갔다가 먹으면 효과가 좋다.

❖**준비할 재료** : 오가피 100g, 소주 1,000cc
❖**이렇게 만드세요**
① 오가피는 잡티를 골라내고 깨끗이 씻어 말린 것을 소주에 넣고

제2장 중풍을 예방하는 음식

뚜껑을 닫는다.
　② 여름에는 2개월, 겨울에는 3개월 동안 그늘진 곳에서 보관한다.
　③ 시간이 되면 찌꺼기를 걸러 내고 냉장고에 보관한다.
　④ 처음에는 하루에 한 잔 마시다가 차츰 늘려 하루에 5잔까지 마신다.

죽력(참대기름)

중풍에 걸려서 이를 악물고 말을 하지 못하고 있을 때 치료 효과가 있다. 참대기름 1홉을 계속 떠먹으면 좋다. 중풍에 걸려 정신이 흐릿할 때는 참대기름 2홉과 생칡뿌리즙 1홉, 생강즙 5잔을 함께 타서 쓴다.

배

생배즙 한 홉을 하루 3번씩 먹으면 중풍으로 목이 쉬어 말을 하지 못하고 속에서 열이 날 때 치료 효과가 있다. 중풍이 있을 때 배를 적당히 먹으면 서서히 낫는다.

오골계(검은닭)

중풍으로 말을 하지 못할 때, 중풍으로 온몸이 저릴 때 치료 효과가 있다. 오골계로 국을 끓여 파, 후추, 생강, 간장, 소금, 기름을 넣고 익혀 먹으면 된다.

기러기기름

여러 가지 중풍 증상으로 몸이 가늘어지면서 몸 한쪽을 쓰지 못하고, 기운이 잘 통하지 않으며 피 순환이 잘 되지 않을 때, 몸이 저리고 아플 때 치료 효과가 있다. 기러기기름이나 오리기름을 졸여 하루에 1숟가락씩 따뜻하게 데운 술에 타서 마시면 된다. 기러기기름을 달일 때 양파나 쑥을 넣고 달여도 좋다. 주로 뇌출혈보다는 뇌경색이 올 가능성이 많은 사람에게 효과가 더 크다.

웅지(곰기름)

중풍으로 몸이 저리면서 감각이 둔해진 것을 낫게 한다. 술에 달여 한 번에 1숟가락씩 따뜻하게 데운 술에 타서 먹는다. 곰의 고기를 먹어도 좋다.

국화술

❖ 준비할 재료 : 9~11월 사이에 꽃이 반쯤 피었을 때 서리가 내리기 전에 따서, 바람이 잘 통하는 응달에서 말린 국

화잎 150g, 소주나 정종 1.8 *l* , 검은 설탕 100g

❖ 이렇게 만드세요

① 위의 재료를 유리그릇에 넣고 뚜껑을 꼭 닫는다.
② 20일(겨울에는 30일)이 지난 다음 찌꺼기를 걸러 낸다.
③ ②를 냉장고에 보관했다가 한 번에 소주잔으로 한 잔씩 하루에 3번 데워서 복용한다.

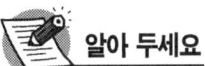
알아 두세요

국화주는 허리와 다리가 시큰거리고 힘이 없으며, 귀에서 소리가 나고, 어지러운 데 쓴다.

제3장

중풍을 예방하는 운동

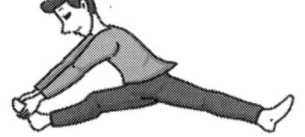

걸으면 중풍에 걸리지 않는다

　최근 영국에서는 1주일에 5시간 걷기 운동을 하는 일반인을 대상으로, 그 정도의 걷기 운동이 고밀도 지방단백 콜레스테롤에 어떤 영향을 미치는지 조사를 한 바 있다. 10명의 여성을 대상으로 그들 나름의 걷기 운동 스케줄에 따라 13주 동안 운동을 하게 하고(운동을 하러 걸어간 시간은 제외되었다), 그들의 고밀도 지방단백 콜레스테롤 수치를 측정했는데 수치가 상당히 증가된 것으로 나타났다.
　물론 대조 그룹인 나머지 여성들, 즉 운동보다는 주로 앉아서 생활하는 것을 즐기는 여성들의 경우는 고밀도 지방단백 콜레스테롤이 전혀 증가되지 않았다. 이들 조사 대상의 평균 나이는 47세였다.
　고밀도 지방단백 콜레스테롤이 조금만 증가해도 심장병 위험을 낮출 수 있다는 것은 이미 잘 알려진 사실이다. 걷거나 산을 오를 때 우리 기분은 매우 상쾌해진다. 걷기 운동을 하는 것은 우리 몸의 혈관을 깨끗이 하는 데 아주 큰 도움이 된다.
　일반적으로 사람들은 콜레스테롤이 나쁜 것으로 알고 있다. 그러나 그들이 알고 있는 콜레스테롤은 저밀도 지방단백 콜레스테롤이다. 우리 몸에 좋은 고밀도 지방단백 콜레스테롤은 저밀도 지방단백 콜레스테롤이 우리 몸의 동맥 벽에 끼는 것을 방지하는 작용을 하는 것으로서, 일명 '장수 콜레스테롤'이다.

 음식을 골라 먹으면 저밀도 지방단백 콜레스테롤의 수치를 줄일 수 있고, 걷거나 많이 웃으면 우리 몸에 좋은 콜레스테롤 즉 고밀도 지방단백 콜레스테롤 수치가 높아진다. 이렇게 하기 위해서는 지속적으로 운동을 하고, 즐거운 마음을 가져야 한다. 그렇다고 일부러 좋은 운동 시설을 갖춘 곳이나 웃음거리를 선사하는 곳을 찾아 다닐 필요는 없다. 일상 생활 속에서 운동을 하고 즐거운 마음가짐을 갖는 것이 무엇보다 중요하다.

 사람이 운동을 하게 되면 일시적으로 혈압이 올라가는데, 운동이 끝나면 다시 정상으로 내려간다. 그리고 운동을 할 때는 아드레날린이 분비되어 근육의 혈관을 확장시킨다. 이렇게 되면 몸 속에 남아 있던 지방질이 소모되고 혈관의 동맥경화를 방지하게 된다. 따라서 중년 이후에 부족하기 쉬운 고밀도 지방단백 콜레스테롤이 운동을 통해 수치가 높아지는 것이다.

 운동이 좋은 또 다른 이유는 운동을 하게 되면 기분 전환이 된다는 점이다. 정신적 긴장은 말초 혈관의 저항을 높이고 2차적으로 혈압을 올라가게 하며, 동맥경화를 촉진시킨다. 그러나 산책이나 걷기, 골프 같은 운동을 하게 되면 기분 전환이 되고 정신을 이완시키는 효과가 있다.

 중풍에 가장 좋은 운동은 걷기이다. 걸으면 살 수 있다.

 모든 운동의 기본은 걷는 것이다. 많이 걷고 움직이면 몸 속에 지방이 남아 있을 수 없게 된다. 많이 움직이지 않고 게으른 사람은 몸통에 살이 찌게 마련이다. 현대인의 외형상 특징은 팔다리가 가늘고 몸통이 굵으며 목이 짧은 것이다. 이런 체형은 혈압이 높고 심장이 약하다. 하지만, 이와는 반대로 팔다리가 튼튼하고 뚱뚱하지 않은 사람은 동맥경화가 드물고 심장병도 거의 생기지 않는다.

노화는 다리 힘에 비례한다. 다리 힘을 기르는 것은 일상 생활에서 많이 걷기만 하면 된다. 굳이 체육복을 갈아입고 땀을 흘리며 달리지 않아도 된다. 허리를 펴고 자연스럽게 평상시 속도로 하루 2시간 정도 걸으면 된다.

사람은 대개 한 시간에 4킬로미터를 걷는다. 걸음으로 환산하면 5천 보가 넘는다. 따라서 2시간을 걸으면 1만 보가 되는 것이다. 나이가 들어서도 2시간만 걸으면 된다. 고혈압이거나 심장이 약한 사람도 걷는 데는 상관 없다. 무릎 관절이 약해서 잘 걷지 못하는 사람을 제외하곤 하루 2시간은 걸어야 건강에 좋다. 걷는 장소는 어디든 상관없다.

열심히 걷다 보면 서서히 혈압이 떨어지고 뱃살이 빠지면서 몸의 기력이 회복되는 것을 느낄 수 있을 것이다. 너무 무리하게 걸어서 숨이 차고, 밥맛이 떨어지고, 몸살이 날 정도로 하면 오랫동안 하지도 못하고 효과도 없다. 매일 하되, 주위의 풍경을 바라보거나 다른 사람의 표정을 살피는 등 여유를 가지고 편하게 걸으면 된다.

중풍에 좋은 또 다른 운동은 골프이다. 골프는 가벼운 운동이면서 많이 걷는 운동이다. 그래서 과격한 운동을 좋아하는 사람은 운동 같지 않게 여기기도 한다. 골프는 젊은 사람보다 나이든 사람이 하는 것이 좋다. 무리하지 않고 많이 걷기 때문이다.

가끔씩 골프장에서 심장마비 사고가 일어나기도 하는데, 이것은 골프 때문이 아니라 경쟁을 하느라 지나치게 신경을 써 스트레스를 심하게 받기 때문이다. 경쟁을 해야 맛이라지만 건강을 생각해서 하는 운동은 경쟁을 하면 오히려 좋지 않다. 여유를 갖고 스스로를 되돌아보는 시간이 되도록 하는 것이 좋다.
  수영은 고혈압이나 동맥경화가 있는 사람에겐 좋지 않은 운동이다. 특히 무리한 수영은 심장에 많은 부담을 주고 2차적으로 혈압을 올라가게 만들기 때문에 주의하지 않으면 안 된다.
  중풍은 바람을 정통으로 맞았다는 것을 뜻한다. 중풍이 들면 손이 떨리고, 머리가 어지럽고, 팔다리가 저리고 마비되면서, 얼굴이 붉어지고, 의식이 몽롱해진다. 이러한 중풍이 발생할 때는 먼저 이와 유사한 중풍 전조증이 발생한다. 이런 증상이 나타날 때는 운동을 통해 중풍을 예방하는 것이 무엇보다 중요하다.
  운동을 할 때는 마음을 편안하게 하여 기운이 정체되지 않도록 하면서 몸의 기운과 피의 흐름을 고르게 유지하는 것이 중요하다. 평소 기혈의 흐름을 도와 줌으로써 중풍을 예방하는 운동 몇 가지를 소개한다.

중풍을 예방하는 운동

1. 몸을 바르게 하는 운동

몸이 건강한 사람도 바르지 못한 자세를 오랫동안 취하다 보면 점차 자세가 나빠져 건강을 잃게 된다.

자세가 바르지 못하다는 것은 몸의 골격이 바르지 못하다는 것을 뜻한다. 몸의 기본적 구조물인 골격이 비뚤어져 있다면 기의 흐름 또한 정상일 수 없게 된다.

1) 다리 올리기 운동

반듯하게 누워 다리를 위로 들어올린다. 이 운동은 엉덩이 관절이 바르게 조정되도록 하는 운동이다. 이때 엉덩이 관절에서 마찰음이 생기지 않도록 천천히 실시한다

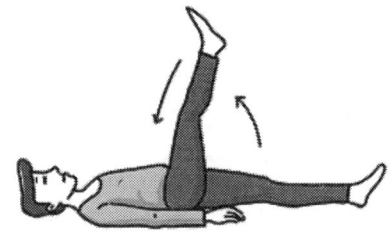

2) 다리 굽혀 내차기 운동

바른 자세로 누워 한쪽 다리를 들어 구부린 후 양손을 깍지끼어 무릎을 잡고 가슴 쪽으로 잡아당긴 후 힘껏 내찬다. 역시 엉덩이 관절이 조정되는 운동이다.

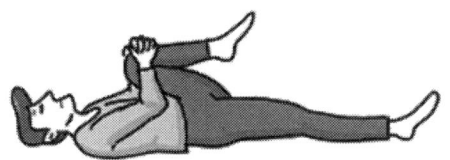

3) 전신 늘이기 운동

반듯하게 누워 발목을 앞으로 한껏 젖혀 아킬레스건을 늘이고, 허리를 높이며 전신을 늘인다. 평소에 쓰지 않던 근육을 수축, 이완시켜 주는 운동이다. 이 운동은 정신적 긴장을 풀어 주고, 깊은 잠을 이루도록 도와 준다.

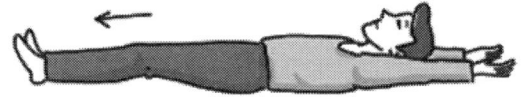

4) 목 신전 운동

엎드린 자세로 팔과 다리를 몸에 꼭 붙이고 다리를 쭉 뻗음과 동시에 아래턱을 앞으로 내밀어 바닥에 대고 턱을 왼쪽으로 돌렸다 오른쪽으로 돌렸다 한다. 목과 어깨 부위의 긴장된 근육을 풀어 준다. 오랫동안 의자에 앉아 있는 사람에게 꼭 필요한 운동으로 목뼈를 조정하고 어깨 부위의 긴장된 근육을 풀어 준다.

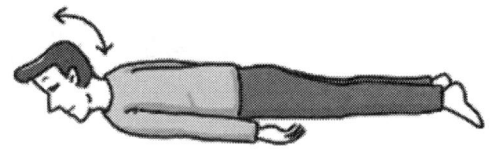

5) 새우 운동

바른 자세로 누워 두 무릎을 양손으로 깍지낀 다음 두 무릎이 가슴에 닿도록 당기면서 앞뒤로 구부렸다 폈다 한다. 이 운동은 척추 및 골반을 바르게 한다.

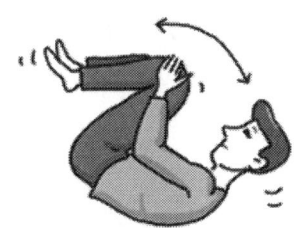

6) 골반 조절 운동

양손과 양다리를 앞으로 뻗고 앉아서 좌골과 양다리를 바닥에서 뜨지 않도록 손으로 조정하면서 좌우 엉덩이로 각각 번갈아 빠르게 앞으로 나아간다. 이 운동은 골반, 엉덩이 관절, 허리 등을 바르게 한다.

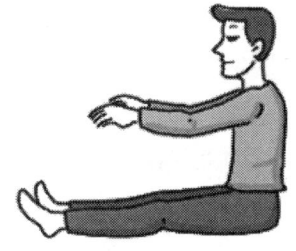

7) 상체 회전 굴신 운동

앉은 자세로 양다리를 크게 벌리고 양손을 모아 한쪽 발끝에 닿도록 상체를 좌우로 회전하여 발 쪽으로 구부려 그림과 같이 좌우 교대로 반복해서 폈다 구부렸다 한다.

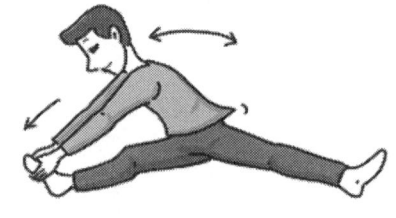

8) 앉아 등 굽히기 운동

발바닥을 맞대고 주저앉은 다음 양손으로 발등을 잡고 고정시킨 후 등과 허리를 편 채 앞으로 구부려 머리가 바닥에 닿도록 한다. 이 운동은 척추, 골반, 무릎 관절, 엉덩이 관절 등을 올바르게 한다.

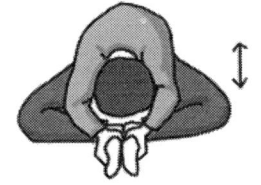

2. 근육의 긴장과 경직을 풀어 주는 운동

아침부터 저녁까지 활동을 하다 보면 우리 몸은 체중의 부하와 피로 물질의 축적 등으로 인해 근육이 경직되고 긴장하게 된다. 이를 해소하는 데는 우리가 흔히 말하는 스트레칭이 가장 효과적이다. 스트레칭에는 여러 가지가 있으나, 아침에 일어나서 하는 것과 매일 하는 스트레칭, 50대 이후에 할 수 있는 스트레칭 등 가장 손쉽게 할 수 있는 것들을 차례로 소개한다.

1) 아침에 하는 운동

아래와 같은 동작을 통해 보다 자연스럽게 근육이 풀리고, 잠자는 동안 경직되었던 근육의 느낌이 좋아진다. 아래 동작은 각각 20초 동안만 실시한다.

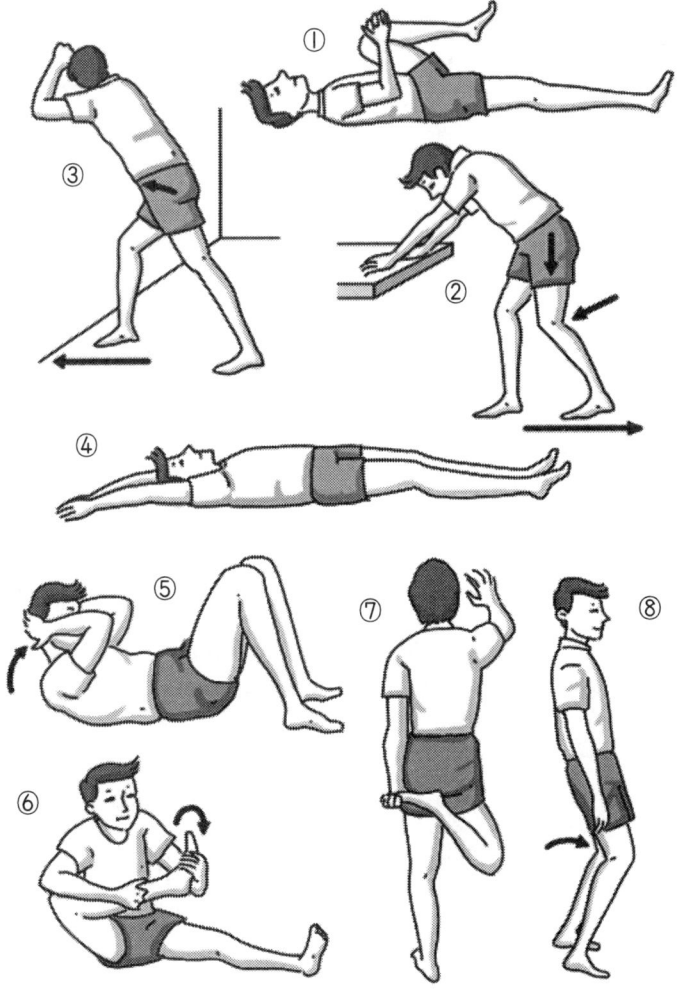

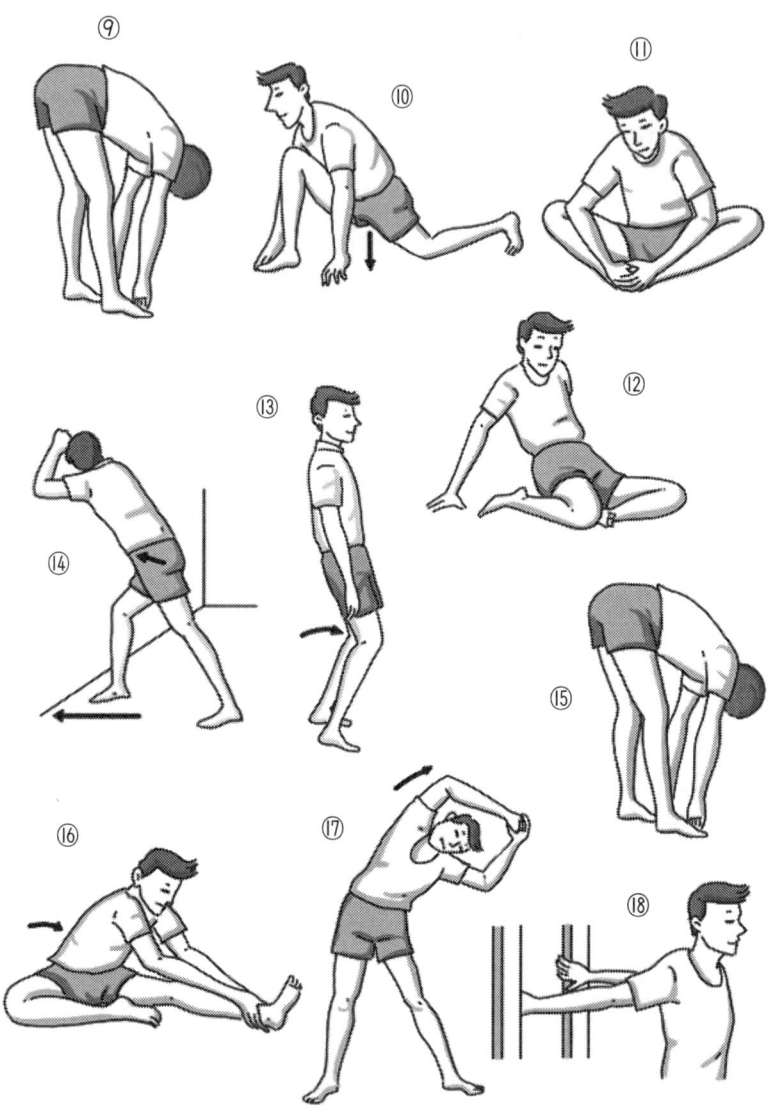

제3장 중풍을 예방하는 운동

2) 매일 하면 좋은 스트레칭

아래 동작들은 걷고 뛰는 것을 자유롭게 해 준다.

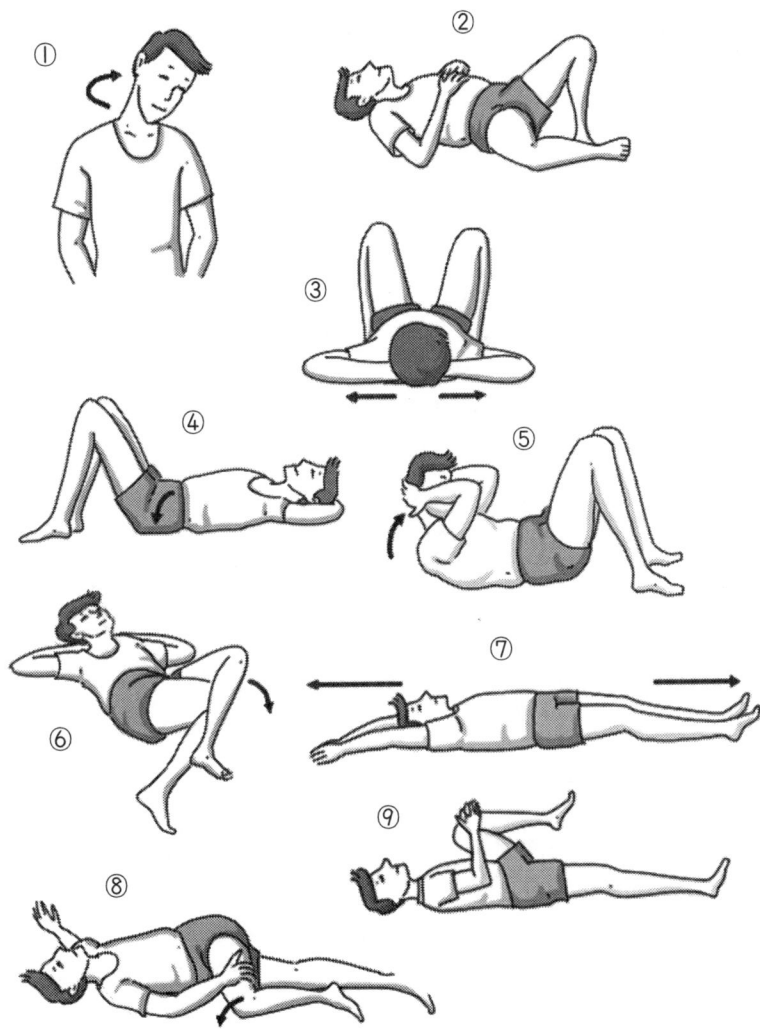

아래 동작들은 매일 활동 중에 가장 빈번히 사용되는 근육을 풀어주는 운동이다. 사람은 매일 행해지는 반복적인 일 속에서 자신도 모르게 무리하고 압박과 긴장을 유발해 일종의 근육 강직을 일으킨다. 아래 운동을 하면 근육이 강직되는 것을 예방할 수 있다.

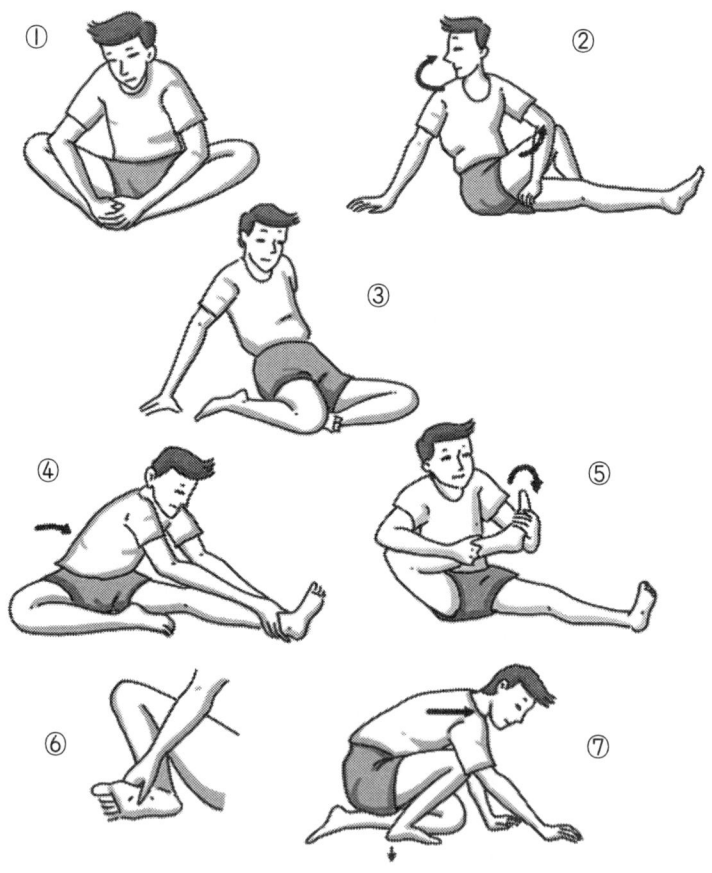

제3장 중풍을 예방하는 운동

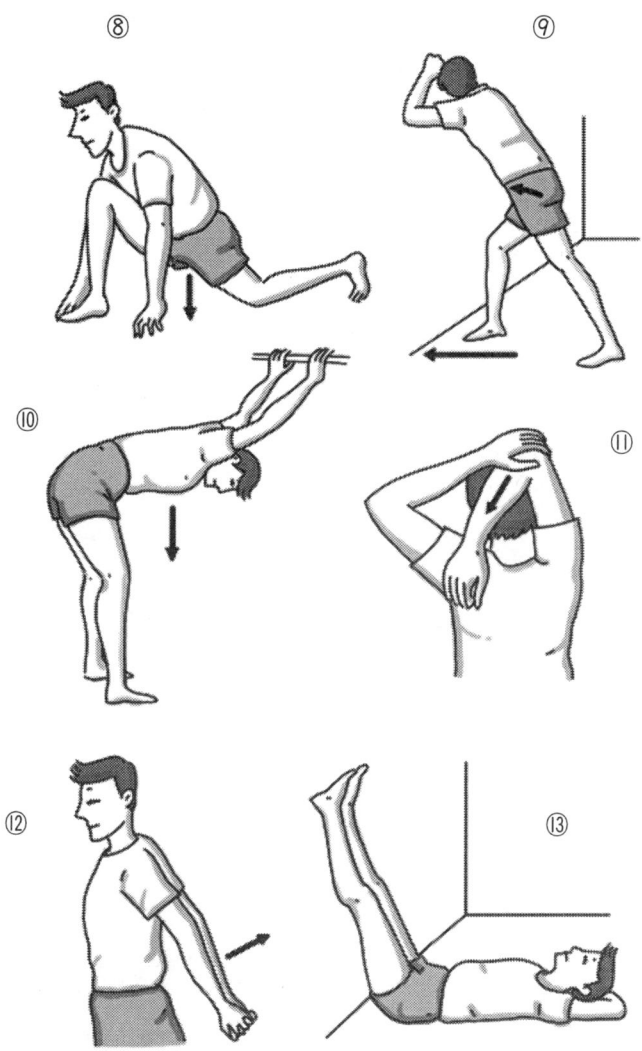

3) 50대 이후의 사람을 위한 스트레칭

나이를 먹으면 점차 활동량이 부족하게 되고, 신체의 활동 범위는 점점 축소된다. 근육은 탄력성을 잃게 되고 약해지며 경직된다. 따라서 신체의 모든 대사 과정, 즉 기혈의 순환이나 노폐물의 배설 등 모든 기능이 점차 쇠약해진다. 그러나 규칙적인 운동을 한다면 신체의 노화 방지 효과를 볼 수 있으며, 잃어버린 유연성과 힘을 어느 정도 회복할 수 있다.

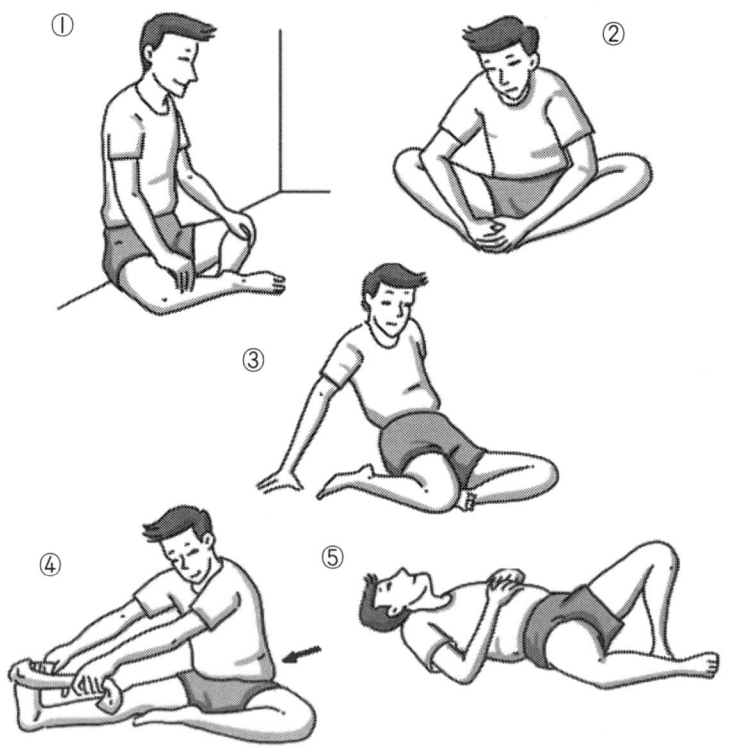

중풍을 예방하는 기공

 기공이라고 하면 대부분 어려운 것이라고 생각하는데, 실상 모든 살아 있는 생명체는 자신도 모르는 사이에 모두 간단한 기공을 하고 있다. 기공은 머릿속으로 의식을 집중시키고 그에 수반하여 호흡과 자세를 조절하여 기운이 움직이는 것을 느끼고, 자신이 원하는 방향으로 기운을 집중시키는 것이다.
 기공의 종류는 매우 많다. 질병 예방에도 효과가 뛰어난 기공은 일반적으로 병이 없을 때는 질병 예방을 위해 사용하고, 질병을 앓을 때는 그 치료까지 가능하게 한다.
 기공을 수련하는 목적은 기운을 단련하고 양성하여 기운 순환을 원활하게 하는 데 있다. 그런 다음 2차적으로 인체의 면역력, 저항력의 강화를 도모할 수 있게 한다. 또, 경락 순환을 좋아지게 해 기혈이 조화를 이루도록 한다. 기초 대사가 저하되어 에너지 축적이 높아짐으로써 정신적 안정을 얻는 효과도 있다.
 인체의 잠재 능력이 발휘되어 자기 자신의 본능적인 요소가 개발되고 자가 조절 능력도 활발해진다. 따라서 기공 수련을 하면 약을 복용하거나 침을 맞지 않아도 병을 예방하고 치료할 수 있으며 건강한 몸으로 장수할 수 있다.

1. 중풍을 치료하고 예방하는 기공

이 기공은 중풍뿐만 아니라 음기가 약해 열이 위로 뜨는 증세를 없애는 데 효과적이다. 그래서 평소에 두통, 어지러움, 귀울림 증상이 있는 사람이 수련하면 증상을 없앨 수 있고, 중풍 예방과 치료에도 효과적이다.

〈기공 방법〉

1) 선 채로 온몸의 긴장을 푼 다음 두 눈을 살며시 감는다. 두 손바닥을 위로 향하도록 하여 배꼽 앞으로 들어올린 후 두 중지 끝을 마주 붙인다. 이때 보슬비가 한창 잔잔하게 내리고 있고, 그 빗물이 정수리부터 얼굴, 앞가슴 그리고 등을 따라 아래로 서서히 흘러내린다고 생각한다. 생각에 잠기는 시간은 10~20분이면 되는데, 온몸이 상쾌하고 가뿐한 느낌이 든다. 마지막으로 비가 그쳤다고 생각한 후 두 손을 양편에 드리우고 천천히 온몸을 움직이면서 눈을 뜬다.

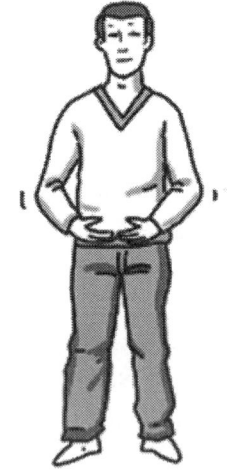

제3장 중풍을 예방하는 운동

2) 의자에 앉아 좌식 자세를 취하고 두 눈을 살며시 감는다. 두 팔은 약간 앞으로 굽히고 두 손을 허벅다리 바깥쪽과 각각 10cm 정도 떨어지게 두고, 손가락이 앞으로 향하게 한 후 두 손바닥의 노궁혈과 두 발바닥의 용천혈이 서로 합치된다고 생각한다. 시간은 20분 정도면 된다.

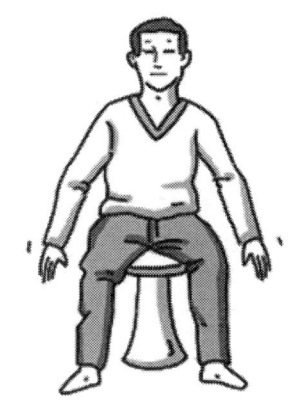

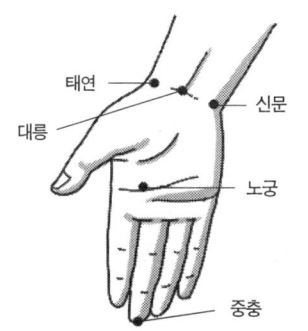
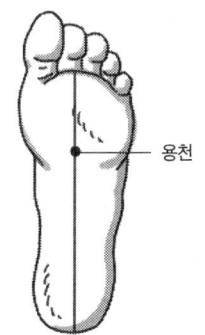

〈손바닥과 발바닥의 혈자리〉

2. 뇌를 건강하게 단련하는 기공

아래 소개하는 방법은 기억력을 강화시키고 대뇌의 지력을 개발시키며, 뇌 혈관을 강화시키는 데 효과가 있다. 선 채로 하는 방법과 앉아서 하는 방법, 두 가지가 있다.

<기공 방법>

1) 앉아서 두 눈을 가볍게 감고 두 손의 합곡을 벌려 양손의 엄지손가락, 양손의 집게손가락을 마주 댄 후 두 손바닥을 아랫배에 붙인다. 혹은 선 채로 두 눈을 가볍게 감고 두 손의 합곡을 벌려 양손의 엄지손가락, 양손의 집게손가락을 마주 댄 후 손바닥을 아랫배에 붙인다.

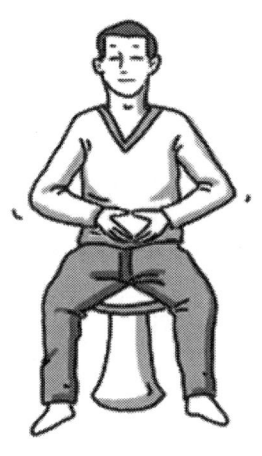 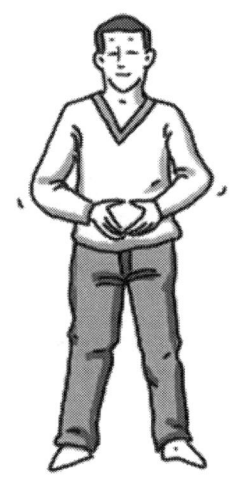

2) 천천히 호흡하되 숨을 들이마실 때는 백회혈을 생각하고 숨을 내쉴 때는 뒤통수의 풍지혈을 생각한다. 이와 같은 방법으로 108회 반복한다. 그 다음 두 손을 정수리 양쪽에 들어올리고 같은 쪽의 옆머리를 중심으로 하여 두 손바닥으로 앞쪽으로 108회, 뒤쪽으로 108회 원을 그린 다음, 천천히 손을 내리고 마음을 가다듬으면서 눈을 뜬다.

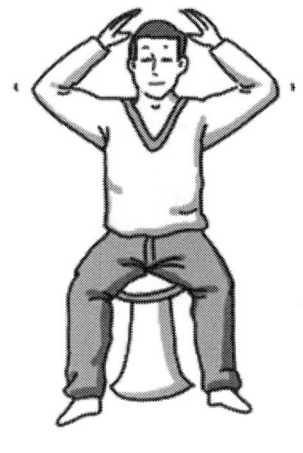 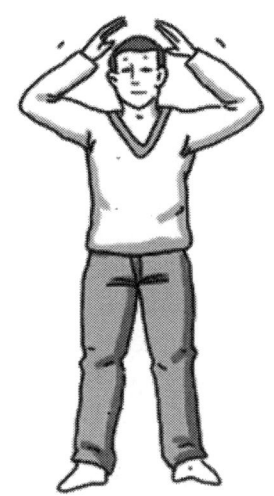

3. 백회 안마 기공

중풍을 비롯 고혈압, 두통, 현기증, 간질병 등의 예방 및 치료에 효과가 있다.

기공계에서는 백회혈을 하늘의 기운이 들어오는 입구로 보고 있다. 백회혈을 안마하는 목적은 입구를 열어 신선한 하늘의 기운을 받아들이기 위함이며, 머리 피부를 자극하여 기혈의 흐름을 활발하게 하는 데 그 목적이 있다.

다시 백회혈을 누르는 것은 하늘의 기운이 백회혈을 거쳐 계속 들어오는 것을 막기 위함이며, 뒷덜미를 누르는 것은 들어온 기운이 각 경맥을 따라 거침없이 흐르게 하기 위해서다.

<기공 방법>

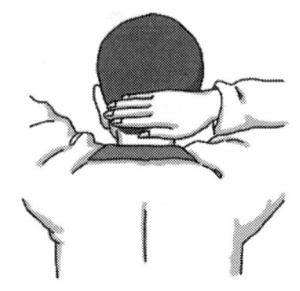

양손의 손가락을 갈퀴처럼 벌리고 약간 구부린 다음 머리를 빗질하듯 백회혈 및 측두부를 앞 이마로부터 뒷덜미까지 한 방향으로 천천히 쓰다듬으면서 빗는다. 30~40회 반복하면 머리가 시원하고 가뿐한 감이 든다.

다음 왼쪽 손바닥으로 백회혈을 누르고 오른손 다섯 손가락으로 뒷덜미를 9~12회 천천히 두드린다. 그 다음 손을 바꿔 오른쪽 손바닥으로 백회혈을 누르고 왼손의 다섯 손가락으로 뒷덜미를 9~12회 두드린다. 이 동작을 거듭 6회 되풀이한다.

4. 뇌를 각성시키는 기공

이 기공법은 중풍을 비롯 두통, 편두통, 안면 신경 마비, 3차 신경통, 신경 쇠약, 반신불수, 이명 등의 질병을 예방하고 치료한다.

기공법의 특징은 첫째 자기 안마를 한다는 것이며, 둘째 조용하고 자연스럽게 한다는 것이다. 셋째, 동작과 호흡을 같이 한다는 것 그리고 마지막으로 자신의 의지대로 몸을 끈다는 점이다.

예비 자세는 몸을 바로하고 단정하게 앉아 정신을 가다듬고 호흡을 자연스럽게 한다.

머리는 위로 세우고 어깨는 아래로 드리운다.

제3장 중풍을 예방하는 운동

이 기공법을 할 때는 다음과 같은 기공 구절을 외우면 그 효과가 더욱 빨리 나타난다.

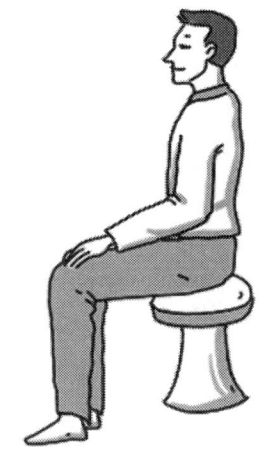

아늑하고 고요한 마음으로
사한 생각 물리치고
배꼽 아래 모든 생각 끌어다가
다섯 가지 감각을 닫아 버린다
숨쉬는 것은 편안하고 천천히
혀끝은 가볍게 입천장에 붙인다
제비처럼 사뿐하게
솜털처럼 가볍게 파란 하늘을 날아라

〈기공 방법〉

1) 제1식 얼굴 문지르기

① 몸을 바로하고 단정히 앉아 머리와 목을 곧게 세우고, 전신의 긴장을 이완시켜 마음을 편안하게 하고 기를 내린다. 두 팔을 굽혀 손이 가슴 앞으로 오게 해 손바닥을 마주한 후 아래위로 9회 마주 비빈다. 그러면 노궁이 따듯한 감을 갖게 된다. 단, 호흡은 자연스럽게 하고, 생각은 노궁혈에 둔다.

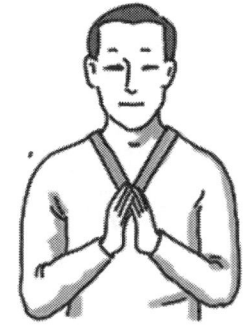

② 두 손을 비벼 열이 나면 손으로 얼굴을 쓸어 내린다. 둘째, 셋째 손가락은 각각 승장, 협거, 두유로 해서 신정에 이르도록 한다. 이후 식지를 무명지로 바꿔 인당, 소료, 인중을 지나 승장으로 가면서 안마한다. 두 손을 위로 올리면서 안마할 때는 기를 끌어들이고, 아래로 내리면서 안마할 때는 기를 내보낸다. 한 번 오르내리는 것을 1회로 했을 때 9회 반복한다. 얼굴을 씻는 동작이 끝나면 두 손을 아래로 내리며, 기를 단전에 몰아넣고 몸을 바로 하면서 단정하게 앉은 자세를 취한다.

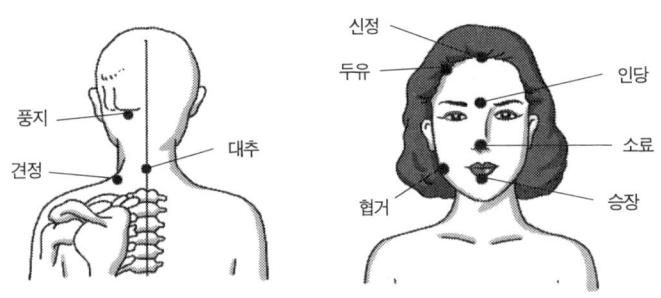

〈인체 내 각 혈자리〉

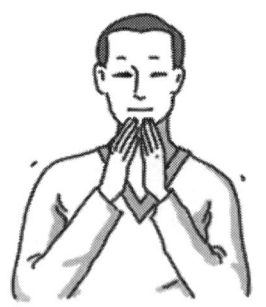
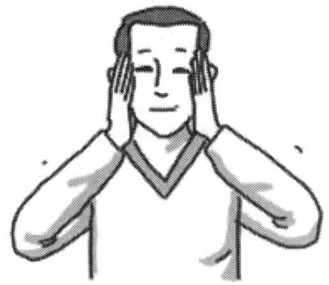

2) 제2식 태양혈 문지르기

두 팔을 굽히고 팔꿈치를 들면서 집게손가락 끝으로 태양혈을 누른다. 태양혈을 누른 채 가볍고 고르게, 깊고 길게 9번 복식 호흡을 한다. 다음, 두 손을 아래로 내리면서 기를 단전에 몰아넣고 몸을 바로하여 단정하게 앉는 자세를 취한다.

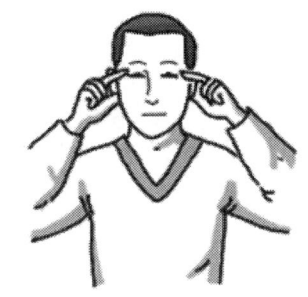

3) 제3식 눈썹 문지르기

두 팔을 굽히고 팔꿈치를 들면서 엄지손가락 안쪽으로 예풍혈을 누르고, 다른 네 손가락은 가지런히 하면서 태양, 두유, 신정, 찬죽, 사죽공혈을 차례로 안마한다. 한 번 오르내리는 것을 1회로 총 9회 실시한다. 이때 호흡을 가볍고 고르게, 깊고 길게 9번 복식 호흡을 한다. 9회의 안마가 끝나면 두 손을 아래로 내리면서 기를 단전에 몰아넣고 몸을 바로하고 단정하게 앉는 자세를 취한다.

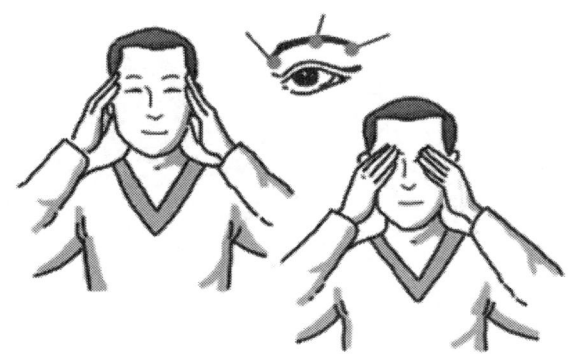

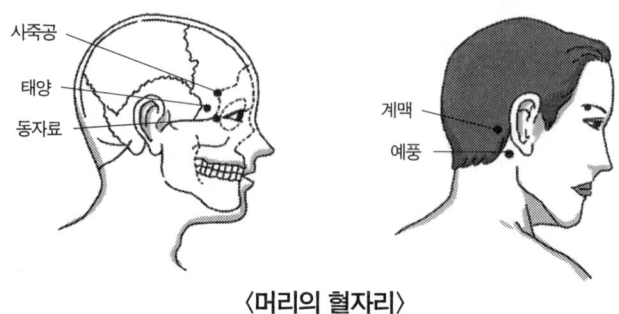

〈머리의 혈자리〉

4) 제4식 정수리 문지르기

두 팔을 굽히고 팔꿈치를 들면서 다섯 손가락을 모두 벌려 손가락 끝으로 두피를 그으며 머리 앞부터 뒤통수까지 훑어 간다. 머리 앞쪽에서 그어 올릴 때는 기를 거둬들이고, 머리 뒤쪽에서 내리그을 때는 기를 내보낸다. 이와 같은 방법으로 9회 실시한다. 이때 힘은 손가락 끝에 두고, 손바닥은 오목하게 한다. 머리 문지르기가 끝나면 두 손을 아래로 내리면서 기를 단전에 몰아넣고 몸을 바로하여 단정하게 앉는 자세를 취한다.

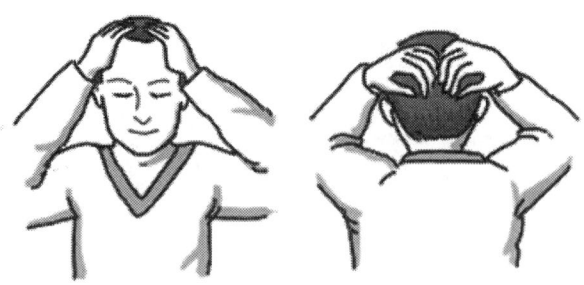

5) 제5식 풍지혈 문지르기

두 팔을 굽히고 팔꿈치를 들면서 두 중지로 백회혈을 누르고 엄지는 풍지혈을 따라 위로부터 아래로 9회 안마를 한다. 그 다음 다시 엄지 지복을 각각 풍지혈에서 떼지 않은 채 9회 길게 호흡한다. 두 손을 아래로 내리면서 기를 단전에 모으고, 몸을 바로하여 앉는 자세를 취한다.

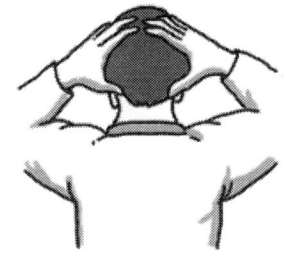

6) 제6식 귓구멍 문지르기

두 팔을 굽히고 팔꿈치를 올리면서 손가락을 마주하며 뒤통수를 만진다. 중지는 옥침혈에 대고 손바닥은 귓구멍을 막고 동시에 기를 내보낸다. 중지는 움직이지 않고 손을 귀에서 갑자기 떼면서 기를 받아들인다. 귀를 막았다 떼는 동작을 9회 실시한다.

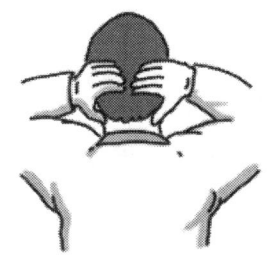

귀를 막으면 소리가 울리는데, 두 손바닥을 귓구멍에서 떼지 않은 채 중지 끝으로 옥침혈을 9회 친다. 다음으로 중지는 움직이지 않고 손바닥만 귓구멍을 막았다

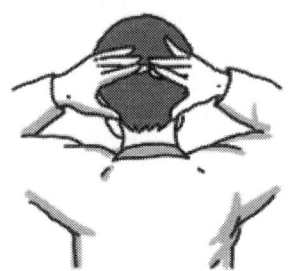

뗐다 하여 9회 소리를 울린 다음 두 손을 아래로 내리며 기를 단전에 몰아넣는다. 몸을 바로하고 단정하게 앉는 자세를 취한다.

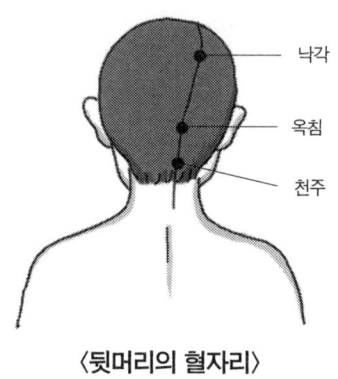

〈뒷머리의 혈자리〉

7) 제7식 뒷머리 두드리기

두 팔을 굽히고 팔꿈치를 들면서 두 손을 그림처럼 손바닥을 펴서 뒤통수 아래위로 댄다. 이때 왼손을 위에, 오른손을 아래에 대고 살살 두드린다. 다시 반대로, 즉 왼손을 아래로 오른손을 위로 해서 두드린다. 이 동작을 9회 실시한다. 9회 어루만진 후 두 손을 아래로 내리면서 기를 단전에 몰아넣고 몸을 바로하여 단정히 앉는 자세를 취한다.

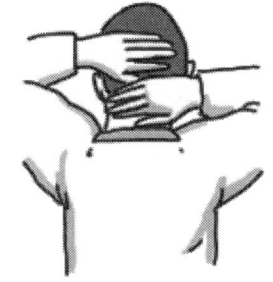

제3장 중풍을 예방하는 운동   283

8) 제8식 근육 문지르기

눈을 감고 두 팔을 굽히고 팔꿈치를 들면서 엄지와 네 손가락으로 각각 목덜미 뒤 굵은 근육을 꽉 쥐고(이때 엄지는 밖으로) 위에서부터 아래까지 문지르면서 꼭꼭 누른다.

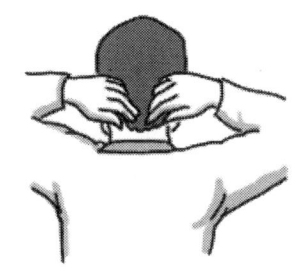

그 다음 두팔을 밖으로 돌려 두 손등을 뒤통수에 붙이고 위로부터 아래로 9번 두드린다. 이것을 총 9회 실시한다.

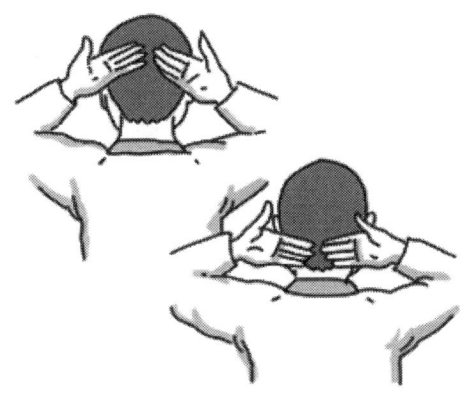

마지막으로 팔을 아래로 내리면서 몸에 줬던 힘도 푼다. 허리를 곧게 펴고, 호흡은 자연스럽게 한다. 마음을 안정시키면서 천천히 눈을 뜬다. 이 기공은 머리를 맑게 한다.

5. 자유로운 기공

의식적으로 신체 각 부위를 생각한다. 점차적으로 전신을 자연스럽고 느슨하며 편한 자세로 조정한다. 이 기공은 심신을 편하게 하고, 긴장을 해소하는 한편 조화를 이루며 경락 소통을 원활하게 함으로써 체질 개선과 병을 예방하고 치료한다.

자세는 누운 자세, 의자에 등을 기대고 앉은 자세, 앉은 자세, 일어선 자세 등을 취한다. 호흡은 자연적인 호흡법을 취하되, 숨을 들이마실 때는 신체 부위를 생각하고, 내뱉을 때는 배꼽을 생각한다. 의식은 삼선 방송법과 전체 방송법이 있는데, 삼선 방송법을 더 많이 이용한다.

<기공 방법>

1) 삼선 자유 기공법
신체를 전후 좌우, 중간 등 세 가닥의 선으로 나눠 위에서 아래로 느슨하고 편안하게 한다.
제1선의 흐름은 머리 양측부터 양 어깨, 양 팔뚝, 양 팔꿈치, 양 팔목, 양손, 열 손가락이다. 제2선의 흐름은 얼굴부터 목, 흉부, 복부, 양 대퇴부, 양 무릎, 양 소퇴부, 양 발, 열 발가락이다. 제3선의 흐름은 후 뇌부터 후 경추, 등, 허리, 양 둔부, 양 오금, 양 종아리, 양 발, 양 발바닥이다.
먼저 제1선부터 시작하여 숨을 들이쉴 때는 한 부위를 생각, 숨을 내쉴 때는 배꼽을 생각하고, 다시 다른 부위를 생각하는데, 점차 자연스럽고 느슨하고 편안한 상태를 취한다.

제3장 중풍을 예방하는 운동

　제1선 공법이 끝나면 제2선, 제3선 등 순차적으로 넘어간다. 1선이 끝날 때마다 쉬어 가는 곳, 즉 1선은 중지, 2선은 엄지발가락, 3선은 발바닥의 중심 부위에서는 약 1~2분간 의식을 그 부위에 두고 지킨다.

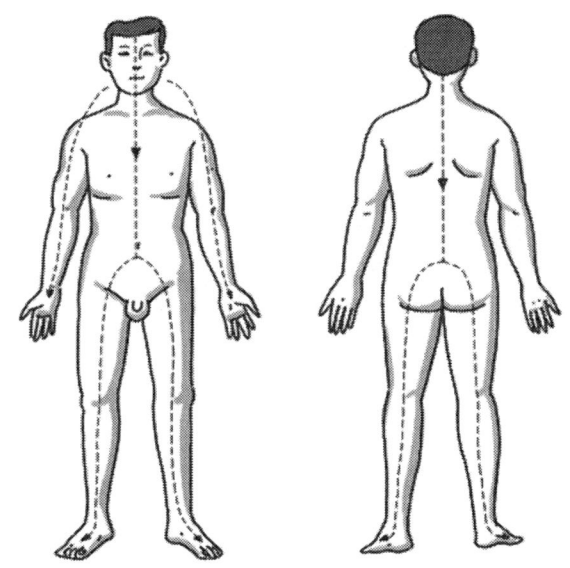

〈삼선 방송법에서는 신체를 좌우 중간 등 세 가닥의 선으로 나눈다〉

　3개 선로의 공법이 끝나면 주의력을 배꼽 부위에 집중시켜 상태를 3~4분간 유지한다. 일반적으로 한 번의 공법을 1선부터 3선까지의 순환으로 볼 때 2~3회의 순환을 하며 안정을 취한 후 공법을 마친다.

2) 전체 자유 기공법
　온몸을 한 부위로 생각하여 자연스럽고 느슨하고 편한 상태로 묵

넘한다. 머리부터 다리까지 포괄적으로 물이 밑으로 흐르듯 생각한다. 또 삼선 방송법의 3개 선에 의거하여 순차적으로 흐르는 물과 같이 쉽없이 밑을 향해 자연스럽고 느슨하며 편한 상태로 묵념할 수도 있다.

6. 동물 기공

동물 기공은 중국 후한 시대의 명의 화타에 의해 만들어진 건강 체조다. 용맹한 호랑이가 덮치는 동작과, 사슴이 목과 머리를 길게 빼는 동작, 곰의 무거우면서 중심 잡힌 걸음걸이, 원숭이가 민첩하게 도약하는 동작, 새가 날 때의 비상 동작 등을 모방하여, 질병의 예방과 신체의 기강을 도모하였다.

호랑이형

호흡을 머금고 머리를 숙여 호랑이가 위세를 떨치듯 자세를 취한다.
이때 양손에는 무거운 추를 들고 있다고 생각하고 천천히 몸을 펴고 일어나는데, 숨은 머금은 채 복부로 주입시켜 정신과 숨을 함께 위에서 아래로 보낸다.
이때 복부에서 천둥을 치는 듯한 울림이 나

오는데, 이와 같은 동작을 7회 정도 하면 전신의 기혈과 맥락이 조화를 이룸으로써 질병을 예방한다.

곰형

곰이 측면에서 일어나듯 좌우로 발을 움직여 안정되게 서고, 기운은 양쪽 겨드랑이를 관통하여 관절마다 울림이 일게 한다.

허리 힘을 움직여 부은 것을 가라앉게도 하는데, 3~5회 정도 실시한다. 이 방법은 근육과 뼈를 풀어 줌으로써 안정을 취하게 하고 기혈을 보한다.

사슴형

숨을 머금은 채 머리를 숙여 주먹을 쥐는데, 사슴이 머리를 돌려 꼬리를 보듯 몸을 하고 양 어깨를 오무려 선 채 발끝을 이용하여 뛴다. 이때 발뒤꿈치는 척추에 닿듯이 하여 온몸을 움직인다.

1일 1~3회 실시한다. 침대에서 내려올 때 하면 좋다.

원숭이형

숨을 머금은 채 원숭이가 나무를 타듯 한다. 한 손은 과일을 쥐는 듯 하고, 한 발은 들고 나머지 한 쪽 발의 발뒤꿈치를 이용하며 몸을 돌린다. 이때 정신과 기를 함께 복부에 기울이는데 땀이 나온다고 느낄 정도까지 실시한다.

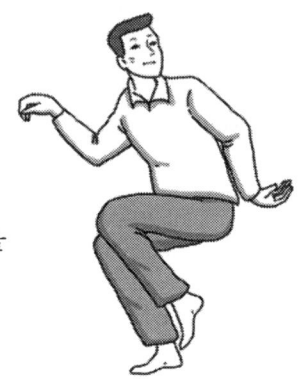

새형

숨을 깊숙이 들이마신 후 숨을 머금은 채 마치 새가 날 듯이 한다.
기운은 허허로운 위를 향하고, 양손은 앞에서 맞잡고 머리는 쳐든다. 마치 정신이 하늘을 뚫을 듯이 한다.

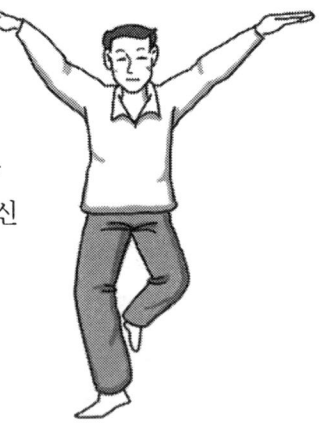

중풍을 예방하는 단전 호흡

단전 호흡은 호흡을 통해 자신을 수련하는 것이기 때문에 언제 어디서든 손쉽게 할 수 있는 반면, 스스로의 보이지 않는 마음을 다잡아야 한다는 면에서 생각처럼 쉽지만은 않다. 그러나 쉽게 배울 수 있고 그 효과가 뛰어나다. 특히 중풍처럼 뇌에서 발생하는 병에는 예방 효과가 더욱 뛰어나다.

단전 호흡을 하면 정신적으로 매우 기민해지면서도 신체적으로는 긴장이 완전히 풀어진 상태가 된다. 지금까지 밝혀진 생리학적인 내용만 보더라도 최면이나 잠으로 휴식을 취하는 것 이상의 장점이 있다. 우선 단전 호흡을 하면 심장 박동 수와 호흡 수가 줄어든다. 이것은 근심과 분노와는 정반대의 현상이다. 따라서 직장인이나 기력이 떨어진 노인들이 단전 호흡을 하면 점차 기력이 회복되고 정신 능력이 강화되는 것을 느낄 수 있다. 또, 단전 호흡 중에는 신진 대사의 비율이 낮아지는데, 우리 신체에 치명적으로 해로운 유해 산소의 유입을 막아 준다.

단전 호흡 중에는 젖산의 농도가 급격히 감소한다. 이것은 편안하게 쉬고 있는 사람보다 무려 3배나 빠른 속도이다. 젖산 수치는 피로, 긴장, 걱정과 연관되는데 팔이나 다리를 많이 움직였을 때 피로감을 느끼는 것은 바로 젖산 때문이다.

따라서 단전 호흡을 하게 되면 피로 물질이 분해됨으로써 피로감을 없애 준다.

또, 단전 호흡 중에는 피부 저항력이 강화된다. 실제 실험을 통해서도 밝혀진 바에 의하면 약 40%의 저항력이 증가한다. 뇌파에도 변화를 미친다. 눈을 감고 울창한 숲 속에 있을 때는 파장이 짧은 알파파가 나오는데 최근 연구에 의하면 단전 호흡을 하면 베타 엔돌핀이 평상시보다 2배나 많이 나오고 멜라토닌이 10%나 증가하는 것으로 나타났다. 결국 단전 호흡을 하게 되면 인체의 모든 생리 기관의 긴장이 풀어지고 건강하게 된다.

1. 초보자를 위한 단전 호흡

1) 주위가 산만하지 않은 조용한 곳에 편안한 자세로 앉는다. 물론 반드시 앉아야만 하는 것은 아니다. 눕고 싶으면 누워서 해도 되고 서서 해도 된다. 그러나 처음에는 앉아서 하는 것이 편하다.

2) 타이머나 알람 시계를 10~15분 동안으로 맞춘다. 타이머 등이 준비되어 있지 않으면 고개를 돌리지 않아도 바라볼 수 있는 곳에 시계를 놓아둔다. 똑딱거리는 소리가 너무 크지 않도록 한다.

3) 숨을 내쉴 때마다 조용히 숫자를 센다. 처음 숨을 내쉴 때 하나를 세고, 그 다음 두 번째 숨을 내쉴 때 둘, 이후 셋, 넷까지 차례로 센다.

4) 넷까지 센 다음에는 다시 하나에서 넷까지 반복한다.

5) 이 과정을 10~15분 동안 반복한다.

이것은 단지 숫자만 세는 것이다. 숫자를 세다 보면 반드시 다른 생각이 떠오르고 그 생각 때문에 숫자를 잊어버리게 된다. 그러면 다시 정신을 집중하여 다른 생각이 물러가도록 한다.

단전 호흡을 할 때 주의할 점은 너무 숨을 천천히 쉬거나 참으려 해서는 안 된다. 그러면 기운이 위로 올라가고 눈이 충혈될 수도 있기 때문이다. 단지 숫자만 세면서 천천히 하면 된다. 이런 기본 수련을 몇 달 동안 한 뒤에 한 단계 높은 차원의 단전 호흡으로 올라간다.

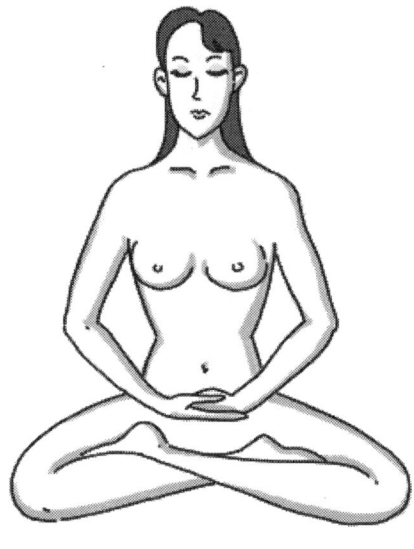

단전호흡을 할 때는 조용한 곳에 편안한 자세로 앉아야 한다.

2. 중급자를 위한 단전 호흡

초보자가 몇 달 동안 단전 호흡법을 수련하면 하루에도 몇 번씩 단전 호흡이 저절로 일어나는 수가 있다. 이럴 때는 다음 단계로 넘어가도 좋다.

1) 주위 환경이 시끄럽든 조용하든 상관하지 않고 단전 호흡에 들어갈 수 있어야 한다. 항상 조용하고 편안한 자세로 앉아 단전 호흡을 해야만 하는 것은 아니다. 언제 어디서나 호흡을 조절할 수 있어야 한다. 물론 서서 하거나 앉아서 혹은 누운 상태에서 해도 무방하다. 다만, 앉아서 하는 것이 가장 안정적이며, 깊은 상태로 들어가기 쉽다.

2) 타이머나 알람 시계를 10~15분 동안으로 맞춘다. 이것이 없으면 시계를 바라볼 수 있는 위치에 둔다. 초침 소리가 크지 않게 한다.

3) 숨을 들이쉬고 나서 내쉴 때까지의 짧은 순간에 마음을 배꼽에 두고, 숨을 내쉬었다가 들이쉴 때 다시 마음을 배꼽에 둔다. 혹은, 조용히 어떤 한 생각을 해도 좋다. 처음 숨을 들이쉬고 내쉴 때 자꾸 다른 생각이 떠오를 것이다. 그러나 이런 상태가 되는 것이 정상이다. 따라서 스스로 마음이 약하다고 생각하지 말고 계속해서 배꼽에다 마음을 두도록 노력한다. 단전 호흡을 할 때는 배꼽에 생각을 머무르게 하는 것 외에 어떤 생각이나 자신의 잘잘못을 따질 필요가 없다. 스스로의 배꼽만 주시하면 된다.

4) 이 과정을 하루 1회 이상 10~15분 동안 반복한다.

이런 과정을 통해 스스로 마음 상태를 자꾸 점검해 나간다. 단전 호흡을 할 때는 복잡한 생각을 떠올리지 않는 것이 좋은데, 안정이 되지 않는다고 자꾸 스스로의 마음을 자책할 필요는 없다. 단전 호흡을 하는 모든 사람이 다 스스로의 마음을 쉽게 안정시키지 못한다. 따라서 자신만 잘못하고 있는 것처럼 너무 책망할 필요는 없다. 꾸준히 하는 것이 가장 중요하다.

3. 상급자를 위한 단전 호흡

단전 호흡을 몇 년 하다 보면 말하거나 걸어가는 중에도 단전 호흡 상태에 빠져 있는 자신을 보게 된다. 이 정도가 되면 본격적으로 수련을 하는 것이 좋다. 단전 호흡은 사실 육체적인 건강뿐만 아니라, 정신적인 단계를 끌어올리기 위함이다.

모든 사람은 혼자이다. 가족과 친구 등 많은 사람들 속에 어울려 지내지만, 실상 삶은 혼자인 것이다. 혼자 있을 때 행복을 느낄 줄 아는 사람은 어떤 면에서는 정신적으로 매우 안정된 사람이다.

쉴새없이 움직이고 무엇인가 일을 해야 안정이 되는 사람에 비해, 호흡법을 관찰하고 스스로를 단련하는 사람은 상대적으로 매사에 불만이 적거나 없다. 결국 이런 상태로 들어갈 수 있는 사람이 중풍이나 고혈압에서 벗어날 수 있다. 고혈압과 중풍은 나이와 상관이 많은데, 이것은 곧 나이를 먹으면서 몸과 마음이 유연하지 못하고 경직된다는 것이다.

아이들은 자지러지게 울다가도 금방 웃는다. 지난 일에 연연하지 않고 항상 현재 상태에 만족해 한다. 어머니에게 야단을 맞아 울다가도 사탕을 주면 언제 울었느냐는 듯 금방 새로운 기분이 되어 웃고 뛰논다. 그러나 어른은 그렇지 못하다. 나이가 들면서 더욱 심해져 한 가지 언짢은 일이 있으면 며칠 혹은 몇 달까지 우울해 한다.

하지만 나이를 먹을수록 편하게 생각하고 행동해야 한다. 지난 일이나 다가올 일에 대해 너무 심각하게 생각하거나 집착하지 말아야 한다. 그러기 위해서는 단전 호흡을 하는 것이 가장 효과적이다.

단전 호흡을 제대로 하려면 긴장을 풀어야 한다. 그리고 심각한 표정을 바꿔야 한다. 얼굴 근육과 어깨, 팔, 다리에서 눈썹과 입술

주위의 근육까지 부드럽게 풀 수 있어야 한다. 그런 사람은 스스로 단전 호흡에 대한 방법과 응용법을 알 수 있다. 일을 분주하게 하면서도 항상 기품을 유지하고, 말을 하거나 움직이는 경우에도 부드럽게 행동하면서 호흡 상태를 잃지 않도록 하면 이미 단전 호흡의 고수가 된 것이다.

  그 다음은 이미 단전 호흡 상태가 아니라, 명상 단계로 올라가는 것이다. 명상의 단계는 육체를 다스리는 것보다 정신적인 면을 계발하는 단계이다. 따라서 단전 호흡은 단순한 건강법이 아니라 삶의 부조리를 바로잡아 주는 것이다. 그 다음 단계에 대해서는 스스로 답을 얻게 될 것이다.

제4장

중풍을 예방하는 한방

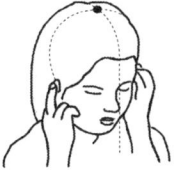

중풍을 예방하는 뜸

집안에 중풍 환자가 있고, 중년 이후 팔다리가 저리고 시리며 얼굴 근육이 씰룩거리거나 혈압이 높고 머리가 자주 어지러운 중풍 전조증이 나타날 때는 꾸준히 뜸을 뜨면 중풍이 오는 것을 예방할 수 있다.

뜸은 집에서 직접 할 수 있을 정도로 손쉬운 것들이 많이 개발되어 있으므로, 스스로 쉽게 할 수 있는 것으로 선택한다. 뜸은 기운 순환을 촉진하고 혈액 순환을 강화시킴으로써 혈관을 튼튼하게 하고 고밀도 지방단백을 높이는 작용을 한다. 또, 생체 저항 능력을 강화함으로써 스트레스에 견딜 수 있는 체력을 보강하기도 한다. 그리고 무엇보다 집에서 할 수 있어 경제적이고, 효과가 크다는 장점을 갖고 있다.

뜸은 왼쪽과 오른쪽 4개의 혈자리에 하루에 각각 3장씩 6개월에서 1년간 뜸을 떠야 효과를 볼 수 있다. 그러나 욕심을 낸 나머지 한꺼번에 많은 양을 뜨면 어지럼증이나 두통을 느낄 수 있으므로 오랫동안 지속적으로 하는 것이 좋다.

1. 뜸을 뜰 때 이런 점은 주의하세요

1) 찬 음식이나 덜 익은 과일은 먹지 않는다.
2) 술이나 음식을 지나치게 먹지 않는다.
3) 슬픈 일이 있거나 너무 많이 웃고 난 다음에는 뜸을 뜨지 않는다.
4) 뜸을 뜬 다음에는 무리한 성생활을 하지 않는다.
5) 기온의 변화가 심할 때는 뜸을 뜨지 않는다.
6) 무리해서 육체적으로 피곤할 때는 뜸을 뜨지 않는다.
7) 열이 높을 때는 뜸을 뜨지 않는다.

2. 뜸은 이곳에 뜨세요

중풍은 재발하기 쉬우므로 평소 생활과 먹는 것에 주의하지 않으면 안 된다. 만약 노인이나 기운이 허약한 사람이 손가락이 저리거나 뻣뻣하고, 어지럽거나 언어 장애가 있으면 이것은 중풍이 올 전조 증상이다. 이때는 백회, 풍지, 견정, 곡지, 풍시, 족삼리, 현종 등의 혈자리에 뜸을 뜨는 것이 좋다.

1) **백회** : 백회는 모든 혈맥이 만나는 곳이다. 위치는 코에서 정수리 쪽으로 계속해서 올라가는 선과 양쪽 귀 끝을 잇는 선이 만나는 곳이다. 이 혈자리는 고혈압, 중풍, 졸도, 어지럼증 등의 증상을 치료한다.

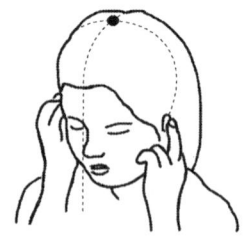

2) 풍지 : 풍지는 말 그대로 바람의 기운이 머무는 곳이다. 그래서 고혈압, 중풍, 뇌동맥경화증, 두통, 귀울림증, 졸도, 어지럼증 등의 증상을 치료하는 혈자리이다. 위치는 뒷머리에서 불룩하게 튀어나온 곳 바로 아래쪽에서 귀 뒤쪽으로 나오는 곳의 움푹 패인 곳이다.

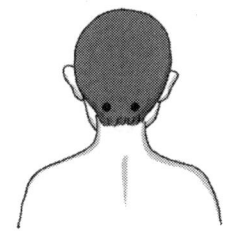

3) 견정 : 어깨 살이 많은 곳에서 우물처럼 가장 깊게 눌러지는 곳이다. 고혈압, 중풍, 중풍 후유증, 견비통 등의 증상을 치료한다.

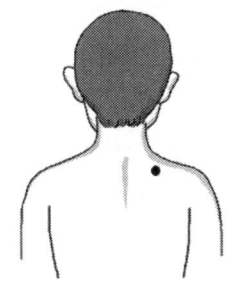

4) 곡지 : 팔을 구부렸을 때 팔꿈치 쪽에 움푹 들어가서 물이 고일 정도로 깊은 곳을 말한다. 이 혈자리는 혈압을 떨어뜨리는 효과가 있어서 고혈압 치료에 필수적이다. 중풍, 두통, 귀울림증, 어지럼증 등을 치료한다.

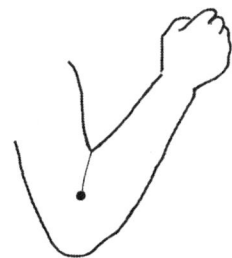

5) 풍시 : 똑바로 서서 팔을 내렸을 때 가운데 손가락이 닿는 곳이다. 바람의 기운이 자주 만나는 곳인데 다리가 마비되거나 힘이 빠졌을 때, 중풍, 좌골 신경통 등의 증상을 치료한다.

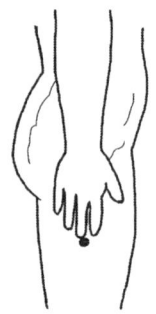

6) 족삼리 : 정강이뼈 바깥쪽에서 손가락 한 마디 정도 아래쪽으로 떨어진 곳이다. 일체의 소화기 질환과 모든 중풍 질환을 예방하고 치료하는 혈자리이다. 실제 임상 실험 결과에서도 혈압을 떨어뜨리고 면역을 증강시키며, 내분비 계통의 기능을 원활하게 하는 것으로 밝혀졌다. 또, 전신을 튼튼하게 만드는 혈자리라서 거의 모든 질환에 이용된다.

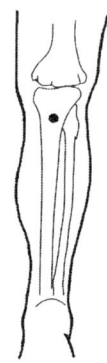

7) 현종 : 바깥쪽 복사뼈 위쪽 손가락 4개를 겹쳤을 때 만나는 곳인데, 옛날에는 이곳에 방울을 매달았다고 한다. 고혈압, 중풍, 동맥경화증, 좌골 신경통 등을 치료한다.

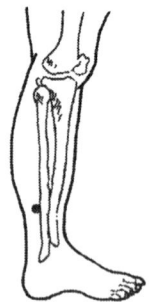

《동의보감》에서도 중풍 전조증이 있으면 족삼리와 현종혈에 뜸을 뜨면 중풍을 예방하는 데 가장 효과적이라고 했다.

귀를 만져 중풍을 예방한다

귓바퀴에는 우리 몸을 치료할 수 있는 침자리가 다양하게 분포되어 있다. 특히 뇌에서 가깝기 때문에 머리나 얼굴의 질병 치료에 많은 효과를 볼 수 있다.

중풍 예방을 위해서는 뇌 혈관, 정신 안정과 관계된 혈자리를 수시로 자극하면 좋다. 다음 그림에서 표시된 지점을 하루에 5분간씩 손가락으로 꾹꾹 눌러 주면 뇌 혈관을 튼튼하게 하고, 뇌 혈류 순환을 촉진하여 중풍을 예방하는 데 도움이 된다.

단기간에 효과를 보려 하지 말고 시간날 때마다 지속적으로 자극하는 것이 필요하다. 6개월 이상 노력을 기울이면 좋은 결과를 얻을 수 있다.

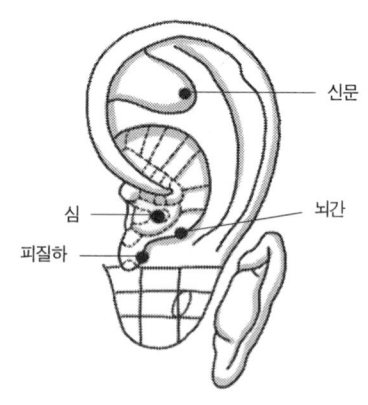

〈중풍을 예방하는 귀 혈자리〉

중풍을 치료하는 한방 약재 요법 10가지

약은 음식보다 성질이 한곳으로 치우쳐 있고 강하다. 그러므로 중풍 전조증이 있거나 중풍에 걸릴 가능성이 있는 사람은 약만 쓰기보다는 음식을 가려먹으면서 약을 복용하는 것이 좋다. 물론 약을 먹는다고 해서 중풍을 반드시 예방한다고 장담할 수는 없는 일이다.

그러나 약을 먹고 음식을 조절하다 보면 그만큼 스스로 경계하고 조심하는 마음이 커지기 때문에 그렇지 않은 것보다는 훨씬 효과를 발휘하게 된다.

중풍 환자는 대부분 건장한 체격의 소유자가 많다. 《동의보감》에서도 살이 찌고 튼튼하게 보이는 사람이 중풍에 잘 걸린다고 했다. 평소 건강한 사람은 스스로를 잘 보살피지 않는다.

그러나 항상 소화 기관이 약하고 조금만 피로해도 어딘가 몸이 아픈 사람은 조심조심 살아간다. 그런 만큼 큰 병을 미리 피할 수 있게 된다.

평생 감기 한 번 걸려 보지 않았다고 할 만큼 건강한 사람은 다른 사람이 아프다는 것을 잘 이해하지 못한다. 그러나 그렇게 건강에는 자신이 있다고 장담하던 사람이 어느 날 더 큰 병에 걸리는 경우가 많다. 자신의 몸에 그만큼 깊은 관심을 갖지 않았기 때문이다.

중년 이후 나이가 들면 적절히 약을 먹는 것이 좋다. 특히 한약은 몸에 큰 부작용을 주는 것이 아니기 때문에 몸을 보하는 차원에서 먹는 것이 좋다. 건강한데 무슨 약이냐고 할 것이 아니라, 주위에서 권하면 못 이기는 척하고 따라 주는 것도 중년 이후의 바람직한 태도다.

공진단(拱辰丹)

공(拱)은 손끝을 마주잡고 절한다는 뜻이고, 진(辰)은 북극성을 말한다. 여러 별들이 북극성을 향하듯 백성들이 임금의 덕으로 귀의하는 것을 공진이라고 하는데,《논어》에서 공자가 한 말이다. 여기서는 원래 갖고 태어난 기운을 두 손으로 보듬어 안는다는 뜻이다.

공진단은 선천적으로 허약한 사람의 원기를 보하는 약이다. 태어날 때 이미 원기가 약한 사람에게 이 약을 투여하면 원기의 순환이 정상적으로 일어나고 병이 생기지 않는다. 일종의 예방약인 셈이다. 다만 값이 비싼 것이 흠이다.

체질적으로는 허약한 태음인에게 맞다. 특히 태음인의 속병에는 공진흑원단이 더욱 좋다.

기본 약재는 녹용, 당귀, 산수유 각각 120g과 사향 20g으로 이것을 가루로 만든 다음 술과 밀가루풀로 개어 오동나무 씨앗(지름 5밀리미터 정도) 크기의 알약을 만든다. 한 번에 알약 70~100개를 먹는다. 때로는 우황청심원 크기로 만들어 먹기도 한다.

오약순기산(烏藥順氣散)

　기운을 조절하여 중풍을 예방하고 치료하는 약이다. 기운 소통이 원활하면 중풍이 발생하지 않으므로 신체적 부조화나 정신적 긴장 때문에 중풍이 발생할 가능성이 있을 때 사용한다. 모든 중풍과 중풍 전조증, 중풍과 비슷한 병에는 먼저 이 약을 써서 기운을 소통시킨 다음 나머지 약을 쓴다.
　신체의 어느 한 부분이 아프거나 감각 장애가 있을 때, 언어 장애가 있을 때 사용한다.
　기본 약재는 마황, 진피, 오약 각각 6g과 천궁, 백지, 백강잠, 지각, 길경 각각 4g, 건강 2g, 감초 1.2g이다. 이 약재들을 하루에 3번씩 달여서 식사한 다음 1시간이 지났을 때 따듯하게 데워서 마신다.

만금탕(萬金湯)

　황금 일만 냥을 주고도 구할 수 없는 귀중한 처방이라는 뜻이다. 이 약은 중풍을 예방하고 치료하며, 허약한 원기를 보강해 주는 약이다.
　손이나 발의 마비 증상을 주로 치료하는데, 손가락이 저리고 마비 증상이 있을 때 먹으면 5일 안에 낫는다고 할 만큼 좋은 약이다.
　기본 약재는 속단, 두충, 방풍, 백복령, 우슬, 인삼, 세신, 계피, 당귀, 감초 각각 3.2g과 천궁, 독활, 진교, 숙지황 각각 1.6g이다. 이 약재를 하루 3번씩 달여서 식사를 한 지 1시간이 지났을 때 따듯하게 데워서 마신다.

소풍탕(疎風湯)

중풍을 멀리 쫓아 보낸다는 의미를 가진 약으로서, 주로 손끝이나 발끝이 저릴 정도로 가벼운 중풍이 왔을 때 사용한다.

기본 약재는 강활, 방풍, 당귀, 천궁, 적복령, 진피, 박하, 오약, 백지, 향부자 각각 3.2g과 계지, 세신, 감초 각각 1.2g이다. 이 약재를 달여 식후 1시간이 지난 후 따듯하게 데워서 마신다.

양격산화탕(凉膈散火湯)

신경을 지나치게 많이 쓰거나 가슴에 화병이 남아 있어서 머리가 어지럽고 깊은 잠을 자지 못하며, 대소변이 정상적이지 못한 소양인의 중풍을 예방하고 치료에 효과적인 약이다. 가슴 부위의 답답함을 서늘하게 식혀 주고, 가슴속의 열기와 화기를 흩어 버린다는 뜻을 갖고 있다. 소양인 체질이 아닌 다른 체질의 사람이 먹으면 설사를 하거나 어지러울 수 있다.

기본 약재는 생지황 12g과 연교, 인동 각각 8g, 치자, 박하, 지모, 석고, 형개, 방풍 각각 4g이다. 약재를 하루에 3번씩 달여서 식후 1시간이 지났을 때 미지근한 정도로 만들어 마신다.

거풍탕(祛風湯)

머리가 어지럽거나 아프고, 손발이 저리고 힘이 없을 때, 피부가 가렵고 정신이 없을 때 사용한다. 소화 기관이 약한 사람으로서 대소변에는 이상이 없고 중풍 전조증이 있거나 중풍을 예방하는 목적

제4장 중풍을 예방하는 한방　　　　　　　　　　　　　　　　　　　　307

으로 사용한다. 소음인에게 좋다.
　기본 약재는 생강 12g과 계지, 반하 각각 8g, 백작약, 백출, 진피, 감초, 지각, 청피, 오약, 남성 각각 4g이다. 이 약재들을 하루 3번씩 달여서 식사한 다음 1시간이 지났을 때 따듯하게 데워서 마신다.

조위속명탕(調胃續命湯)

　중풍 증상이 있거나 중풍 전조증이 있을 때 사용하는 처방이다. 태음인으로서 뚱뚱하면서 호흡기 기능이 약하고, 눈이 충혈되면서 가슴이 두근거릴 때 이 약을 사용하면 중풍을 예방하고 치료할 수 있다.
　기본 약재는 의의인 건율 각 12g, 나복자 8g, 맥문동, 고본, 석창포, 길경, 마황 각각 4g이다. 이 약재를 하루 3번씩 달여서 식후 1시간이 지난 다음 데워서 마신다.

천궁계지탕(川芎桂枝湯)

　열이 나면서 오싹오싹 추위를 타고, 온몸이 아플 때 사용하는 처방이다. 식욕이 없고, 신체가 수척하면서 기운이 부족한 사람 가운데 중풍 증상이 있거나 중풍 전조증이 있을 때 이 약을 복용하면 중풍을 예방하고, 치료한다.
　기본 약재는 계지 12g, 백작약 8g, 천궁, 창출, 진피, 구운 감초 각각 4g이다. 이 약재를 하루 3번씩 달여서 식후 1시간이 지난 다음 데워서 마신다.

성향정기산(星香正氣散)

기운 순환을 올바르게 하면서 중풍 예방과 치료에 기본적으로 응용되는 처방이다. 중풍과 비슷한 질환에도 사용할 수 있는데, 기운을 보해 주면서 뭉친 기운을 풀어 주는 작용을 한다. 따라서 먼저 이 처방을 써 본 다음에 그때그때 병세에 따라 처방을 변경한다.

기본 약재는 곽향 6g, 소엽 4g, 창출, 백출, 반하, 진피, 청피, 대복피, 계피, 건강, 익지인, 구운 감초 각각 2g, 생강 3쪽, 대추 2개이다. 이 약재를 하루 3번씩 달여서 식후 1시간이 지난 다음 데워서 마신다.

우황청심원(牛黃淸心元)

중풍에 걸려서 인사불성이거나 담이 목에 걸려서 숨을 제대로 쉬지 못할 때, 정신이 멍하고 말을 제대로 하지 못할 때, 손발에 힘이 없고 가슴이 두근거릴 때, 뒷목이 뻣뻣하고 손발이 저릴 때도 사용되는 처방이다. 일반적으로 중풍 초기에 사용되는 구급약이다. 《동의보감》에 수록된 처방이 가장 많이 사용된다.

기본 약재는 산약 28g, 감초 20g, 인삼, 포황, 신곡, 각각 10g, 서각 8g, 대두황권, 관계, 아교 각각 6.8g, 백작약, 맥문동, 황금, 당귀, 방풍, 주사, 백출, 각각 6g, 시호, 길경, 행인, 백복령, 천궁 각각 5g, 영양각, 사향, 용뇌 각각 4g, 석웅황 3.2g, 백렴, 강황 각각 3g, 대추 20개이다.

이 약을 가루로 만들어 금박으로 싸서 하루 1알씩 씹어서 먹는다. 약재 중 주사는 빼고 쓰는 경우가 많다.

부록

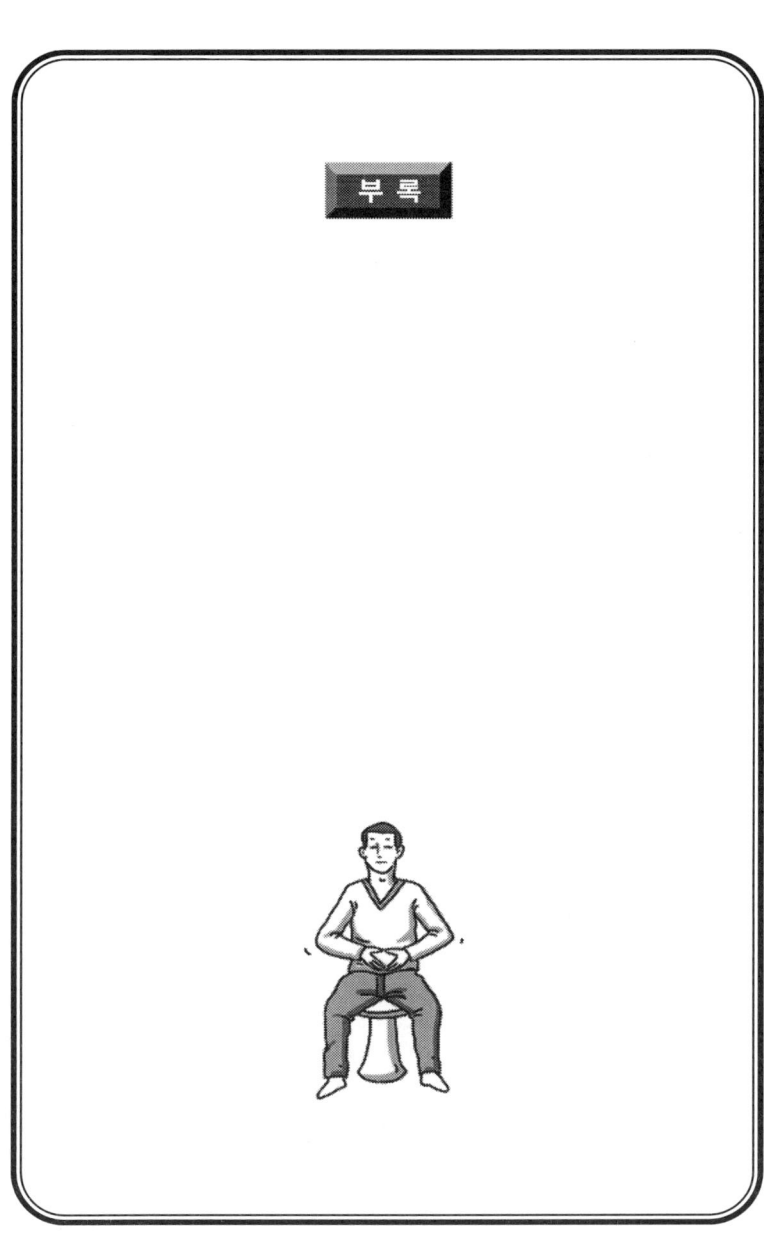

잘못 알고 있는 중풍 상식 9가지

옛날부터 중풍에 관해 전해지는 이야기가 많다. 그런데, 이것들 중에는 옳은 것도 있지만 상당 부분 틀린 것도 있다. 따라서 민간으로 전해지는 것들을 무조건 옳다고 생각해 무분별하게 따르는 것은 바람직하지 못하다. 오히려 제때 병을 치료하지 못한 채 상태를 더욱 악화시킬 수도 있는 것이다. 따라서 내용의 잘잘못을 이해하고 치료에 임할 때 중풍 예방과 치료에 효과적이며 도움이 될 것이다.

1. 남자는 왼쪽, 여자는 오른쪽에 중풍이 오면 빨리 낫는다?

동양 사상에서는 왼쪽을 양(陽), 남성, 피(血), 좋은 것으로 보고, 오른쪽은 음(陰), 여성, 기(氣), 나쁜 것으로 본다. 이런 철학 사상이 의학으로 넘어오면서 왼쪽을 남성, 오른쪽을 여성으로 여겼다. 그래서 중풍이 발병하더라도 남자인 경우에는 왼쪽에 발병했으면 잘 낫고, 여성인 경우 오른쪽에 발병했으면 잘 낫는다는 막연한 추측을 낳았다.

그러나 실제 아무 연관성이 없다. 어느 쪽이 마비되는가 하는 것은 뇌 혈관의 어느 쪽에서 병이 나는가에 따라 달라질 뿐이다.

2. 중풍에는 오리피가 좋다?

중풍에 걸려서 응급실로 실려 오는 사람들 중에는 입 주위나 목, 셔츠 등에 벌겋게 피가 묻어 있는 경우가 있다. 오리피를 먹으면 중풍이 금방 낫는다는 속설을 믿고 그대로 따라서 해 본 것이다. 그러나 이런 방법은 중풍 치료에 전혀 도움이 되지 않는다. 오히려 삼키는 기능이 마비된 환자가 오리피를 먹게 되면 흡입성 폐렴을 일으켜 생명이 위독해지기까지 한다.

오리는 성질이 서늘하여 몸에 열이 많고 허약한 사람의 몸을 보하며, 오장육부의 기능을 고르게 하고, 이뇨 작용을 한다. 또 놀라 간질을 일으키는 사람에게 효과가 있다.

오리고기는 음식을 많이 먹는데도 살이 찌지 않고 물을 많이 마시는 사람에게 좋다. 특히 입이 마르고 성격이 급하면서 쉽게 지치고 당뇨병을 앓는 사람, 소변을 잘 참지 못하는 사람이 하루 100~200g씩 먹으면 효과가 있다. 오리알은 영양이 부족하고 몸이 허약할 때 먹으면 좋다. 그러므로 몸에 열이 많고 고혈압인 사람이 오리고기를 먹는 것은 중풍 예방을 위해 좋다. 하지만 이미 중풍이 온 후에 오리피를 먹는 것은 아무 효과가 없는 것이다.

오리고기를 먹어서는 안 되는 사람도 있다. 몸이 차고 다리가 약하며, 설사를 자주 하는 사람이 먹으면 상태가 더욱 안 좋아질 수 있다. 또, 수분 대사가 잘 되지 않아 몸이 붓는 사람은 먹지 않는 것이 좋다.

3. 생쥐술이 중풍을 예방한다?

옛부터 중풍은 기운이 막혀서 발생한 것이라고 생각했다. 그래서 기운을 잘 통하게 하는 것이 중풍 치료에 효과가 있을 것이라고 추정하고 중풍에 걸리면 민간에서는 생쥐술을 먹었다. 갓 태어난 생쥐를 소주에 담갔다가 몇 달이 지난 후 마시는 것이다. 실제, 중풍에 걸린 환자들을 대상으로 조사를 해 보면 이 생쥐술을 먹었다는 사람이 꽤 많으며, 그 분포도 우리 나라 전역에 걸쳐 있다. 그만큼 대중화된 요법인 셈이다.

그러나 이 방법은 어떤 중풍 관련 책에도 나와 있지 않으며, 과학적으로도 전혀 맞지 않는 이야기일 뿐만 아니라 실제 효과도 없다. 병원을 찾아온 중풍 환자들을 대상으로 설문 조사한 결과 여자보다는 남자들이 주로 마셨으며, 중풍을 예방한다고 해서 미리 마신다고들 했다. 그러나 그들은 결과적으로 중풍에 걸려서 병원을 찾아오는 신세가 되어 있었다. 아무 효과가 없음이 임상적으로 밝혀진 것이다.

중풍이 어느 한 가지 방법으로 예방되는 것은 아니다. 중풍은 노화의 한 과정에서 자연스럽게 생기는 질환이기 때문이다. 이상하고 신비한 각종 중풍 치료약들은 대개 잘못된 지식을 바탕으로 창안된 것이므로 맹신하는 것은 좋지 않다.

4. 머위잎과 달걀노른자가 중풍을 예방한다?

수년 전 일본의 한 잡지에 다음과 같은 기사가 실렸다.
"머위잎 5장에 푸른 매실 2개, 달걀노른자 1개를 넣고 여러 번 저은 후, 참기름을 약간 섞어 즙을 만들어 먹으면 중풍이 예방된다."
이 기사를 어떤 사람이 복사를 해 한국으로 가져와 전해지면서 한때 머위잎과 매실이 동이 날 정도로 잘 팔린 적이 있다. 중풍을 제대로 이해하지 못하는 사람으로서는 그럴 듯하다고 볼 수도 있다. 그러나 전문가의 입장에서 본다면 그것은 일반인을 속이려고 만들어 낸 설에 불과하다는 것을 금세 알 수 있다. 당연히 그것을 먹는다고 해도 아무런 효과를 볼 수 없다.

머위의 성질은 따듯하고, 약간 매콤하며 달고, 독이 없다. 한방에서는 머위의 꽃봉오리를 관동화라고 하는데, 폐의 기운을 튼튼하게 하고 가래를 삭이는 데 효과가 있어 호흡기 질환의 약재로 자주 사용한다. 급만성 기관지염, 급만성 인후염, 편도선염 등에도 사용한다.

머위는 위를 튼튼하게 하며 약한 체질을 튼튼하게 한다. 유럽에서도 같은 목적으로 민간 요법으로 쓰이고 있다. 뿌리와 줄기를 빻아 상처난 곳에 바르거나 목구멍의 통증, 타박상, 부기, 종기 등에 효과가 있다.

또 벌레에 물려 가려움이 심할 때도 머위즙을 내서 바르면 효과가 있다. 머위잎 말린 것을 하루 10~15g 달여서 마시면 좋다.

잎과 줄기는 아주 쓰기 때문에 데치거나 삶아서 먹어야 한다. 된장국을 끓여도 좋은데, 기침과 가래가 많고 땀이 많은 태음인에게 특히 좋다.

5. 귀를 뚫으면 중풍이 예방된다?

머리가 아프거나 어지럽다고 그 증상을 없애기 위해 귓바퀴를 뚫는 사람이 있다. 그 중에는 중풍을 예방한다는 말을 듣고 귓바퀴에 구멍을 뚫는 경우도 있다.

옛 문헌에 귓바퀴를 뚫는 것에 대한 기록이 있기는 하다.

"옛날 중국에서 비단이 많이 생산되는 곳에서 일어난 일이다. 새로 부임한 관리가 중앙 정부에 아첨하기 위해 주민들에게 보다 많은 양의 비단 생산을 명령했고, 사람들은 밤을 새워 가며 비단을 짰다. 잠도 자지 못하고 비단을 짜다 보니 눈병이 생기는 사람들이 많아졌다.

아주 가는 누에고치 실로 비단을 짤 때는 쉬어가면서 해야 하는데 그렇지 못했기 때문에 병이 난 것이다.

많은 사람들이 고생을 하는 중에 어느 한 사람이 가려운 귓바퀴를 긁으려다 그만 바늘로 찌르고 말았다. 그런데 신기하게도 눈이 시원해지면서 눈병이 낫자, 눈병이 났던 사람들이 모두 귓바퀴를 뚫었다. 이후 이 고을에서는 눈병을 예방하기 위해 아예 귓바퀴에 구멍을 뚫었다."

귓바퀴에 우리 몸의 병을 치료하는 부위가 있다. 사람들이 귀걸이를 하기 위해 귀를 뚫는 장소가 바로 눈병을 치료하는 곳이다. 또, 귓바퀴에는 머리가 아플 때 치료하는 점이 있어 실제 이곳을 뚫으면 머리가 덜 아프고 어지럼증이 덜하다는 사람도 있다. 그러나 귀를 뚫는 것 자체만으로 중풍을 예방할 수 있는 것은 아니다. 차라리 매일 그 부위를 만져 주는 것이 더욱 효과적이다.

6. 미나리를 먹으면 중풍이 예방된다?

미나리는 성질이 차서 술을 마신 뒤에 생긴 열독을 풀어 준다. 그래서 몸에 열이 많으면서 짜증이 날 때 정신을 나게 하고, 식욕을 돋우며, 창자의 활동을 좋게 하여 변비를 없애 준다. 이것은 식물성 섬유가 내장의 벽을 자극해서 장 운동을 촉진시키기 때문이다.

이런 미나리의 효과 때문에 중풍에 걸렸을 때나 예방적인 차원에서 미나리를 먹는 사람이 있다. 그러나 미나리만 먹는다고 해서 중풍이 예방되는 것은 아니다. 이제까지의 한방 문헌 중 그 어떤 책에도 미나리가 중풍을 예방한다는 기록은 없다.

  미나리는 간 기능을 좋게 하는 효과는 있다. 그래서 급만성 간염으로 인한 황달을 치료하는 데는 좋다. 민간에서는 간질환을 치료하기 위해 미나리와 당근을 같이 갈아 먹는 경우가 있는데, 실제 간 기능을 회복시키는 효과는 그리 뛰어나지 않은 것으로 알려져 있다.

  또 미나리는 소화 기관이 약하고 몸이 찬 사람이 많이 먹으면 설사를 하므로 오히려 주의해야 한다.

7. 아스피린이 중풍을 예방한다?

  사람이 사용해 온 약 중에서 아스피린만큼 다양하게 사용되는 약도 드물다. 실제 지구상에서 하루 동안 소비되는 아스피린이 1억 알이 넘는 것을 봐도 알 수 있다. 서양 선진국에서는 의사의 처방전 없이 함부로 약을 살 수 없다. 그러나 누구나 살 수 있는 약 가운데 하나가 슈퍼마켓에서 판매하고 있는 아스피린이다.

  이 세상에는 약으로 쓰이지 않는 것이 없다. 어떤 병이든지 반드시 병을 고치는 약은 바로 근처에 있다. 세종대왕이 향약을 중요시하고, 허준이나 이제마가 구하기 어려운 중국 약재보다 우리 나라에서 쉽게 구할 수 있는 약으로 처방을 구성했던 것만 봐도 이것은 쉽게 이해된다.

  영국은 안개가 자주 끼는 북대서양 기후의 특성이 있어서 날씨가 항상 습하고 햇빛만 사라지면 서늘한 기운이 많아 다른 어느 나라보다 신경통 환자가 많다. 그래서 옛날부터 내려온 민간 요법 가운데 하나가 신경통이 있으면 버드나무 껍질을 달여서 먹는 것이었다.
 버드나무 껍질에는 살리신이라는 성분이 들어있는데, 이것은 위 속에서 살리실산이 되어 진통 효과를 갖는다. 아스피린은 바로 여기에서 개발됐다.
 고대 서양 의학의 선구자인 그리스의 히포크라테스는 버드나무 껍질에서 해열 작용을 발견했고, 영국의 스톤이라는 사람은 백버드나무 껍질 즙을 열이 있는 50명에게 먹여 실제 해열 작용이 있음을 확인했다. 스톤은 런던 왕립 학회에서 이것을 공식적으로 발표했다.
 아스피린을 만들어 내는 바이엘사는 1893년 아세틸살리실산의 정제법을 발명해 이것을 아스피린이라고 이름짓고 진통 해열제로 판매하기 시작했다. 아스피린이 인류에 등장하는 순간이었다.
 아스피린에는 피가 엉기는 것을 녹여 주는 효과가 있다. 1980년대 독일과 미국 등 선진국에서는 임상 실험을 통해 이런 사실을 밝혀냈고, 최근에는 심근경색과 협심증, 중풍과 같은 심장 혈관과 뇌 혈관 질환에도 효과가 있는 것으로 나타나 그 이용 폭이 점점 넓어지고 있다.
 그러다 보니 중풍, 협심증 등의 질환에 걸릴 위험 요소가 많은 사람들에게 예방 차원에서 아스피린을 장기적으로 복용하도록 처방하는 경우도 있다. 이때는 어른을 기준으로 보통 5분의 1알에 해당하는 100mg의 아스피린을 처방한다. 이렇게 약을 복용할 경우, 협심증 환자의 경우 심근경색 발병률은 50~80%, 사망률은 20~30% 낮춰 주며, 중풍 재발도 20~30% 감소시키는 것으로 알려졌다.
 그러나 일반인들이 단순히 심장병이나 중풍에 걸릴 것을 염려해서 의사의 처방 없이 복용하는 것은 위험한 일이다. 아스피린을 많이 복용하게 되면 위장 출혈이나 위궤양을 일으킬 수 있기 때문이다.

8. 은행잎 제제가 중풍을 예방한다?

은행잎을 추출하여 알약으로 만든 제품이 한때 선풍적인 인기를 끌었고, 지금도 꾸준히 판매되고 있다.

2억 년 전부터 존재했다고 하는 은행나무는 현존하는 가장 오래된 나무로서 최고의 수명을 누리는 것으로 알려져 있다. 그래서 살아 있는 화석이라고도 불리운다.

은행나무의 성질은 따뜻하다. 맛은 달고 쓰며 약간 텁텁하다. 은행나무의 씨앗은 만성 기관지 천식의 기침을 억제하고 호흡 곤란을 치료한다. 그래서 옛날부터 한방에서는 만성 기관지염으로 기침과 가래가 심할 때 은행을 살짝 볶아 한약재로 사용하고 있다.

은행은 약간 텁텁한 맛이 있어서 밤에 소변을 잘 가리지 못하는 아이들에게 살짝 볶아 먹이면 치료 효과가 있다. 은행을 잘 먹지 않는 아이에게는 설탕이나 꿀에 재워 과자처럼 먹여도 좋은데 꾸준히 먹이면 서서히 증상이 좋아지고 몸도 튼튼해진다.

은행잎에서 추출되는 성분에는 몸 속의 콜레스테롤을 떨어뜨리고 혈압을 낮추는 작용을 하는 것이 있다. 그래서 고혈압, 당뇨병, 심장병 등 성인병의 예방과 치료에 보조 요법으로 쓰인다. 은행잎으로 만든 약들은 노인성이나 중추성 혈액 순환 장애로 생기는 귀울림 증상에 특히 효과가 좋다.

또, 은행잎 제제는 항산화 작용을 통해 혈관 벽을 보호하고 혈관 확장 작용, 혈전 생성 억제 작용을 통해 혈액 순환을 개선시키는 효과가 있다. 실제 임상 실험을 통해서도 귀울림 증상, 말초 혈액 순환 장애 때문에 나타나는 증상 등에 효과가 있는 것으로 나타났다. 따라서 중풍 예방을 위해서 40대 후반 장년층들이 이 은행잎 제제를 꾸준히 복용하는 것은 바람직한 일이다.
　은행의 경우 알레르기 반응을 일으키는 성분이 들어 있어서 하루 150개 이상 먹게 되면 몸에 열이 오르고 토하며, 호흡 곤란까지 일으킬 수 있다. 특히 덜 익힌 은행은 그 피해가 더욱 심각하다. 은행을 익히지 않고 먹으면 목구멍을 자극하며, 어린이가 먹으면 놀라는 증상을 일으킬 수 있다.

9. 지렁이 분말제가 중풍을 예방한다?

　지렁이의 한약명은 구인인데, 토룡이나 지룡으로 부르기도 한다. 지렁이의 주성분은 룸부리키나제인데 혈전을 녹여 주기 때문에 주로 혈전성 혈액 순환 장애에 사용된다. 따라서 혈관이 튼튼한 사람이 지렁이 분말 제제를 꾸준히 사용하게 되면 뇌 혈관이 막혀서 오는 중풍을 막을 수 있다.
　그 외, 열 내림 성분인 룸부로페린, 기관지 활평근 이완 성분인 히포크탄신, 독 성분 등이 들어 있다. 특히 지렁이의 알코올 팅크 성분은 지속적인 혈압 강하 작용을 한다. 그래서 고혈압이거나 잘 놀라는 증상, 간질병 등에 열이 몹시 나면서 경련이 날 때 주로 쓰이며, 황달이나 후두염, 소변 장애, 뼈마디 통증, 반신불수, 기관지 천식, 고혈압, 회충 등이 있을 때 쓴다.
　복용 방법은 하루에 6~12g 정도를 달여서 먹거나, 가루약, 알약 형태로 먹으면 된다. 현재 우리 나라에서는 지렁이를 가루약으로 만들어 판매하는 것도 있다. 민간에서는 지렁이를 달여서 탕으로 마신다.
　그러나 지렁이는 성질이 차기 때문에 비위가 약하거나 몸에 열이 없는 사람은 먹지 않는 것이 좋다.

전국 한의과대학 부속 한방병원

병원명		소재지	전화
경산대	대구병원	대구시 수성구 상동 165	053-763-1121
	구미병원	경북 구미시 송정동 458-7	054-452-2200
경원대	서울병원	서울시 송파구 송파1동 20-8	02-425-3456
	인천병원	인천시 중구 용동 117	032-764-9011
경희대	경희의료원	서울시 동대문구 회기동 1	02-958-8114
	시내병원	서울시 종로구 권농동 1115-3	02-765-0821
	강남병원	서울시 강남구 대치동 994-5	02-3457-9101
대전대	대전병원	대전시 중구 대흥3동 22-5	042-229-6700
	천안병원	충남 천안시 구성동 476-8	041-560-8700
	청주병원	충북 청주시 상당구 용담동 173-9	043-229-3700
동국대	경주병원	경북 경주시 석장동 707	054-770-2375
	서울병원	서울시 서초구 방배동 837-13	02-536-5599
	분당병원	경기 성남시 분당구 수내동 87-2	031-710-3717
동신대	부속병원	광주시 남구 월산동 377-12	062-350-7800
	순천병원	전남 순천시 조례동 1722-9	061-729-7200
동의대	부속병원	부산시 부산진구 양정4동 45-1	051-867-5101
	서면분원병원	부산시 부산진구 부전동 397-3	051-803-5430
상지대	부속병원	강원도 원주시 우산동 283	033-732-2111
세명대	부속병원	충북 제천시 신월동 산 21-11	043-645-1010
원광대	익산병원	전북 익산시 신흥동 344-2	063-850-1114
	광주병원	광주시 남구 주월동 543-8	062-670-6700
	전주병원	전북 전주시 덕진구 덕진동 142-1	063-270-1114
	군포병원	경기 군포시 산본동 1126-1	031-390-2300
	군산의료원	전북 군산시 금동 14-1	063-441-1114
우석대	전주병원	전북 전주시 완산구 중화산동 149-1	063-220-8300
	김제병원	전북 김제시 서암동 377	063-540-5114